临床诊断

CT 名医解读

主编 高剑波 郭 华

河南科学技术出版社

·郑州·

图书在版编目（CIP）数据

CT名医解读/高剑波，郭华主编．—郑州：河南科学技术出版社，2013.3
（临床诊断必备）
ISBN 978 - 7 - 5349 - 4739 - 1

Ⅰ.①C… Ⅱ.①高… ②郭… Ⅲ.①计算机X线扫描体层摄影 - 诊断学 Ⅳ.①R814.42

中国版本图书馆CIP数据核字（2011）第089642号

出版发行：河南科学技术出版社
　　　　　地址：郑州市经五路66号　　邮编：450002
　　　　　电话：（0371）65737028
　　　　　网址：www.hnstp.cn
策划编辑：吴　沛
责任编辑：吴　沛
责任校对：王晓红　崔春娟
封面设计：苏　真
版式设计：栾亚平
责任印制：朱　飞
印　　刷：河南省瑞光印务股份有限公司
经　　销：全国新华书店
幅面尺寸：130 mm×185 mm　　印张：10　　字数：348千字
版　　次：2013年3月第1版　　2013年3月第1次印刷
定　　价：26.00元

如发现印、装质量问题，影响阅读，请与出版社联系。

《CT 名医解读》编者名单

主　编　高剑波　郭　华

副主编　郑　颖　张智栩
　　　　　康　江　张永高
　　　　　岳松伟

编　者　董军强　肖慧娟　吴　艳
　　　　　杨志浩　谭彦召　王军委
　　　　　张　伟　胡丽丽　苏　蕾
　　　　　潘元威

前　言

　　1969 年，Hounsfield 发明出第一台 CT 机，并在 1972 年应用于临床。我国自 1978 年开展了 CT 检查技术，此后发展很快，1989 年螺旋 CT 成功应用，2002 年问世了 16 排 CT、2004 年问世了 64 排 CT，直至目前的 320 排新双源 CT、宝石 CT。目前，CT 的应用领域更宽，功能更全面，从最初的横断面图像，发展为多平面二维图像、立体三维图像；从单纯的形态学成像，发展至心血管成像、功能成像、能谱分析、立体定位与导航。

　　《CT 名医解读》编者均为郑州大学第一附属医院放射科的 CT 专家及骨干，本书是编者多年来的工作经验总结，同时参考了国内相关文献及著作，而所示图例均为郑州大学第一附属医院经临床、手术及病理证实的病例。病例丰富，图片清晰。

　　《CT 名医解读》按器官部位分为八章，包括中枢神经系统、头颈部系统、呼吸系统、循环大血管、消化系统、泌尿系统、生殖系统和骨骼肌肉系统等，各章按疾病分节，重点突出常见疾病的病理基础、CT 特点及鉴别要点，并附有详尽的图例，而且少见及罕见疾病也予以介绍。本书精髓在于实用，适合广大影像初学者及各科临床医生作为常用工具书。

　　本书在编写过程中得到了郑州大学第一附属医院放射科领导及同志的全力支持，得到了在读影像硕士、博士研究生的大力帮助，得到了河南科学技术出版社的大力支持，在此特致衷心感谢！

　　因为我们的经验和水平有限，本书难免存在不妥之处，敬请读者不吝指正！

编者

2010 年 2 月 22 日

目　录

第一章　中枢神经系统

中枢神经系统包括脑和脊髓，X线平片用于诊断颅盖骨和脊柱的基本骨质改变，诊断价值有限；CT可满足颅内大部分疾病的初步诊断，MRI对中枢神经系统疾病诊断有很大优势，得到广泛应用。近年来，CTA、MRA可用于血管病变诊断，而多层螺旋CT及MRI功能成像技术也得到逐步的应用。

第一节　脑CT检查技术及脑CT基本病变

一、脑CT扫描种类

脑CT扫描包括平扫、增强CT、CTA和CT灌注成像。

1. 平扫　轴位扫描为主，头部固定，以听眦线（眼外眦与外耳孔中心）为基线依次向上扫描，多层螺旋CT常选用5 mm层厚。

2. 增强CT　经静脉注入非离子型碘对比剂后再行扫描。

3. CTA　静脉团注非离子型碘对比剂后，当对比剂流经脑血管时进行螺旋CT扫描，并重建脑血管图像。

4. CT灌注成像　快速静脉团注非离子型碘对比剂后，在对比剂首次通过受检脑组织时进行快速动态扫描，并重建脑实质血流灌注图像。它反映脑实质的微循环和血流灌注情况。

二、脑CT正常表现

1. 颅骨及颅底孔裂　骨窗观察高密度颅骨，多层螺旋CT合适的角度重建，可见颅底颈静脉孔、圆孔、卵圆孔、棘孔、破裂孔等。

2. 脑实质　分大脑额、顶、颞、枕叶及小脑、脑干。基底节区结构显示清晰，尾状核位于侧脑室前角外侧，丘脑位于第三脑室的两侧，豆状核呈楔形位于内囊外侧，自内而外分苍白球和壳核，苍白球可钙化。内囊位于尾状核、豆状核和丘脑之间，分前肢、膝部和后肢。增强扫描正常脑实质轻度强化，脑内血管明显强化，可见Willis动脉环；延迟扫描可显示静脉和静脉窦结构。大脑镰呈线状高密度影，位于中线，垂体、松果体及硬脑膜因无血-脑屏障而明显强化。

3. 脑室、脑池系统　脑室系统包括双侧侧脑室、第三脑室和第四脑室，为水样密度脑脊液，双侧侧脑室对称，分体部、三角部及前角、后角和下角。脑池包括鞍上池、桥池、环池、桥小脑角池、枕大池、四叠体池、外侧裂池和大脑纵裂池等。脑池及脑沟裂共同组成蛛网膜下隙。

三、基本病变

1. 平扫密度改变　①高密度病灶：见于血肿、钙化和富血管性肿瘤等；②等密度病灶：见于某些肿瘤、亚急性血肿、血管性病变等；③低密度病灶：见于炎症、梗死、水肿、囊肿、脓肿等；④混合密度病灶：上述各种密度病灶混合存在。

2. 增强扫描特征　①强化：见于脑膜瘤、转移瘤、神经鞘瘤、动脉瘤和肉芽肿、胶质瘤、血管畸形等；②环形强化：见于脑脓肿、结核瘤、胶质瘤、转移瘤等；③无强化：见于脑炎、囊肿、水肿等。

3. 脑结构改变　①占位效应：由颅内占位病变及周围水肿所致，局部脑沟、脑池、脑室受压变窄或闭塞，中线结构移向对侧；②脑萎缩：范围可为局限性或弥漫性，皮质萎缩。

第二节　颅脑先天畸形及发育异常

一、颅底陷入

【概述】　颅底陷入（basilar invagination）是枕骨大孔周围骨，包括枕骨基底部、髁部和鳞部上升向颅腔陷入的畸形。多属枕骨及寰枢椎先天性发育异常，常并发部分性或完全性寰枕融合、寰椎枕化、枕骨椎化、齿状突发育不全或阙如，引起慢性寰枢关节脱位、颈椎融合及小脑扁桃体下疝畸形和脊髓空洞症等。临床表现为颈短、头颈痛、活动受限，还可出现共济失调、运动及感觉障碍、颅内高压及后组颅神经和颈段脊神经障碍等。

【CT 表现】　重建图像可直观显示颅底及颈部畸形，以及小脑扁桃体延髓畸形和脊髓空洞症等，软组织病变 MRI 较 CT 更有价值。

【诊断及鉴别诊断】　CT 颅底重建图像对诊断颅底陷入价值较大。临床常用的测量方法为 Chamberlain 线，即矢状位重建图像上硬腭后缘与枕大孔连线。正常齿状突可高于此线 3 mm，超过此值，有诊断意义（图 1-1）。鉴别诊须与扁平颅底区分，二者可并发，扁平颅底失去正常颅底前中后依次降低的三个颅凹关系，颅底变平。

二、第四脑室中、侧孔先天性闭塞

【概述】　第四脑室中、侧孔先天性闭塞又称 Dandy-Walker 综合征。常

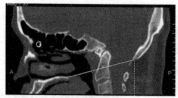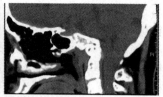

图1-1　颅底陷入并 Chiari 畸形

见于婴儿和儿童，是由于小脑发育畸形和第四脑室中、侧孔闭锁，引起第四脑室囊性扩大和继发梗阻性脑积水。约25%病例小脑蚓部阙如，伴后颅窝囊肿，还可见后颅窝扩大、颅板变薄；此外，还可合并大脑发育异常，如胼胝体发育不全等。临床可见头颅明显扩大和面部不对称，枕部膨隆明显，眼睛下斜，一般智力尚可。

【CT 表现】　后颅窝扩大，枕骨变薄。小脑体积小，蚓部阙如或缩小。第四脑室向后扩大，形成小脑后囊肿。脑干前移，桥池和桥小脑角池消失，常合并幕上畸形，如脑积水（75%）、胼胝体发育不全（25%）、枕部脑膨出（5%）等。

【诊断及鉴别诊断】　根据影像学表现即可诊断本病。鉴别诊断须与后颅窝巨大蛛网膜囊肿相区别，后者可压迫第四脑室，使其变小和向前移位，幕上脑室对称性扩大积水，蛛网膜囊肿不与脑池相通。巨大枕大池应与本病区别，巨大枕大池是一种发育异常，小脑半球可伴有萎缩、第四脑室位置正常、桥前池和桥小脑角池则显示正常等。

三、胼胝体发育不全

【概述】　胼胝体发育不全（hypoplasia of corpus callosum）是较常见的颅脑发育畸形，常伴有第三脑室上移，两侧侧脑室分离，也可伴有颅脑其他发育畸形，如胼胝体脂肪瘤、多小脑回畸形、脑膜脑膨出、视隔发育不全等，多数患者无明显临床症状。

【CT 表现】　两侧侧脑室明显分离，侧脑室后角扩张，形成典型"蝙蝠翼状"侧脑室外形。第三脑室扩大上移，插入双侧侧脑室体部之间，大脑纵裂一直延伸到第三脑室顶部，矢状位及冠状位重建图像可直观显示胼胝体发育情况。合并脂肪瘤时可见大脑纵

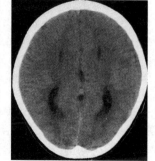

图1-2　胼胝体发育不全

裂间负 CT 值肿块伴边缘钙化（图 1 - 2）。

【诊断及鉴别诊断】 诊断不难，鉴别诊断需与透明隔囊肿相区别。后者可显示第三脑室及胼胝体位置及形态正常。

四、颅内蛛网膜囊肿

【概述】 颅内蛛网膜囊肿（arachnoid cyst）是脑脊液在脑外异常局限性积聚。原发性蛛网膜囊肿是蛛网膜先天发育异常，小儿多见，好发于侧裂池、大脑半球凸面、鞍上池及枕大池。继发性蛛网膜囊肿多由外伤、感染、手术等原因所致，多见于较大的脑池处。

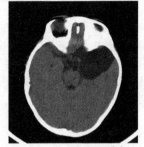

【CT 表现】 局部脑裂或脑池异常性扩大，与脑脊液密度一致。囊肿较大者可造成颅骨变薄、膨隆，局部脑组织受压移位，甚至脑萎缩（图 1 - 3）。

图 1 - 3　左颞侧蛛网膜囊肿

【诊断及鉴别诊断】 CT 诊断价值在于明确囊肿大小、位置及对周围组织的损害情况。

五、Chiari 畸形

【概述】 Chiari 畸形（Chiari malformation）又名小脑扁桃体下疝畸形，系后脑的先天性发育异常。小脑扁桃体变尖延长，经枕大孔下疝入颈椎管上段，可合并延髓和第四脑室向下延伸、脊椎裂、颈髓空洞和幕上脑积水等。Chiari 畸形分四型，Ⅰ型和Ⅱ型多见，Ⅲ型（Ⅱ型加脑膨出）非常少见，Ⅳ型结构独特，可能不单独存在。

【CT 表现】

1. Chiari Ⅰ型　小脑扁桃体变形移位，向下疝入枕大孔进入颈椎管上部，通常不伴有其他脑畸形。CT 示脑积水占 20% ~25%，有脊髓空洞占 20% ~25%，常见颅颈交界畸形，不伴有脊髓脊膜膨出（图 1 - 4）。

2. Chiari Ⅱ型　与 Chiari Ⅰ型相比，Chiari Ⅱ型几乎总是伴有某种神经管闭合不全，脑膜膨出，脊髓脊膜膨出和脑积水。伴有幕上畸形发生率高。

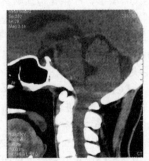

（1）颅盖骨变薄，枕大孔裂开。

图 1 - 4　Chiari 畸形并脊髓空洞

（2）延髓小脑向下移位，延髓扭曲占70%。

（3）双侧脑室大小可有正常到显著增大，而且呈不对称，三室扩大，中间块增大，透明隔阙如。

（4）小脑回或大脑回狭小，灰质异位。

（5）腰骶部脊髓脊膜膨出占75%，胸部占25%，脊髓空洞脊髓低位常合并脂肪瘤。

3. Chiari Ⅲ型 伴有低枕部或高颈部脑膨出，非常罕见。

4. Chiari Ⅳ型 严重的小脑发育不全，非常罕见，而且不能作为一个独立的病存在，表现包括小脑缺失或发育不全、脑干细小等后颅凹大部被脑脊液占据。

六、神经纤维瘤病

【概述】 神经纤维瘤病（neurofibromatosis）分为Ⅰ、Ⅱ两型。其中Ⅰ型又名Von Recklinghausen病，占90%。均为常染色体显性遗传病。病理为神经外胚层结构的超长增生和瘤肿形成，可伴有中胚层组织的发育异常。特征为多发性神经纤维瘤和皮肤棕色色素斑。本病常并发其他脑肿瘤，如脑膜瘤、神经鞘瘤、胶质瘤和/或脑先天畸形。男性多见，皮肤见奶油咖啡色素斑伴皮下软组织肿块，多发的神经纤维瘤结节及临床思维障碍或癫痫。还可出现眼球突出、内分泌紊乱等症状。

【CT表现】 可发现多发性神经纤维瘤的瘤体，本病常并发脑、脊髓肿瘤、脑发育异常和脑血管异常。颅神经肿瘤常见的是听神经瘤，其次为三叉神经瘤和颈静脉孔神经纤维瘤。偶并发胶质瘤，脑发育异常可见脑大畸形、胼胝体发育不全、Chiari畸形等，脑血管异常可见动脉瘤、动静脉畸形和动静脉瘘。头颈部CTA可了解神经纤维瘤体血供及头颈部血管情况。

【诊断及鉴别诊断】 根据神经、皮肤和骨骼系统的影像学表现，结合临床表现，可以诊断本病。

七、结节性硬化

【概述】 结节性硬化（tuberous sclerosis）又称Bournerille病，常染色体显性遗传病，以不同器官形成错构瘤为特点。病理特征为皮层结节、白质异位细胞团和脑室小结节。易伴发其他内脏错构瘤和面

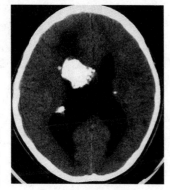

图1-5 结节性硬化

部皮肤皮脂腺瘤。临床表现主要为癫痫、智力障碍和面部皮脂腺瘤。

【CT表现】 可清楚显示颅内多发类圆形或不规则形高密度钙化灶，多双侧发生，占位效应不明显（图1-5）。

【诊断及鉴别诊断】 根据面部皮脂腺瘤、癫痫、智力发育障碍的临床特点，如合并其他脏器错构瘤，诊断本病不难。鉴别诊断应与脑囊虫病区别，后者多见于脑实质内，可表现为钙化或非钙化的结节或小囊。

第三节　新生儿脑疾病

一、新生儿缺血缺氧性脑病

【概述】 新生儿缺血缺氧性脑病（neonatal hypoxic-ischemic encephalopathy，HIE）是由于新生儿窒息，引起脑血供和气体交换障碍所致的一种全脑性损伤，病理为脑水肿、脑缺血和脑软化，可同时合并脑出血，晚期主要为脑萎缩。

【CT表现】 脑水肿主要表现为两侧大脑半球片状或广泛性密度减低，灰、白质分界模糊或消失；脑萎缩表现为局部脑沟增宽，脑室扩大（图1-6）。

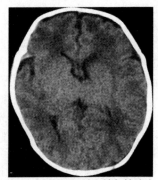

图1-6　新生儿缺血缺氧性脑病

【诊断及鉴别诊断】 本病诊断应结合典型影像学表现及临床窒息病史。

二、新生儿颅内出血

【概述】 新生儿颅内出血（intracranial hemorrhage of newborn）主要由产伤或窒息引起。早产儿产伤以硬膜下出血最常见，其次为蛛网膜下隙出血。缺氧所致的颅内出血常见的部位是脑室内出血和脑实质出血。脑室和蛛网膜下隙出血易引起梗阻性或交通性脑积水。临床表现以中枢神经系统兴奋或抑制状态为主要特征。

【CT表现】 CT检查可准确显示硬膜外、硬膜下、蛛网膜下隙、脑室或脑实质内出血（图1-7）。

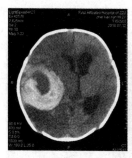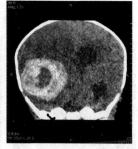

图 1-7 生后 39 天维生素 K 缺乏性脑出血

第四节 脱髓鞘疾病

脱髓鞘疾病（demyelinating diseases）是指一组原因不明，病理表现为神经髓鞘脱失的神经系统疾病。多发性硬化（multiple sclerosis，MS）是脱髓鞘疾病中最常见的一种，以脑室周围髓质和半卵圆中心多发性硬化斑为主，也见于脑干、脊髓和视神经。20~40 岁女性多见，临床上多灶性脑损害，或伴有视神经和脊髓症状。

【CT 表现】 主要表现为侧脑室周围和半卵圆中心多灶性低或等密度区，也见于脑皮质、小脑、脑干和脊髓，多无占位效应。活动期病灶有强化，激素治疗后或慢性期则无强化。

第五节 颅内感染性疾病

颅内感染的病种繁多，包括细菌、病毒、真菌和寄生虫感染，病理改变包括脑膜炎、脑炎和动静脉炎。

一、脑脓肿

【概述】 脑脓肿（brain abscess）以幕上颞叶多见，也可见于额、顶、枕叶。感染途径以耳源性常见，其次为血源性、鼻源性、外伤性和隐源性等。病理上分为急性脑炎期、化脓期和包膜形成期。临床表现一般都有全身感染症状。

【CT 表现】 ①急性脑炎期表现为大片低密度区，边缘模糊，也可为不均匀混杂密度区，伴占位效应，增强无强化或斑点状强化。②化脓期，低密度区内出现更低密度坏死灶，周围可见厚 5~6 mm 的脓肿壁，完整或不完整，有些脓腔可见气 - 液平面，脓肿壁轻度强化，边缘模糊。③包膜形成期，见环形明显强化包膜，其壁完整、光滑、均匀，或多房分隔（图 1 - 8）。

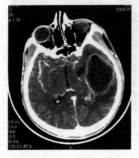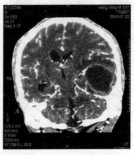

图 1 - 8 脑脓肿

【诊断及鉴别诊断】 结合临床症状及影像学表现，即可诊断本病。本病须与星形细胞瘤、转移瘤、脑内血肿吸收期、手术后残腔等相鉴别。

二、结核性脑膜炎

【概述】 结核性脑膜炎（tuberculous meningitis）是由结核菌血行播散而引起脑膜的弥漫性炎性反应，并波及脑实质，好发于脑底池。脑膜渗出和肉芽肿为其基本病变，但由于蛛网膜粘连和脑实质受损害，多有脑萎缩和脑积水后遗症。临床表现多有结核全身中毒表现，脑膜刺激征，颅压增高征象，癫痫，颅神经障碍。脑脊液细胞和蛋白含量增高。

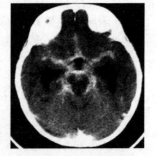

图 1 - 9 结核性脑膜炎

【CT 表现】 早期可无异常发现。脑底池大量炎性渗出时，其密度增高，失去正常透明度；增强扫描脑膜广泛强化，形态不规则。脑结核球平扫呈等密度或低密度灶，结节状或环形强化（图 1 - 9）。

【诊断及鉴别诊断】 诊断须结合临床，影像学及脑脊液检查。

三、脑囊虫病

【概述】 脑囊虫病（cerebral cysticercosis）是最常见的脑寄生虫病。为全身囊虫病表现之一，分为脑实质型、脑室型、脑膜型和混合型。脑内囊虫的数目不一，呈圆形，直径 4 ~ 5 mm。囊虫死亡后退变为小圆形钙化点。临床表现主要为意识及精神障碍，各种类型的癫痫发作及发作后的一过性肢体瘫痪。

【CT表现】　脑实质型脑囊虫病表现为脑内散布多发性低密度灶，直径 5～10 mm，内可见头节，多位于皮髓质交界区。部分病例可表现为脑实质内多发钙化点，脑室型以第四脑室多见，脑膜型多位于蛛网膜下隙，CT 直接征象有限，间接征象多显示局部脑室、脑池形态异常或局限性不对称扩大（图1-10）。

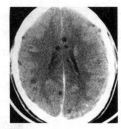

图1-10　脑囊虫病

【诊断及鉴别诊断】　诊断必须结合临床病史及实验室检查。脑实质型脑囊虫病需与多发性硬化、多发腔隙性脑梗死、皮层下动脉硬化性脑病、脑转移瘤、不典型脑脓肿等相鉴别。

第六节　颅脑损伤

【概述】　颅脑损伤一般可分为头皮软组织伤、颅骨损伤和颅内组织损伤。脑实质损伤对预后起重要的作用。伤后近期可发生脑挫裂伤、颅内血肿、脑水肿和脑疝，远期可出现脑积水和脑萎缩等。颅脑损伤继发颅内出血，积聚达到一定体积（幕上出血≥20 mL，幕下出血≥10 mL）产生脑受压和颅内高压症状，称为颅内血肿（intracranial hematoma）。按血肿形成部位不同，分为硬膜外、硬膜下和脑内血肿。按血肿病程及形成时间不同，分为急性、亚急性和慢性血肿。

【CT表现】

1. 脑挫裂伤（contusion and laceration of brain）　脑挫伤（contusion of brain）是外伤引起脑实质的散发小出血灶、脑水肿和脑肿胀。如伴有软脑膜或脑血管断裂，则为脑裂伤（laceration of brain）。二者常合并存在。

CT 图像上，损伤区局部低密度改变，大小不等，形态不一，边缘模糊，数天后低密度区可恢复至正常，有些发展为更低密度区，即脑软化灶形成。低密度区内，散布形态不规则斑点状高密度，有些可融合成血肿，有占位效应，有时甚至有脑疝形成（图1-11）。

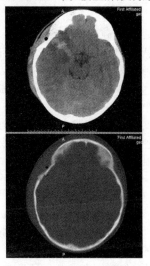

图1-11　脑挫裂伤并颅骨骨折

2. **硬膜外血肿（epidural hematoma）** 常见于颞、额顶和颞顶部。多由脑膜血管损伤所致，脑膜中动脉或其分支常见，血液聚集于硬膜外间隙，常合并颅盖骨骨折。血肿较局限，呈双凸透镜形。

CT图像上，颅板下见双凸形高密度区，边界锐利清晰，血肿范围一般不超过颅缝，慢性期血肿密度降低，可仅表现为占位效应，中线结构移位，侧脑室受压、变形和移位。骨窗可显示颅盖骨骨折情况（图1-12）。

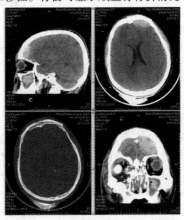

图1-12　硬膜外血肿并颅骨骨折

3. **硬膜下血肿（subdural hematoma）** 常见于额、额颞顶部，多由桥静脉或静脉窦损伤出血所致，血液聚集于硬膜下腔，多无颅骨骨折。硬膜下血肿与脑挫裂伤同时存在故硬膜下血肿范围较广，形状多为新月形或半圆形。

CT图像上，急性期见颅板下新月形或半月形高密度影，少数为等密度或低密度。常伴有脑挫裂伤或脑内血肿，故脑水肿和占位效应明显。亚急性或慢性硬膜下血肿可呈稍高密度、等密度、低密度或混杂密度灶。血肿范围广泛，不受颅缝限制（图1-13）。

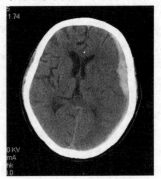

图1-13　硬膜下血肿

4. **脑内血肿（intracerebral hematoma）**
多发生于额、颞叶或临近粉碎凹陷性骨折的脑内，常伴发脑挫裂伤，血肿常较表浅，但深部血管撕裂可形成深部脑内血肿。

CT图像上呈边界清楚的形态不规则的高密度灶，CT值一般为50~90 HU，周围有水肿和占位效应。亚急性期和慢性期血肿逐渐吸收成为等密度或低密度灶。

5. 硬膜下积液（subdural fluid accumulation） 又称硬膜下水瘤。系外伤后引起的蛛网膜破损或撕裂，形成活瓣，脑脊液进入硬膜下隙不能回流而形成，也可能是硬膜下血肿吸收后形成。

CT图像上可直接显示硬膜下积液，表现为颅骨内板下方与脑表面间薄的新月形低密度区，其密度略高于或等于脑脊液密度。

【诊断及鉴别诊断】 根据各种颅脑损伤的影像学表现，一般易于诊断。

第七节 脑血管疾病

脑血管疾病（cerebrovascular diseases）以脑出血和脑梗死多见，CT和MRI诊断价值大。

一、脑梗死

【概述】 脑梗死（cerebral infarction）是一种缺血性脑血管疾病，其原因有：①脑血栓形成，继发于脑动脉硬化、动脉瘤、血管畸形、炎性或非炎性脉管炎等；②脑栓塞，如血栓、空气、脂肪栓塞；③低血压和凝血状态。病理上分为缺血性、出血性和腔隙性脑梗死。

【CT表现】

1. 缺血性脑梗死（ischemic infarction） 24 h以内脑梗死，CT图像可不被发现，或仅显示模糊的低密度区。24 h后CT图像上可显示低密度区，其部位和范围与闭塞血管供血区一致，皮髓质同时受累，多呈扇形，基底贴近硬膜。可有占位效应。2~3周时可出现"模糊效应"，病灶变为等密度而不可见。增强扫描可见脑回状强化。1~2个月后形成边界清楚的低密度囊腔。CT脑灌注成像对急性脑梗死早期诊断有较高价值，并在一定程度上评价缺血半暗带溶栓治疗的效果，早期脑梗死可显示为明显的延迟灌注或灌注缺损区（图1-14）。

2. 出血性脑梗死（hemorrhagic infarction） 少数缺血性脑梗死在发病24~48 h后可因再灌注而发生梗死区内出血，CT图像上表现为低密度脑梗死灶内出现不规则斑点、片状高密度出血灶，占位效应较明显（图1-15）。

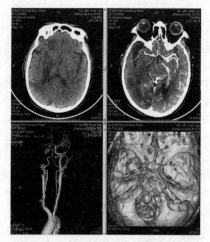

图 1-14　缺血性脑梗死并右大脑中动脉狭窄

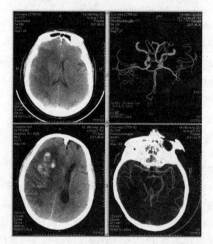

图 1-15　缺血性脑梗死 10 天后发生出血性脑梗死

3. 腔隙性梗死（lacunar infarction）　系深部髓质脑穿支小动脉闭塞所引起的脑组织较小面积的缺血性坏死，好发于基底节、丘脑、小脑和脑干。CT 表现为脑深部低密度灶，直径为 10～15 mm，可多发，无占位效应，4 周左右形成脑脊液样低密度软化灶（图 1-16）。

【诊断及鉴别诊断】　不典型脑梗死应注意与胶质瘤、转移瘤、脑脓肿及脱髓鞘性疾病相鉴别，胶质瘤常表现为实性占位，不规则强化。转移瘤及脑脓肿呈环形强化方式。脱髓鞘性疾病表现为侧脑室旁脑白质低密度区，形态多不规则。腔隙性脑梗死 CT 诊断优势不大，有时难与软化灶、血管周围间隙鉴别，需要结合临床及其他影像学检查手段。

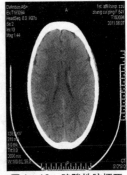

图 1-16　腔隙性脑梗死

二、脑出血

【概述】　脑出血（intracerebral hemorrhage）自发性脑内出血多继发于高血压、动脉瘤、血管畸形、血液病和脑肿瘤等，以高血压性脑出血常见。出血可发生于脑实质内、脑室内和蛛网膜下隙，也可同时累及多个部位。血肿演变在病理学分急性期、吸收期和囊变期，各期时间长短与血肿大小和患者年龄有关。

【CT表现】　高血压性脑出血 CT 表现：急性期（1 周以内），血肿呈边界清楚的肾形、类圆形或不规则形高密度影，周围水肿带宽窄不一，局部脑室受压移位，占位效应明显，破入脑室可见脑室内积血。吸收期（2 周至 2 个月），可见血肿边缘模糊，水肿带增宽，血肿缩小且密度减低，小血肿可完全吸收。囊变期始于 2 个月以后，较大血肿吸收后常遗留大小不等的囊腔，伴有不同程度的脑萎缩。

蛛网膜下隙出血 CT 表现：直接征象为脑沟、脑池密度增高，出血量大时呈铸形样。间接征象为脑出血继发的脑积水、脑水肿、脑室内出血和脑疝等（图 1-17）。

【诊断与鉴别诊断】　根据典型的 CT 表现和严重的临床症状，脑出血容易诊断。

三、颅内动脉瘤

【概述】　颅内动脉瘤（intracranial aneurysm）指颅内动脉的局限性异常扩大，好发于脑底动脉环及附近分支，前交通动脉占 30% ~ 35%。动脉瘤多呈囊状，大小不一，可多发，囊内可有血栓形成。影像学上按动脉瘤形态分为五种类型：①粟粒状动脉瘤；②囊状动脉瘤；③假性动脉瘤；④梭形动脉瘤；⑤壁间动脉瘤（夹层动脉瘤）。绝大多数动脉瘤以蒂与载瘤动脉相连。临床上，动脉瘤未破裂时常无症状，破裂出血则出现蛛网膜下隙出血及一系列继发症状。

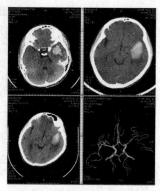

图 1-17　急性脑出血并吸收期

【CT 表现】　CT：分为三型，Ⅰ型无血栓动脉瘤，平扫呈圆形稍高密度区，边缘清楚，均一性强化；Ⅱ型部分血栓动脉瘤，平扫中心或偏心性高密度区，中心和瘤壁强化，其间血栓无强化，呈"靶形征"；Ⅲ型完全血栓动脉瘤，平扫呈等密度灶，可有弧形或斑点状钙化，瘤壁环形强化。动脉瘤破裂时 CT 图像上多数不能显示瘤体，但可见蛛网膜下隙出血、脑内血肿、脑积水、脑水肿和脑梗死等继发改变。

CTA 可直观显示动脉瘤位置、大小、形态、瘤内血栓及载瘤动脉情况（图 1-18），并测量瘤体、瘤颈及载瘤动脉相关径线值以指导治疗方案的选择。直径小于 3 mm 的微小动脉瘤容易漏诊。

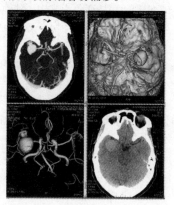

图 1-18　右侧大脑中动脉 2 个动脉瘤

【诊断及鉴别诊断】　根据病变位置、CT表现可做出诊断。鞍区附近动脉瘤有时需与鞍区肿瘤如垂体瘤、脑膜瘤和颅咽管瘤相鉴别，脑血管造影、CTA及MRA对于鉴别诊断具有一定的价值。

四、血管畸形

【概述】　血管畸形（vascular malformation）系先天性脑血管发育异常，分为动静脉畸形、毛细血管扩张症、海绵状血管瘤和静脉畸形等。动静脉畸形（arterio-venous malformation，AVM）最常见，好发于大脑前、中动脉供血区，由供血动脉、畸形血管团和引流静脉构成。临床表现主要有出血、头痛和癫痫。

【CT表现】　显示不规则混杂密度灶，可有钙化，无出血时无水肿和占位效应（图1-19）。可合并脑血肿、蛛网膜下腔出血及脑萎缩等改变。增强扫描可见点、条状血管强化影，亦可显示粗大引流血管。CTA可直观显示迂曲血管团、供血动脉及引流静脉。

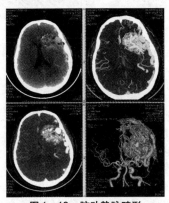

图1-19　脑动静脉畸形

【诊断及鉴别诊断】　AVM在CT上有特征性表现，脑血管造影、脑CTA和MRA都是AVM实用的影像学检查方法。

五、颈内动脉海绵窦瘘

【概述】　颈内动脉海绵窦瘘（carotid-cavernous fistula，CCF）是指颅内海绵窦段的颈内动脉本身或其在海绵窦段内的分支破裂，与海绵窦之间形成异常的动、静脉沟通，导致海绵窦内的压力增高而出现一系列临床表现。病因复杂，因外伤引起者占75%以上。典型的临床表现为搏动性突眼、震颤与杂音、球结膜水肿和充血等。

【CT表现】　可表现为海绵窦膨大，眼上静脉扩张、眼球突出及眼外肌增粗等，其中眼上静脉扩张是 CCF 最具特异性的影像学征象。多层螺旋 CT 血管成像部分可显示瘘口（图1-20）。

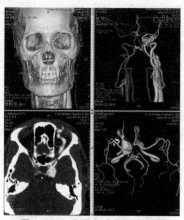

图1-20　左颈内动脉海绵窦瘘

第八节　颅内肿瘤

颅内肿瘤是中枢神经系统常见病，包括所有来源于颅骨、脑膜、血管、垂体、颅神经、脑实质和残留的胚胎组织的肿瘤，还包括转移性肿瘤和淋巴瘤。颅内肿瘤发病在不同年龄段发病率不同，婴儿及儿童期以幕下肿瘤常见。成人中约 70% 颅内肿瘤位于幕上。

一、神经上皮肿瘤

神经上皮肿瘤（neuroepithelial tumors）起源于神经上皮细胞，包括星形细胞瘤、少突胶质细胞瘤、室管膜瘤和髓母细胞瘤。

（一）星形细胞瘤

【概述】　星形细胞瘤（astrocytoma）为神经上皮肿瘤中最常见的一类肿瘤。影像学将星形细胞瘤分为 I~IV 级，I、II 级肿瘤边缘较清楚，分化良好，恶性程度低；III、IV 级肿瘤呈弥漫浸润生长，肿瘤轮廓不规则，分界不清，易发生坏死、出血和囊变，分化不良，恶性程度高。临床表现常为局灶性或全身性癫痫发作。

【CT 表现】　病变位于白质。I、II 级肿瘤通常表现为脑内均匀的低密度灶，分界大多不清，占位效应轻，无或轻度强化。II 级星形细胞瘤为交界性肿瘤，既可表现 I 级星形细胞瘤特征，也可表现 III、IV 级星形细胞瘤特

征。Ⅲ、Ⅳ级星形细胞瘤密度不均匀，多呈高
密度、低密度或混杂密度，可有斑点状钙化和
瘤内出血，肿块形态不规则，边界不清，占位
效应和瘤周水肿明显，增强扫描多Ⅲ、Ⅳ级肿
瘤呈不规则环形或花环状强化，伴有强化不一
的或大或小的瘤结节，有的呈不均匀性强化
（图1-21）。

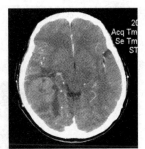

图1-21　颞枕叶Ⅱ、Ⅲ级
星形细胞瘤

　　【诊断与鉴别诊断】　Ⅰ级星形细胞瘤低
密度需与脑梗死等鉴别。脑梗死的低密度灶形
态与血管供应区一致，皮髓质同时受累，边界
清楚，有脑回状强化。囊性星形细胞瘤需与脑脓肿、转移瘤、血管母细胞瘤
等鉴别。脑脓肿壁较光滑，厚薄均匀，一般无壁结节；转移瘤的壁较厚且不
均匀，内缘凹凸不平；血管母细胞瘤好发于小脑半球，壁结节小，囊壁无强
化。少数肿瘤的密度较高，均一性强化，类似脑膜瘤和转移瘤，可根据病史
及骨质改变等鉴别。

　　（二）少突胶质细胞瘤

　　【概述】　少突胶质细胞瘤（oligodendroglioma）为颅内最易发生钙化的
颅内肿瘤之一，绝大多数（95.91%）发生在幕上。

　　【CT表现】　钙化是少突胶质细胞瘤的特
点，约70%病例有钙化。肿瘤多呈类圆形，边
界不清楚。可为混杂密度、低密度、等密度和高
密度灶，瘤周多轻度水肿。增强扫描非钙化肿瘤
实性成分多数均匀强化，肿瘤囊变率随恶性程度
增加而增加（图1-22）。

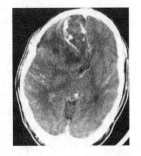

图1-22　少突胶质细胞瘤

　　【诊断及鉴别诊断】　肿瘤以额叶多见，其
次为顶叶和颞叶。CT表现以混杂密度多见，亦
可为低密度灶，少见高密度和等密度灶。水肿
轻，强化少，钙化为少突胶质细胞瘤的特征。鉴
别诊断需与星形细胞瘤、神经节细胞瘤、钙化性脑膜瘤、钙化性动静脉畸
形、海绵状血管瘤等相区别。

　　（三）室管膜瘤

　　【概述】　室管膜瘤（ependymoma）起源于室管膜细胞，可发生于脑室
系统的任何部位，以第四脑室为最多见。临床表现常有头痛、恶心、呕吐、

共济失调和眼球震颤等。

【CT表现】　肿瘤多位于脑室系统内，以第四脑室为多。平扫肿瘤为等密度或稍高密度，其中可散在低密度囊变区和钙化影。增强扫描大部分肿瘤有强化，囊变区不强化，肿瘤分界清楚，无瘤周水肿（图1-23）。

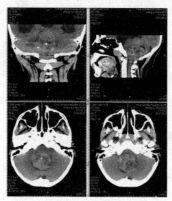

图1-23　四脑室室管膜瘤

【诊断及鉴别诊断】　鉴别诊断：①第四脑室室管膜瘤，如髓母细胞瘤、脉络丛乳头状瘤；②第三脑室室管膜瘤，如松果体肿瘤、星形细胞瘤、脉络丛乳头状瘤；③侧脑室室管膜瘤，如脉络丛乳头状瘤。

（四）髓母细胞瘤

【概述】　髓母细胞瘤（medulloblastoma）是一种神经上皮胚胎性恶性肿瘤，主要发生于小脑蚓部，容易突入第四脑室。此肿瘤生长迅速，好发生脑脊液转移，并广泛种植于脑室系统、蛛网膜下隙和椎管。发病年龄多在20岁以下。

【CT表现】　肿瘤常见于小脑蚓部，突入第四脑室，边界清楚。平扫肿瘤大多数为轻度高密度，少数为等密度。增强扫描肿瘤呈均匀性强化。肿瘤阻塞第三脑室时，引起梗阻性脑积水（图1-24）。

【诊断及鉴别诊断】　儿童后颅窝中线区实性肿块，增强呈明显均一强化，多为髓母细胞瘤。鉴别诊断需与星形细胞瘤、室管膜瘤相区别。

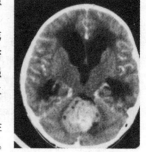

图1-24　髓母细胞瘤

二、脑膜瘤

【概述】　脑膜瘤（meningioma）来自蛛网膜粒帽细胞，可发生于颅内任何部位，大多居脑外。肿瘤生长缓慢，血供丰富，供血动脉与脑膜血管有关，脑膜瘤多临近颅骨，引起颅骨增厚、破坏或变薄。临床脑膜瘤多见于成年人，女性多于男性，临床体征多不特异。

【CT表现】　典型表现为宽基底近颅骨或硬脑膜，平扫大部分为略高密度，少数为等密度。肿瘤密度均匀，边界清楚，大部分有瘤周水肿，出血、坏死和囊变少见。增强扫描为均一明显强化。非典型征象骨化性脑膜瘤，可表现为蝶骨嵴显著骨质增生（图1-25）。

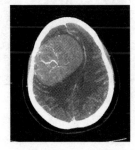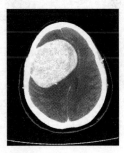

图1-25　脑膜瘤

【诊断及鉴别诊断】　CT平扫均匀略高密度，增强均一显著强化，边界清楚，脑膜瘤具有典型脑外肿瘤的特征。鉴别诊断：①脑凸面和大脑镰脑膜瘤，如转移瘤、恶性淋巴瘤、星形细胞瘤；②鞍上区和颅前窝脑膜瘤，如垂体腺瘤、星形细胞瘤、颈动脉瘤、脊索瘤、软骨瘤、转移瘤、恶性淋巴瘤；③颅中窝脑膜瘤，如三叉神经鞘瘤、星形细胞瘤、颅内动脉瘤、软骨瘤；④颅后窝脑膜瘤，如听神经瘤、转移瘤、血管网状细胞瘤、恶性淋巴瘤、动脉瘤、颈静脉球瘤。

三、垂体瘤

【概述】　垂体瘤（pituitary tumor）绝大多数为垂体腺瘤（pituitary adenoma）。按其是否分泌激素可分为非功能性腺瘤和功能性腺瘤。功能性腺瘤包括泌乳素、生长激素、性激素和促肾上腺皮质激素腺瘤等。垂体腺瘤属脑外肿瘤，包膜完整，与周围组织界限清楚。肿瘤向上生长可穿破鞍隔突入鞍上池，向下可侵入蝶窦，向两侧可侵入海绵窦。直径小于10 mm者为微腺瘤，大于10 mm者为大腺瘤，较大肿瘤常因缺血或出血而发生坏死、囊变，偶可钙化。

【CT表现】 垂体冠状位及矢状位薄层显示。蝶鞍扩大，鞍内肿块向上突入鞍上池，可侵犯一侧或者两侧海绵窦。肿块呈等或略高密度，内常有低密度灶，均匀、不均匀或环形强化。大腺瘤可出现垂体卒中，包括肿瘤出血、梗死等。局限于鞍内 <10 mm 的微腺瘤，宜采取冠状面观察，平扫不易显示，增强呈等密度、低密度或稍高密度结节。间接征象有垂体高度 >8 mm，垂体上缘隆突，垂体柄偏移和鞍底骨质变薄、凹陷或侵蚀（图 1 – 26）。

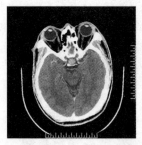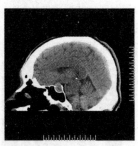

图 1 – 26　垂体瘤

【诊断及鉴别诊断】 CT 结合 MRI 诊断垂体瘤可靠，垂体微腺瘤的诊断主要靠 MRI。垂体微腺瘤需与下列病变鉴别：垂体囊肿、转移瘤、垂体脓肿、垂体梗死。大腺瘤需与下列疾病鉴别：颅咽管瘤、脑膜瘤、表皮样囊肿、蛛网膜囊肿、星形细胞瘤、动脉瘤等。

四、听神经瘤

【概述】 听神经瘤（acoustic neurinoma）是颅神经肿瘤中最常见的一种，占桥小脑角肿瘤的 80%。多起源于听神经前庭支的神经鞘，为良性脑外肿瘤，呈圆形或椭圆形，包膜完整，可出血、坏死、囊变。好发于中年人，临床表现常为桥小脑角综合征，即患侧听神经、面神经和三叉神经受损以及小脑症状。

【CT表现】 桥小脑角池区等密度、低密度或高密度肿块，瘤周轻至中度水肿，偶见钙化或出血，均匀、非均匀或环形强化。第四脑室受压移位，伴幕上脑积水。骨窗观察内耳道呈锥形扩大（图 1 – 27）。

【诊断及鉴别诊断】 根据听神经瘤的特征性位置和影像学表现，绝大多数可以确诊。当肿瘤表现不典型或较大时，需与桥小脑角区脑膜瘤、胆脂瘤和三叉神经瘤等鉴别。脑膜瘤有明显均一强化并以广基底与岩骨相贴，无内听道扩大。三叉神经瘤常发生于内耳道前方岩骨尖处，有岩骨尖破坏而无内听道扩大。

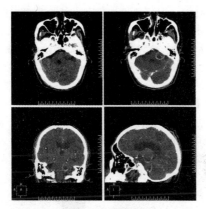

图1-27 听神经瘤

五、颅咽管瘤

【概述】 颅咽管瘤（craniopharyngioma）是来源于胚胎颅咽管残留细胞的良性肿瘤，以鞍上多见。肿瘤大多数为囊性或部分囊性，囊壁光滑、厚薄不等，可见部分钙化。临床表现儿童以发育障碍、颅压增高为主，成人以视力、视野障碍、精神异常及垂体功能低下为主。

【CT表现】 鞍上池圆形或类圆形囊性或/和部分囊性肿物，囊壁的壳形钙化和实性部分的不规则钙化呈高密度，增强扫描囊壁和实性部分呈环形均匀或不均匀强化。肿瘤压迫视交叉和第三脑室前部，可出现脑积水（图1-28）。

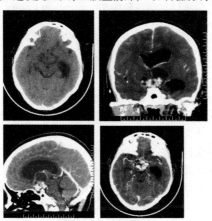

图1-28 颅咽管瘤

【诊断及鉴别诊断】 鞍区囊性病变，合并多种形态钙化，囊壁及实性成分强化首先考虑本病。囊性颅咽管瘤需与表皮样囊肿、皮样囊肿、畸胎瘤、蛛网膜囊肿等相鉴别，实性颅咽管瘤需与生殖细胞瘤、星形细胞瘤、错构瘤、巨大动脉瘤、血管网状细胞瘤等相鉴别。

六、脑转移瘤

【概述】 脑转移瘤（metastatic tumor of brain）多发于中老年人。幕上皮髓质交界区多见，常位于顶枕区，多自肺癌、乳腺癌、前列腺癌、胃癌、肾癌和甲状腺癌等原发灶，经血行转移而来。常为多发，肿瘤中心常发生出血、坏死、囊变，瘤周水肿明显。临床表现主要为头痛、恶心、呕吐、共济失调等。

【CT 表现】 脑内单发或多发不等密度结节，单发者较大，呈等密度或低密度灶，出血时密度增高。瘤周水肿较重。结节状或环形强化，也可混合出现（图 1 − 29）。

【诊断及鉴别诊断】 多发性病灶，周围明显水肿，CT 上病灶均匀或环形强化，则多可诊断脑转移瘤，特别是原发肿瘤明确时。多发脑转移瘤需与多发结核球、多中心性脑胶质瘤等相鉴别，单发性脑转移瘤需与囊性星形细胞瘤和囊变淋巴瘤相鉴别。

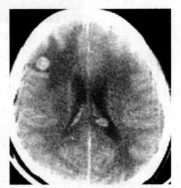

图 1 − 29　脑转移瘤

第九节　颅底病变

从侧位观察，颅底自前至后分前颅底、中颅底、后颅底三部分，其中，前颅底有额骨眶板、筛骨筛板及蝶骨小翼构成，中颅底由蝶骨大翼构成，后颅底则由颞骨岩部和枕骨构成。

一、颅底脑膜脑膨出

【概述】 颅底脑膜脑膨出（meningo-encephalocele）为颅底骨质发育不全形成骨质缺损，脑膜脑组织疝至颅外。临床表现为鼻根或眶内侧见质地软肿块或眼球突出，随年龄而增长，多见于青年人。

【CT 表现】 可以清晰显示颅底骨质缺损部位及程度，疝出的软组织影密度较低时提示脑膜膨出，密度高则提示脑膜脑膨出。

二、三叉神经瘤

【概述】　三叉神经瘤（trigeminal neuroma）是常见的颅神经肿瘤之一，常为神经鞘瘤，好发于青壮年，男性多于女性。

【CT表现】　图像上表现为中颅窝和/或后颅窝卵圆形或哑铃形肿块影，等密度或低密度，增强扫描明显强化，囊变者不强化，常伴有眶上裂、圆孔或卵圆孔扩大、岩尖部骨质吸收等。

【诊断及鉴别诊断】　根据影像学特征不难诊断。本病常需与听神经瘤、脑膜瘤等相鉴别。

三、脊索瘤

【概述】　脊索瘤（chordocarcinoma）起源于胚胎残余的脊索组织，低度恶性，发展缓慢，可发生出血、坏死、囊变及钙化等，但具有侵袭性，常侵犯蝶窦及鼻咽部。好发于骶尾部及颅底碟枕软骨结合处，多见于中年人。

【CT表现】　斜坡区软组织密度肿块，边界不规则，膨胀性融骨性破坏，其中可散在钙化点及碎骨片。增强后肿瘤强化，颅底孔道多受累（图1-30）。

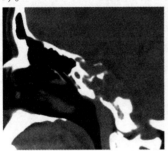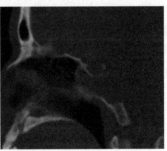

图1-30　脊索瘤

【诊断及鉴别诊断】　根据肿瘤发病部位及影像学表现，可提示诊断。需与软骨肉瘤相鉴别；后者常发生于破裂孔区，偏中线生长，肿瘤组织内钙化常见。

四、颅底骨折

【概述】　颌面部外伤是常见病，伤后颅底骨折不少见，临床表现复杂。

【CT表现】　多层螺旋CT高分辨扫描是颅底骨折的主要诊断方法，图像上表现为骨质中断、粉碎、移位，儿童可见骨缝增宽分离，多伴有相邻鼻窦黏膜增厚、窦腔积血及颅内血肿等表现，骨折常累及颅底孔道，表现为孔道变形骨折及损伤颅神经血管。前中颅底骨折常见，前颅底骨折易造成脑脊液鼻瘘，中颅底骨折常累及颅底孔道（图1-31）。

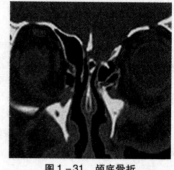

图1-31　颅底骨折

五、颅底继发性病变

（一）临近病变侵犯颅底

【概述】　颅内病变，特别是鞍区病变可累及颅底；颅外病变，由于眼眶、鼻腔、鼻窦及颅底共壁并相邻，因而可累及颅底，临床表现为颅神经受侵。

【CT表现】　可清晰显示原发病及颅底骨质受压移位、破坏侵蚀，骨质缺损等。

（二）颅底转移瘤

【概述】　颅底转移瘤为原发肿瘤通过血液扩散到颅底的恶性肿瘤，少见。成人转移瘤多来自乳腺、肺、膀胱、胃肠道、肾脏、甲状腺等部位原发癌肿，儿童多是胚胎神经性肿瘤和肉瘤。临床表现不特异。

【CT表现】　图像上大多颅底转移瘤表现为颅底软组织肿块影及不规则形骨质破坏、部分表现为成骨性转移，呈骨质硬化增厚，密度增高，边缘不规则。有时可见颅底孔裂的破坏改变。

第二章 头颈部系统

第一节 眼 部

一、炎性病变

(一)格氏眼病

【概述】 格氏（Grave）病是一种影响甲状腺、眼眶软组织和四肢皮下组织的自身免疫性疾病。其中甲状腺功能异常同时伴有眼征者称为 Grave 眼病，多为中青年女性，男女之比为 1∶4。本病是成人眼球突出最常见的原因。一般发生于眼外肌肌腹，眼外肌前 1/3 肌腱部分不受累及，也可累及眶内软组织、泪腺等结构。本病发病缓慢，临床特点是眼球突出、眼睑挛缩、眶内肿胀、视力障碍。实验室检查可见 T_3、T_4 升高或正常。

【CT表现】 ①一条或多条眼外肌增粗。为本症最突出的特征。首先累及下直肌，其次为内直肌，再次为上直肌和外直肌。轴位扫描能清晰显示内直肌、外直肌，冠状扫描显示下直肌、内直肌、上直肌及上斜肌更直观。与眼外肌炎所不同之处为肌腹梭形肿胀，肌腱止点正常，前 1/3 仍细；与眼外肌转移癌的区别是，后者呈结节状局部肿大。与淋巴样肿瘤的区别是，后者多发生于上直肌和提睑肌，且增粗

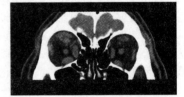

图 2-1 格氏眼病（多条眼外肌增粗）

更为明显（图 2-1）。②球后脂肪体积增加、增多。是引起突眼的直接原因之一。脂肪密度正常，少数可见条纹状、点片状影，为脂肪水肿、浸润所致。③视神经增粗。发生率为 5%，为肥大的眼外肌在眶尖部压迫视神经所致。通过 HRCT 轴位扫描和冠状位重建可显示这一征象。④泪腺增大、向前移位。为泪腺炎性浸润的表现。泪腺增大常与眼肌增大等征并存。⑤眼上静脉扩张。为眼外肌在眶尖部压迫静脉所致。

【鉴别诊断】 ①炎性假瘤，主要与肌炎型假瘤需鉴别，表现为眼外肌肌腹和肌腱均增粗，上直肌、内直肌最易受累，眶壁骨膜与眼外肌之间脂肪

间隙消失；②颈动脉海绵窦瘘，有外伤病史，眼球突出明显，听诊可闻及血管搏动音，增强扫描显示眼上静脉明显增粗，MRI 斜矢状位可以清晰显示；③外伤性眼外肌增粗，表现眼肌肿胀，常见眶壁骨折、眼睑肿胀等征象。

（二）眶蜂窝织炎

【概述】 眶蜂窝织炎是眶内软组织的急性化脓性炎症。多由鼻窦炎、眶周皮肤感染引起；亦可见于眼外伤、异物、败血症、血栓性静脉炎等。临床出现局部眼睑红、肿，结膜水肿，眼球轴向突出，眼球运动障碍或视力下降等；全身症状主要表现为发热，临床化验可发现周围血液白细胞增高及核左移。

【CT 表现】 患侧眼睑软组织普遍性肿胀，眼球壁增厚、肌锥内外脂肪间隙内有较淡的浸润性病灶。如果同侧鼻窦内亦有均匀密度增高影，提示眶内炎性浸润性病变和鼻窦炎有关。

【鉴别诊断】 眶内转移性肿瘤，发生在眶骨、肌锥内外、眼外肌，其中60% 发生在肌锥外，20% 为弥漫性，2/3 患者伴有眶骨改变，临床有原发病史。

（三）眼眶炎性假瘤

【概述】 眼眶炎性假瘤是一种病因不明的眶内软组织非特异性炎症，可侵犯眼眶的任何部位，包括眼球、眼外肌、视神经及脂肪等，致病变组织增殖性炎症而形成肿块样改变。是临床较为常见的突眼病，各年龄均可发病，以中年人多见。本病是单侧眼球突出最常见病因之一，也可累及双侧眼球。临床表现为急性、亚急性或慢性过程。

【CT 表现】 表现多种多样，具有一定的特征性，根据受累部位不同分为 5 种类型。①炎性肿块型：眶内局限性高密度软组织肿块，边界清楚，增强扫描肿块轻度至中度强化或不强化。肿块临近的眼环、视神经、眼外肌及泪腺均可受累。炎性肿瘤需与淋巴瘤及鼻窦肿瘤眶内侵犯相鉴别，淋巴瘤与炎性假瘤表现相似，但肿块常呈铸形样外观，而炎性假瘤经激素治疗有效，鉴别困难时，可行组织活检定性；鼻窦肿瘤眶内侵犯可见鼻窦内肿块和眶壁的骨质破坏。②肌炎型：一条或多条肌肉受累，以下直肌最常见。特点为包括前端肌腱附着处的整个眼肌增粗，常累及临近肌肉的眶内脂肪，使肌肉边缘模糊而不规则。结合临床较易与 Grave 眼病鉴别，Grave 眼病多累及双侧且对称发病，肌腹增粗为特点。单个眼肌增粗需与淋巴瘤鉴别，后者肌肉增粗较炎性假瘤明显，临床无急性发病病史，激素治疗无缩小。转移瘤也可出现眼肌增粗，常表现局限结节性增粗（图 2-2）。③泪腺炎型：泪腺单独受累或合并其他组织同时受累。泪腺呈弥漫性增大，密度均匀，眶壁骨质无破坏。与泪腺的良性肿瘤的区别是，后者病变局限于泪腺，边界清楚，密度均匀，临近组织受压移位。与恶性肿瘤的区别是，后者密度多不均匀，临近眶壁常有骨质破坏。与泪腺炎和淋巴瘤的 CT 表现相似，需结合临床加以鉴别。皮样囊肿在肿块内可出现脂肪低密度影。④巩膜周围炎型和视神经周围炎：炎症累及巩膜周围的筋膜或 Tenon 囊，眼球筋膜向后覆盖视神经的前1/3，因而巩膜周围炎也包括视神经前 1/3 周围炎。CT 显示眼球后壁增厚，并扩展至视神经前端，即 Tenon 囊受累，视神经增粗；临近眶内脂肪受累，可见条状高密度影；临近的眼外肌亦可受累。视神经增粗、眼环增厚及眼外肌增粗为特征性表现。急性蜂窝织炎也可出现眼环增厚，但常引起眶骨骨质破坏，并根据临床病程短、症状重加以鉴别。⑤弥漫性眼眶炎症：多个部位同时受累，包括眶内脂肪、眼肌、泪腺及眼筋膜囊等，以眶内脂肪受累最为明显。表现脂肪内条纹状高密度影，眼外肌增粗，视神经增粗，眼球增厚，泪腺增大。严重时球后结构如视神经、眼外肌等被遮盖，显示不清，形成所谓"冰冻眼眶"。常合并眶腔增大。增强扫描时假瘤多轻度强化。

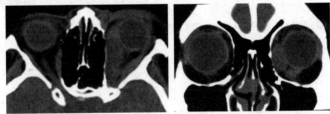

图 2-2　眼眶炎性假瘤肌炎型

（四）慢性泪腺炎

【概述】　多为非特异性急性泪腺炎的后遗症，但也有属于原发性者。血行播散型结核性泪腺炎少见。临床病程一般较长，患者一般表现为轻微眼胀或疼痛。

【CT 表现】　显示泪腺呈条索状肥厚，边缘不规整，且无肿块状隆起征。

【鉴别诊断】　本病与泪腺良/恶性占位及米古利兹腺体病（Mikulicz's disease）易于鉴别。泪腺区占位多有具体肿块征，并有泪腺窝区眶骨受压变形或不规则骨质破坏征象；米古利兹腺体病多表现为双侧泪腺对称性肿大，并有头面部其他腺体肥大征。

二、肿瘤性病变

（一）视网膜母细胞瘤

【概述】　视网膜母细胞瘤（retinoblastoma）为神经外胚层肿瘤，起源于视网膜的神经元细胞或神经节细胞。特征为瘤细胞菊花团形成，95%瘤组织中可发现钙质。早期症状为"猫眼"，即瞳孔区黄光反射，表现为"白瞳症"。具有先天性和遗传倾向，是婴幼儿最常见的眼球内恶性肿瘤。患者大多数为3岁以下幼儿或新生儿，男女差别不大。本病恶性程度高，多先后或同时发现双眼患病，易沿视神经向颅内转移。

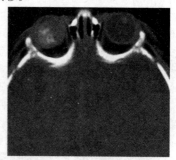

图2-3　视网膜母细胞瘤

【CT表现】　眼球内不规则形肿块，常见钙化，可呈团块状、片状或斑点状，是本病的特征性表现。若患侧视神经增粗，多提示肿瘤已沿视神经向颅内转移（图2-3）。

【鉴别诊断】　婴幼儿眼球内发现钙化性肿块，应首先考虑视网膜母细胞瘤。鉴别诊断：原始永存玻璃体增生症，表现为眼球小，钙化少见，整个玻璃体腔密度增高，MRI可发现玻璃体管存在。渗出性视网膜炎（Coat's病），常为单侧，发病年龄一般为4~8岁，MRI显示为视网膜下积液信号，增强后脱离的视网膜明显强化。

（二）视神经胶质瘤

【概述】　视神经胶质瘤（optic nerve glioma）是发生于视神经内胶质细胞的肿瘤，属于良性或低度恶性的肿瘤。10岁以下儿童多见，发生于成人具有恶性倾向，女性多于男性。本病多单侧发病，发展缓慢，也可突然增大并向视神经、视交叉及视束蔓延。临床最早表现为视野盲点，但由于患者多为儿童而被忽视。95%患者以视力减退就诊，还可表现为眼球突出，视乳头水肿或萎缩。

【CT表现】　视神经管形或梭形增粗，边界光整，密度均匀，CT值为40~60 HU，增强扫描呈轻度至中度强化。部分胶质瘤内可有囊变或黏液样改变，少数还可有钙化。当视神经管内段受累时可引起视神经管扩大。

【鉴别诊断】　①视神经鞘脑膜瘤：主要见于成年人。CT表现为高密度并可见钙化，边界欠光整；肿瘤强化明显，而视神经无强化，形成较具特征性的"轨道征"。②视神经炎：主要指周围视神经鞘的炎性病变，发生快，消失也快，根据病史可鉴别。部分慢性视神经炎有时与胶质瘤不易鉴别。③视神经蛛网膜下隙增宽：见于颅内压增高，一般有颅内原发病变。

（三）泪腺良性混合瘤

【概述】　泪腺良性混合瘤（benign mixed tumor）又称良性多形性腺瘤

（benign pleomorphic adenoma）。见于成人，平均发病年龄 40 岁，无明显性别差异。多来源于泪腺眶部，肿物呈类圆形，有包膜，生长缓慢，可恶变。典型临床表现为泪腺区无痛性包块，缓慢长大，病程较长，多累及单侧泪腺，眼球向内下方突出，上睑可轻度肿胀或下垂，局部可扪及坚硬包块，当肿瘤生长较大时可引起继发性视力下降等。

【CT 表现】　泪腺窝区圆形或椭圆形肿块，边界光整，多数密度均匀，与眼外肌等密度，较大肿块常有囊变或坏死，少数肿瘤内可见钙化；泪腺窝扩大，骨皮质受压，无骨质破坏征象；早期扫描呈轻至中度强化。还可有眼球、眼外肌及视神经受压移位改变（图 2 - 4）。

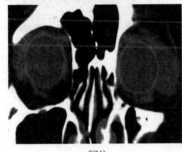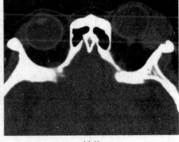

a.冠位　　　　　　　　　　　　　　　　b.轴位

图 2 - 4　泪腺良性混合瘤

【鉴别诊断】　①泪腺恶性上皮性肿瘤：肿瘤边缘多不规则，常伴有泪腺窝区骨质破坏改变。②泪腺非上皮性肿瘤：形态不规则，一般呈长扁平形，肿块常包绕眼球生长。

（四）泪腺恶性上皮性肿瘤

【概述】　泪腺恶性上皮性肿瘤是眼部常见的恶性肿瘤，但一般不发生全身转移。可分为恶性混合瘤、腺样囊性癌、腺癌、黏液表皮样癌和多形性低度恶性腺癌，其中腺样囊性癌为最多见且为高度恶性的肿瘤。临床主要表现为泪腺窝迅速增大的包块，眼球突出，眼睑肿胀，伴疼痛不适。

【CT 表现】　肿瘤呈圆形或椭圆形，无完整包膜，边缘多不规则，呈锯齿状改变，实质与眼外肌等密度，部分可有囊变，少数有钙化。增强扫描呈中度至明显不均匀强化。本病多伴有眶壁骨质破坏，另可广泛累及眼外肌等眶内结构。

（五）眼眶皮样囊肿及表皮样囊肿

【概述】　眼眶皮样囊肿及表皮样囊肿（dermoid cyst or epidermoid cyst）

由胚胎表皮陷于眶骨间隙内没有萎缩退化形成，病变为圆形或椭圆形薄壁囊肿，内含黄色脂质内容物。囊肿常与骨缝相连，周围骨质有凹陷缺损或硬化边缘。儿童期发病多见。临床表现为缓慢进行性无痛性肿物，伴眼球突出、眼球运动障碍等，眶缘可触及肿块。

【CT表现】 典型的囊肿表现为圆形或椭圆形肿块，囊壁与眼外肌等密度，其内含有脂肪密度结构，少数表现为实性肿块囊壁可有钙化。常伴临近骨壁局限性缺损，增强扫描显示囊壁轻至中度强化，囊内无强化。周围眼外肌及视神经等组织有受压改变（图2-5）。

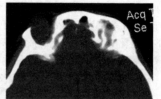

图2-5 表皮样囊肿

（六）海绵状血管瘤

【概述】 海绵状血管瘤是成年人最常见的原发于眶内的肿瘤，占眶内肿瘤的 4.6% ~ 14.5%，发病年龄平均38岁，女性占52%~70%，多单侧发病。本病为良性，进展缓慢。组织学显示肿瘤呈大小不等的血管腔构成。临床表现为渐进性眼球突出，视力一般不受影响，晚期引起眼球运动障碍。

【CT表现】 CT检查肿瘤呈圆形、椭圆形或梨形，边界光整，密度均匀，CT值平均55 HU。少数肿瘤内可见小圆形高密度钙化，为静脉石形成，是本病特征性表现之一。增强扫描有特征的"渐进性强化"，即肿瘤内首先出现小点状强化，逐渐扩大，随时间延长形成均匀的显著强化。强化出现时间快，持续时间长也是本病的强化特点，因此，增强扫描对本病诊断有重要临床意义。还可有眼外肌、视神经、眼球受压移位，眶腔扩大等征象（图2-6）。

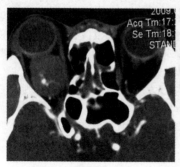 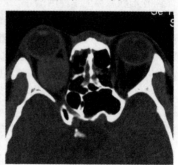

a.静脉期　　　　　　　　b.平扫轴位

图2-6 右眼眶海绵状血管瘤

【鉴别诊断】 ①神经鞘瘤：典型的神经鞘瘤密度较低且不均匀，增强后呈轻、中度快速强化，内见无强化低密度区。眶尖神经鞘瘤可形成眶颅沟通性肿瘤。②海绵状淋巴管瘤：肿瘤内密度不均匀，可并发出血，有时难以鉴别。

（七）淋巴瘤

【概述】 眼眶淋巴瘤发病率不高，75%的患者患有全身淋巴瘤。肿瘤可发生于眶内任何部位，但最常见于泪腺、结膜、眼睑或球后。眶内真正的淋巴组织位于结膜下和泪腺，肿瘤沿神经周围和血管周围扩散，发生球后部淋巴瘤。眶内淋巴瘤多非霍奇金病。老年患者发病缓慢，病史可达 6～12 个月，年轻患者多伴有全身淋巴瘤，数周到数月出现症状。

【CT表现】 肿瘤常位于眼眶前部、泪腺区和球后。形态不规则，呈均匀较高密度肿块，边界锐利；亦可浸润性生长，围绕眶内结构眶骨、眼球、视神经周围蔓延，呈"铸形样"外观，一般不造成眼球变形，无骨侵蚀改变。球后淋巴瘤常呈弥漫性浸润生长，可侵犯视神经、眼外肌和眶内脂肪，与眼球粘连，肿瘤可扩展到眼球前部。泪腺区淋巴瘤，泪腺弥漫性增大，眼球向内向前移位，可侵犯临近脂肪，但病变不侵犯骨质，不引起眼眶扩大；注射对比剂后淋巴瘤呈轻度强化（图 2-7）。

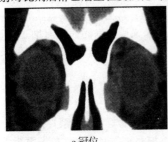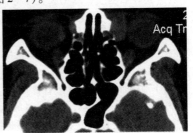

a.冠位　　　　　　　　　　　　　　　　b.轴位

图 2-7 淋巴瘤

【鉴别诊断】 ①炎性假瘤可使泪腺弥漫性增大和强化，但常为多发病灶，伴有肌炎、球后壁巩膜、视神经周围炎和眶内脂肪浸润，而淋巴瘤常表现泪腺区单发肿块。②泪腺良性肿瘤边界清楚，肿瘤内可见脂肪密度和钙化灶，可出现骨侵蚀变薄。③泪腺上皮性恶性肿瘤常致眶外上壁骨质破坏。

三、外伤及异物

（一）眼部异物

【概述】 眼部异物（foreign body）分为金属异物和非金属异物，前者包括钢、铁、铜、铅及其合金等，后者包括玻璃、塑料、橡胶、沙石、骨片和木片等。眼部异物可产生较多并发症如眼球破裂、晶状体脱位、出血及血肿形成、视神经挫伤、眼眶骨折、颈动脉海绵窦瘘及感染等。眼球内异物的主要表现有视力障碍、眼球疼痛等；眶内异物若损伤视神经则表现为视力障碍，若损伤眼外肌可出现复视、斜视和眼球运动障碍等。

【CT 表现】 CT 可显示异物的种类、大小及数目，金属异物表现为高密度影，周围可有明显的放射状金属伪影。非金属异物又分为高密度或低密度，高密度非金属异物包括沙石、玻璃和骨片等，CT 值多在 300 HU 以上，一般无伪影；低密度异物包括植物类、塑料类等，CT 值为 - 199 ~ 50 HU。CT 能准确地显示金属异物，还可显示少数较大的低密度非金属异物，如木质异物，对于较小的木质异物或其他低密度非金属异物常常很难显示（图 2 - 8）。

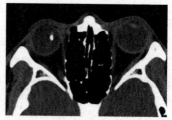

图 2 - 8 右眼球内异物

【鉴别诊断】 详细询问有无外伤史是鉴别诊断的关键。①眼球钙斑：见于视网膜母细胞瘤、脉络膜骨瘤等，较易鉴别。钙斑也可见于创伤后改变，如晶状体钙化、出血钙化等。②眶内钙化：常见于肿瘤如脑膜瘤，一般可见明确肿块影，容易鉴别。③人工晶体及义眼：询问病史有助于确诊。④眶内气肿：木质异物与气肿 CT 密度相近，异物具有固定形状有助于鉴别。

（二）眼眶骨折和视神经管骨折

【概述】 临床主要有复视、眼球运动障碍、视力下降或失明、眼球内陷或突出等表现。眼眶骨折分为爆裂骨折、单纯骨折和复合型骨折。眼眶爆裂骨折指外力作用于眼部使眶内压力骤然增高致眶壁发生骨折而眶缘无骨折。

【CT 表现】 CT 直接征象为眶壁或视神经管的骨质连续性中断、粉碎及移位等改变。间接征象有骨折临近的软组织改变包括眼肌增粗、移位及嵌顿、眶内容物脱出或血肿形成并通过骨折处疝入附近鼻窦内。诊断时要注意不要把正常结构如眶下孔、筛前动脉、筛后动脉走行处及眶壁正常弯曲处误认为骨折（图 2 - 9，图 2 - 10）。

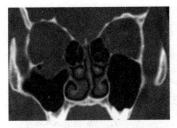

图2-9 眼眶下壁骨折（冠位）

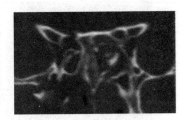

图2-10 视神经管骨折

第二节 耳 部

一、先天性畸形

先天性畸形（congenital）包括外耳、中耳及内耳畸形。常见者有外耳道骨性狭窄、外耳道闭锁、鼓室狭小、听小骨畸形、Michel 畸形、Mondini 畸形、前庭水管扩大综合征、内耳道畸形等，其中以外耳道闭锁最为常见，故对此详细介绍。

【概述】 外耳道闭锁包括骨性闭锁及膜性闭锁，其中以骨性闭锁最常见。可单侧发病，也可双侧同时发病，双侧发病时多不对称。

【CT 表现】 外耳道骨性闭锁表现为无外耳道影像（图2-11），狭窄表现为外耳道前后径或垂直径小于 4 mm。锤砧骨融合畸形并与闭锁板相连或镫骨阙如提示听小骨畸形。耳蜗空心呈囊状提示 Mondini 畸形。前庭水管扩大综合征表现为正常前庭水管中段大于 1.5 mm（图2-12）。内耳道小于 3 mm 为狭窄。内耳道底板骨质缺损是先天性脑脊液耳漏的主要原因（图2-12）。

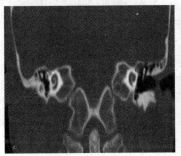
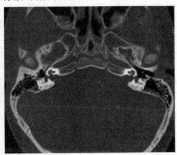

图2-11 右侧外耳道闭锁

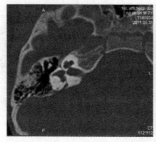
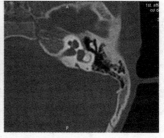

图2-12　双侧前庭水管扩大

二、炎性病变

（一）中耳乳突炎

【概述】　中耳乳突炎（otomastoiditis）为最常见的耳部感染性疾病，表现为耳部疼痛，耳道分泌物及传导性耳聋，急性及亚急性期可有面瘫。检查可见外耳道分泌物及肉芽组织，急性期可见鼓膜充血、膨隆，慢性期可见鼓膜内陷甚至穿孔。

【CT表现】　CT表现为乳突气房透明度低或不含气、不规则软组织密度影、骨质破坏或增生硬化及并发症改变。如果CT显示鼓室内条状软组织影，并有钙化提示鼓室硬化症（tympano-sclerosis）。如果显示鼓室或上鼓室软组织肿块，并伴骨质侵蚀及听小骨被破坏，有强化的提示胆固醇肉芽肿（cholesterol granuloma），无强化的提示胆脂瘤（cholesteatoma）形成。

【鉴别诊断】　①胆脂瘤，边界清楚甚至硬化，而骨疡型乳突炎边缘模糊不整；②耳部肿瘤，两者骨质破坏有时难以鉴别。

（二）胆脂瘤

【概述】　胆脂瘤一般为在慢性炎症基础上发生的占位性病变，并非真性肿瘤。主要为外耳道上皮经鼓膜穿孔长入鼓室，由于上皮脱落、角化物质及胆固醇结晶堆积，形成由鳞状上皮囊包裹的占位性病变。上鼓室为好发部位。临床表现主要有外耳道疼痛及长期流脓病史。

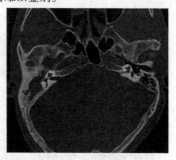

图2-13　右侧胆脂瘤

【CT表现】上鼓室、鼓窦入口及鼓窦骨质受压破坏，边缘光滑伴有骨质硬化，腔道扩大及腔道内软组织影充填，增强扫描无强化。另还可发现鼓室盖壁、乙状窦壁及听小骨骨质被破坏（图2－13）。

【鉴别诊断】　①慢性中耳炎，骨质破坏边缘模糊不清。②中耳癌，表现为鼓室内软组织肿块，周边骨质破坏，增强扫描可见肿块向颅中窝及颅后窝侵犯。③面神经瘤，MRI增强扫描明显强化。

三、外伤

【概述】　颞骨外伤包括骨折和听小骨脱位。其中乳突部骨折最常见，多由直接外力所致。听小骨外伤表现为传导性聋。面神经管骨折常有迟发型面神经麻痹。

【CT表现】　颞骨骨折需用1～2 mm薄层扫描观察，可分为纵行（平行于岩骨长轴，约占80%）、横行（垂直于岩骨长轴，占10%～20%）及粉碎性骨折。骨折好发于上鼓室外侧，常累及上鼓室及面神经前膝。迷路骨折多为横行骨折，但累及岩部的纵行骨折亦可累及迷路，均致感音神经性聋。少见迷路出血机化，表现为膜迷路密度增高。听小骨外伤HRCT显示听小骨骨折或脱位，因结构细小容易漏诊，三维螺旋CT对显示听小骨有独特的优越性，锤砧关节脱位或砧镜关节脱位常见。

四、颞骨肿瘤

（一）听神经瘤

【概述】　听神经瘤（acoustic neuroma），为听神经鞘施万细胞的良性增生，为神经鞘瘤（schwannoma），多单侧发病，双侧发病多属于2型神经纤维瘤病。本病主要临床表现为一侧高频性感音聋，还可有耳鸣、眩晕及平衡失调。

【CT表现】　CT表现为桥小脑角池肿瘤，内耳道扩大，明显强化（图2－14）。

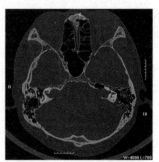

图2－14　左侧听神经瘤

【诊断及鉴别诊断】　三叉神经瘤、胆脂瘤、脑膜瘤多不累及内耳道，多不难鉴别。

（二）血管球瘤

【概述】　血管球瘤（glomus tumor）又称副神经节瘤（paraganglioma），包括颈静脉球瘤（glomus jugulare）及鼓室球瘤（glomus tympanicum）。属于起源于神经末梢网与小血管网的神经末梢球体。症状主要为搏动性耳鸣，也可有传导性听力下降。耳镜可见紫色肿物。

【CT表现】 CT在颈静脉球瘤可见颈静脉窝扩大及骨壁侵蚀。破坏鼓室下壁，侵入下部鼓室，向下蔓延可破坏舌下神经管。鼓室球瘤可见鼓室下部软组织影，可无骨质改变，也可有鼓室下壁侵蚀。CT增强检查有明显强化（图2-15）。

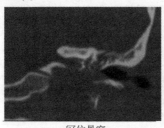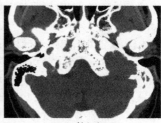

a.冠位骨窗   b.软组织

图2-15 颈静脉球瘤

（三）外中耳癌

【概述】 外中耳癌（carcinoma of the external and middle ear）少见，多见于中老年人，常有慢性耳部感染或外耳道炎病史。多为鳞癌，少数为基底细胞癌及腺癌。临床表现早期为耳聋，耳道分泌物或水样或带血或有臭味，多耳痛难忍。晚期常有面瘫。

【CT表现】 CT表现为外耳道及鼓室内充满软组织肿块。外耳道骨壁侵袭性破坏，边缘不整。肿物向周围扩展可累及乳突、面神经管、咽鼓管、颈动脉管、颈静脉窝、中颅窝及后颅窝。增强检查明显强化。

【鉴别诊断】 ①恶性外耳道炎，鉴别困难，需活检；②颞骨横纹肌肉瘤，多见于儿童，表现为颞骨广泛破坏，并有软组织肿块，增强有高度强化。

第三节 鼻和鼻窦

一、鼻窦炎

【概述】 鼻窦炎（nasal sinusitis）为临床常见病，按病因可分为化脓性、过敏性等。临床主要表现为鼻塞、流涕、失嗅等。主要病变为黏膜肥厚或萎缩，可变现为窦腔黏膜息肉样肥厚、息肉、黏膜下囊肿等。

【CT表现】 CT表现为黏膜增厚和窦腔密度增高，长期慢性炎症可导致窦壁骨质增生肥厚和窦腔容积减小。窦腔软组织影内见不规则钙化提示并发

霉菌感染。窦壁膨胀性改变提示鼻窦黏液囊肿
（图 2 - 16）。

【鉴别诊断】 ①鼻窦良性肿瘤，鼻窦内
肿块密度较高，增强扫描轻中度强化。②鼻窦
炎症积液不会发生强化。③毛霉菌、曲霉菌等
真菌感染时，窦腔内密度较高，可见钙化，部
分引起骨质破坏，须与恶性病变鉴别。

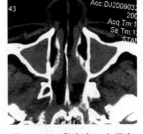

二、鼻窦良性肿瘤

图 2 - 16　鼻窦炎 - 上颌窦

【概述】 鼻窦良性肿瘤最多见的是乳头状
瘤，多认为是与病毒感染有关的一种上皮肿瘤。男性多见，多发生于 40 ~
50 岁，主要临床表现有鼻塞、流涕、鼻部出血、失嗅、溢泪等。切除后常
复发，部分可恶变。

【CT 表现】 鼻腔或筛窦软组织肿块，较小时呈乳头状，密度均匀，轻
度强化。阻塞窦口引起继发性鼻窦炎改变，增强检查有助于区别肿瘤与继发
炎性改变，肿瘤有强化。可侵入眼眶或前颅窝。若肿瘤迅速增大，骨质破坏
明显应考虑有恶变可能（图 2 - 17）。

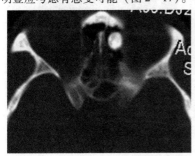 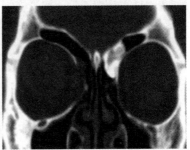

图 2 - 17　鼻窦良性肿瘤（骨瘤）

【鉴别诊断】 ①慢性鼻窦炎鼻息肉，一般骨质破坏不明显。②血管瘤
有明显强化。③黏液囊肿，窦腔膨胀性扩大。④恶性肿瘤有骨质明显破坏。

三、鼻窦恶性肿瘤

【概述】 鼻窦恶性肿瘤较罕见，以上颌窦癌最常见。上颌窦癌大多数
为鳞状上皮癌。早期肿瘤局限于窦腔内时，无窦壁骨质破坏，难以明确诊
断，需组织学诊断定性。临床常表现血性鼻涕、鼻塞、牙齿疼痛及松动、面
部隆起及麻木、眼球运动障碍、张口困难等。包括上皮性恶性肿瘤（鳞癌、
腺癌和未分化癌等）和非上皮性恶性肿瘤（嗅神经母细胞瘤、横纹肌肉瘤、

淋巴瘤和软骨肉瘤等），鳞癌最常见。

【CT表现】 鼻腔和/或鼻窦内软组织肿块，一般密度均匀，肿块较大时可有液化坏死，部分病例还可见钙化，如腺样囊性癌、软骨肉瘤、恶性脊索瘤等。肿物呈侵袭性生长，恶性上皮性肿瘤随肿瘤的发展直接侵及临近结构如眼眶、翼腭窝、颞下窝、面部软组织甚至颅内等。绝大多数有明显的虫蚀状骨质破坏，中度或明显强化。

上颌窦癌向前侵犯时，前壁骨质破坏伴有皮下软组织增厚或肿块隆起；后壁破坏时可累及翼腭窝、颞下窝及翼内外板，翼腭窝见软组织肿块；向上侵犯时，肿瘤破坏眼眶底壁伴有肿块，下直肌和下斜肌可受累，向内上方侵犯时，可破坏筛窦，在鼻腔内形成肿块（图2－18）。

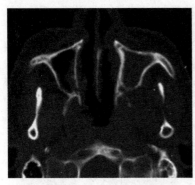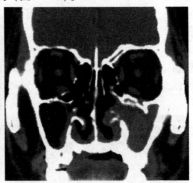

图2－18 上颌窦鳞癌

【鉴别诊断】 ①炎症，早期肿瘤局限于窦腔内时，无窦壁骨质破坏，与炎症难以鉴别。②转移瘤，有原发病史，骨质破坏一般范围较广泛。

四、外伤

【概述】 面部外伤为临床常见病，多累及鼻骨、鼻窦。

【CT表现】 鼻部骨折CT表现鼻骨、上颌骨额突、泪骨骨质中断和/或移位，以鼻骨骨折最多见，泪骨骨折常累及泪囊窝。骨缝分离增宽，鼻额缝、鼻骨与上颌骨额突缝、上颌骨额突与泪骨缝分离和/或错位。软组织肿胀增厚。可伴发临近骨折。

鼻窦骨折CT表现为窦壁骨质中断、移位，窦腔内积血、黏膜肿胀增厚等改变。骨折累及颅底和硬脑膜，形成脑脊液鼻漏。蝶窦位于颅底的中央，位置深在，毗邻结构重要。因此，蝶窦骨折后易引起严重的临床表现，预后不良。

第四节　咽　部

一、腺样体增生

【概述】　腺样体（咽扁桃体）是位于鼻咽顶部的一团淋巴组织，在儿童期可呈生理性肥大，腺样体增生（adenoid hypertrophy）5 岁时最明显，以后逐渐缩小，15 岁左右达成人状态。腺样体肥大可引起呼吸道不畅或反复性上呼吸道感染，临床主要表现有鼻塞、张口呼吸、打鼾，影响咽鼓管时导致渗出性中耳炎。

【CT 表现】　顶壁、后壁软组织对称性增厚，表面可不光滑，增强后均匀强化，两侧咽隐窝受压狭窄，咽旁间隙、颈长肌等结构形态密度正常，颅底无骨质破坏。

二、咽部脓肿

【概述】　咽周为疏松结缔组织、肌肉、筋膜构成的间隙，这些间隙感染或形成积脓为临床常见疾病，根据感染的部位又分为扁桃体周围脓肿、咽后脓肿、咽旁间隙感染或脓肿。急性脓肿多见于儿童，常因咽壁损伤、异物刺入、耳部感染、化脓性淋巴结炎等引起。慢性脓肿多见于颈椎结核、淋巴结结核所致的脓肿。临床上急性脓肿有全身炎症症状，如咽痛、吞咽困难和呼吸困难等，脓肿破坏血管可引起出血。

【CT 表现】　软组织肿胀，呈略低密度，结核脓肿有时见脓肿壁钙化。脓肿突向咽腔，致气道变形，脓肿与深部组织分界清或不清，增强呈不规则环形强化。

【鉴别诊断】　鉴别诊断包括外伤血肿、咽部囊性淋巴管瘤、鼻咽血管纤维瘤等。血肿 CT 呈高密度，囊性淋巴管瘤为儿童头颈部较常见疾病，范围较广，与脓肿改变不同。鼻咽纤维血管瘤见于男性青少年，CT 和 MRI 强化明显。

三、咽部肿瘤

（一）鼻咽纤维血管瘤

【概述】　鼻咽纤维血管瘤（nasopharyngeal angiofibroma）又称为青少年出血性纤维瘤，多见于 10～25 岁男性。临床症状以进行性鼻塞和反复顽固性鼻出血为主。肿块一般呈团块状或分叶状生长，内除纤维组织外，含有丰富的血管，管壁薄，缺乏弹性，易致大出血。

【CT 表现】　软组织肿块，充满鼻咽腔，可经后鼻孔长入同侧鼻腔，蝶腭孔扩大，肿瘤长入翼腭窝、颞下窝，向上可破坏颅底骨质，侵入蝶窦或海绵窦，肿块境界清楚，密度一般均匀，肿瘤强化异常明显。

【鉴别诊断】 应与腺样体肥大、鼻咽部淋巴瘤、囊性淋巴管瘤等相鉴别。鼻咽淋巴瘤的常见部位为咽淋巴环，影像学表现为病变广泛弥漫分布于咽扁桃体、咽鼓管口扁桃体及咽壁淋巴组织，致软组织增厚。

（二）鼻咽癌

【概述】 鼻咽癌（nasopharyngeal carcinoma）是我国常见恶性肿瘤之一，男性多见，临床主要有血涕、鼻出血、耳鸣、听力减退、鼻塞、头痛。晚期可引起视力障碍、视野缺损、突眼、复视、眼球活动受限；侵犯颅神经，以三叉神经、外展神经、舌咽、舌下神经损害多见；颈淋巴结转移率高达79.3%，远隔转移率4.2%。组织学多以未分化癌和鳞状细胞癌多见，腺癌少见。癌肿增长致局部组织浸润增厚，未分化癌常形成较大肿块。

【CT表现】 咽隐窝闭塞、消失、隆起，咽顶、后、侧壁肿块突向鼻咽腔。病变向前突向后鼻孔，侵犯翼腭窝，破坏蝶骨翼板及上颌窦、筛窦后壁进入眶内；向后侵犯头长肌、枕骨斜坡、寰椎前弓侧块，侵犯舌下神经管；向外侵犯咽鼓管圆枕、腭帆张肌、腭帆提肌、翼内肌、翼外肌，侵入颞下窝、颈动脉鞘、茎突；向上破坏颅底并通过卵圆孔、破裂孔进入颅内累及海绵窦；向下侵犯口咽、喉等。同时可见颈深链淋巴结肿大。增强扫描呈不均匀明显强化（图2-19）。

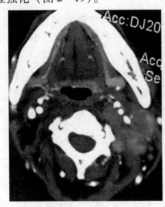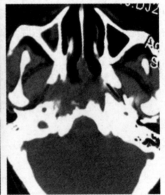

a.淋巴结转移   b.轴位软组织

图2-19 鼻咽癌并颅底侵犯、淋巴结转移

【鉴别诊断】　需与鼻咽部慢性炎症、淋巴瘤、颈部淋巴结结核等相鉴别。

第五节　喉　部

一、急性会厌炎

【概述】　急性会厌炎是以会厌为主的声门上区急性喉炎，多由细菌感染引起，也可以由外伤、临近组织炎症蔓延或过敏反应等引起。临床起病急骤，除全身炎症表现外，尚可有咽喉剧痛、流涎、吞咽困难，堵塞气道时可引起呼吸困难，严重者可发生窒息。

【CT表现】　会厌呈椭圆形肿大，边缘整齐，喉口气道狭窄；杓会厌皱襞肿胀、增厚。

【鉴别诊断】　需与急性喉气管炎相鉴别，喉镜检查发现会厌显著肿胀不难鉴别。

二、喉癌

【概述】　喉癌是常见的恶性肿瘤之一，占全身恶性肿瘤的2%，多见于40岁以上男性。多发生于声门区，声门上区次之，声门下区最少。组织学分型鳞状细胞癌最常见，其次为腺癌。临床表现为喉异物感、喉痛、痰中带血、声嘶、呼吸困难、喉部肿块、淋巴结肿大等。

【CT表现】　病变呈软组织密度，突向喉腔内，压迫梨状隐窝使其变小消失。肿瘤通过前联合侵犯对侧或喉旁间隙内，破坏甲状软骨板，侵犯喉外肌群。肿瘤强化明显，同时CT还可显示颈部间隙内肿大的淋巴结（图2-20）。

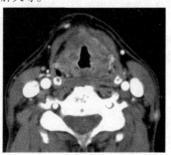

图2-20　喉癌（声门型）

【鉴别诊断】　需与喉息肉、乳头状瘤、喉结核、喉淀粉样瘤等相鉴别。喉息肉和乳头状瘤多见于声带前端，病变限于黏膜面，不侵犯深层组织。

第六节　口腔颌面部

一、颞下颌关节紊乱综合征

【概述】　颞下颌关节紊乱综合征在颞下颌关节疾病中最常见，多见于青壮年，女性多于男性。临床以开闭口时疼痛、发生弹响或摩擦音和开闭口受限为主要表现。

【CT表现】　①关节间隙改变：可引起关节间隙增宽或变窄，髁状突移位。②关节盘改变：关节盘穿孔或移位。③关节囊及滑膜改变。④骨质改变。

二、颌面部肿瘤

（一）造釉细胞瘤

【概述】　造釉细胞瘤是颌面部常见肿瘤，多见于 20～40 岁青壮年，男女无差异，多发生于下颌骨。可产生吞咽、咀嚼、语言、呼吸障碍，4.7% 恶变。组织来源于牙板和造釉器的残余上皮和牙周组织的残余上皮。可分为实质性或囊性，多两者兼有。有侵蚀性生长特点，虽有包膜，但多不完整。

【CT表现】　病变呈囊状低密度区混杂有等密度影，囊性低密度区大小不等，相差悬殊，周围可见境界清晰呈稍高密度的囊壁。另可见特征性的由骨皮质膨胀所形成的骨壳样影。

【鉴别诊断】　需与牙源性囊肿和骨巨细胞瘤等相鉴别。前者呈圆形低密度影，边缘光滑锐利，囊壁硬化完整，囊内可见牙齿。后者呈分隔状，瘤壁无硬化。

（二）口腔癌

【概述】　口腔癌是颌面部常见肿瘤，其中舌癌最为常见。临床表现为舌痛。病变发展引起舌运动受限，涎液多，进食、言语困难。

【CT表现】　肿瘤呈低密度，境界不清，侵犯舌根时局部不规则膨突，不均匀强化，常见颈部淋巴结肿大。

三、腮腺肿瘤

【概述】　腮腺肿瘤良性病史长，可达 30 余年，无痛性包块，肿块质软，边界清楚。恶性病史短，腮腺肿瘤 90% 来自腺上皮，良性者以多形性腺瘤（又称）混合瘤多见，多位于腮腺浅部；恶性者以黏液表皮样癌多见。

【CT表现】　良性肿瘤呈圆形或分叶状边界清楚的等密度或稍高密度影，轻至中等强化。恶性肿瘤呈境界不清稍高密度影，其内密度不均匀，呈不均匀强化，以及下颌骨骨质破坏，常合并颈部淋巴结肿大（图2-21）。

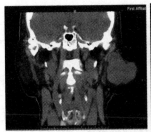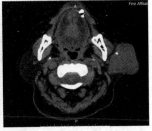

图2-21 左腮腺混合瘤

【鉴别诊断】 应与下颌骨升支肿瘤、咽旁间隙肿瘤、淋巴瘤、淋巴结核、腮腺转移瘤等相鉴别。

第七节 颈部软组织

一、CT检查方法

扫描前嘱患者去除耳环、项链等饰物及义齿以避免金属伪影，患者去枕仰卧，双肩尽量下垂以减少肩部伪影，并最大限度暴露颈部，平静呼吸，不能做吞咽动作。扫描范围应自颅底至胸骨柄上缘。

颈部CT增强一般包括两种，一般病变的增强和应用多层螺旋CT专门针对血管进行增强，前者用于非血管性病变，采用常规扫描方案，后者造影剂一般选用含碘350 mg/mL以上，注射速度为4~5 mL/s，血管增强主要用于诊断血管性病变，如变异、斑块、动脉瘤等。

二、正常解剖

颈部解剖复杂，舌下间隙、颌下间隙、颊间隙、咀嚼肌间隙、颈动脉间隙、颈后间隙、腮腺间隙、咽黏膜间隙、咽旁间隙、咽后间隙、脏器间隙及椎前间隙，相邻的间隙之间有的可以相互沟通，病变也可以沿间隙蔓延扩散。神经、血管、淋巴结位于颈部各间隙内。

颈部淋巴结分为七区，分别为Ⅰ区：颏下及颌下淋巴结；Ⅱ区：颈内静脉链上组；Ⅲ区：颈内静脉链中组；Ⅳ区：颈内静脉链下组；Ⅴ区：颈后三角区淋巴结，即胸锁乳突肌后缘、斜方肌前缘及锁骨构成的三角区内的淋巴结；Ⅵ区：中央区淋巴结，包括喉前、气管前和气管旁淋巴结；Ⅶ区：上纵隔淋巴结。

三、甲状腺疾病

（一）甲状腺肿大

甲状腺肿大常见于 Grave's 病、桥本甲状腺炎及结节性甲状腺肿。

1. Grave's 病　又称弥漫性甲状腺肿伴甲状腺功能亢进、突眼性甲状腺肿，病因不明，目前认为是一种自身免疫性疾病。甲状腺呈双侧对称性弥漫性增大。本病多见于 20～40 岁女性，起病缓慢，临床症状有高代谢症候群及突眼和甲状腺对称性肿大并随吞咽上下移动。

【CT 表现】　双侧甲状腺弥漫性对称性增大，边缘清楚，密度较均匀，但低于正常的甲状腺组织密度。增强扫描甲状腺呈轻度均匀强化，甲状腺内无更低密度的结节灶。甲状腺明显增大时，可压迫气管变形和狭窄。

2. 桥本甲状腺炎　又称慢性淋巴细胞性甲状腺炎、自身免疫性甲状腺炎。病理检查见间质内广泛的淋巴细胞及浆细胞浸润，好发于 40～60 岁女性。临床表现为颈部肿大、变硬。

【CT 表现】　甲状腺双叶及峡部弥漫性均匀增大，密度较正常甲状腺低；增强扫描见增大的甲状腺呈轻度强化，多数密度较均匀，少数可见不均匀片状强化。平扫及增强扫描均显示肿大的甲状腺内无更低密度的结节灶（图 2－22）。

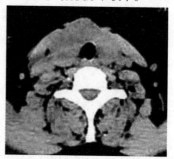

图 2－22　桥本甲状腺炎

（二）甲状腺囊性病变

甲状腺囊肿（cyst of thyroid）绝大多数是由单纯性甲状腺肿、甲状腺腺瘤囊性变而来；少数是甲状舌管囊肿。

【CT 表现】　甲状腺内单个类圆形囊性肿块，其内呈均匀水样低密度，边缘光整，可有环形钙化，胶样囊肿、出血性囊肿密度较高。注射对比剂后无强化。囊肿较大者可推压临近器官结构，导致狭窄或变形。

（三）甲状腺腺瘤

甲状腺腺瘤（adenoma of thyroid）是最常见的甲状腺良性肿瘤。多见于中青年，女性多于男性。按组织形态结构可分为滤泡型、乳头状型。滤泡型腺瘤多见，为实性；乳头状型少见，又称乳头状囊腺瘤，多呈囊性，有恶变倾向。

【CT 表现】　滤泡状腺瘤表现为甲状腺内类圆形低密度灶，边界清楚，密度均匀,少数瘤体内可出现斑点状钙化。较大的肿瘤可突出甲状腺轮廓之外,亦可压迫气管变形及移位。瘤体内出血时,出现片状高密度影。少数为多发肿瘤。增强扫描肿瘤均匀强化,密度低于明显增强的正常甲状腺组织。乳头状囊腺瘤表现为实性结节中部分或大部分瘤区内出现囊性变,囊壁较厚,较规则,有时可见壁上结节,增强扫描囊壁及壁上结节强化而中心囊液无强化(图2-23)。

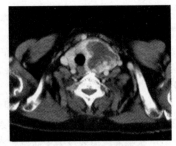

图2-23 甲状腺腺瘤

【鉴别诊断】 甲状腺腺瘤需与甲状腺癌、甲状腺囊肿鉴别。甲状腺癌表现为肿瘤边缘不清,瘤体内密度不均及不均匀强化,或有不规则坏死区,周围脂肪层模糊,淋巴结肿大。甲状腺囊肿表现为类圆形囊性肿块,内壁光整,囊壁无强化。

(四)甲状腺癌

甲状腺癌(thyroid carcinoma)在人体内分泌恶性肿瘤中居首位,多发生于中年女性,病理上分为乳头状癌、滤泡型癌、髓样癌和未分化癌4种。乳头状癌最多,约占60%,临床症状与病理类型有关,乳头状癌生长较慢,常无明显临床症状;未分化癌生长迅速,可出现压迫症状,如颈部不适、吞咽困难、呼吸困难等;髓样癌约1/4会出现内分泌肿瘤综合征,症状有面色潮红、低血钙、顽固性腹泻等。

【CT表现】 ①多为单个结节状或块状低密度灶,边缘分叶、不规则、密度不均。弥漫性甲状腺癌表现为甲状腺不对称性弥漫性肿大,密度减低。可伴有斑片状、蛋壳状或细颗粒状钙化。肿物内出现细颗粒状钙化应首先考虑到甲状腺癌的可能。②增强扫描肿瘤不均匀强化,其密度仍低于周围正常的甲状腺密度,是由于甲状腺血供丰富及含碘成分多所致;坏死区则不强化。③较大的

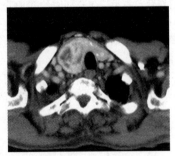

图2-24 甲状腺癌

结节和肿块常破坏临近腺体包膜,表现腺体边缘连线中断呈"节段缺损

征"，周围脂肪模糊、消失，并可进一步侵犯颈前肌、颈内静脉、气管等临近结构。颈内静脉内可出现癌栓。气管壁呈锯齿状或肿物突入管腔是气管受侵的肯定征象。④肿瘤囊变可有壁结节，增强扫描呈高密度血管样强化。⑤同侧或双侧颈淋巴结肿大。乳头状癌转移常出现转移淋巴结的颗粒状钙化、囊性变及内壁明显强化（图2-24）。

【鉴别诊断】 甲状腺癌应与甲状腺腺瘤、甲状腺淋巴瘤和弥漫性甲状腺肿大、转移瘤鉴别。甲状腺腺瘤表现为结节边界清楚，密度均匀，均匀强化。甲状腺淋巴瘤表现为甲状腺弥漫性肿大，内见弥漫性边界不清楚的低密度区，密度不均匀。弥漫性甲状腺肿大表现为甲状腺双叶及峡部对称性肿大，密度减低，但与弥漫性甲状腺癌不易鉴别。转移瘤常为多发，若单发则鉴别诊断有难度，若有原发肿瘤病史者诊断不难。

（五）异位甲状腺

异位甲状腺（ectopic thyroid gland）为胚胎时期甲状腺始基在发育过程中部分或全部停留在原位或下降过程中的任何部位，均可发育成异位甲状腺，可见于口腔至膈肌的任何部位，常见为胸内甲状腺、舌甲状腺和颈部异位甲状腺。部分有功能。核素扫描可见碘浓集，有诊断意义。

【CT表现】 平扫见边缘清晰的圆形结节，密度均匀高于临近肌肉，增强后呈明显强化。

四、颈部肿瘤

（一）颈部神经源性肿瘤

颈部神经源性肿瘤（neurogenic tumor）是颈部的常见肿瘤，仅次于淋巴结病变，占第二位；同时颈部又是全身神经源性肿瘤的最好发部位，72%～80%的肿瘤位于颈动脉间隙，20%～28%位于椎旁间隙。颅外神经源性肿瘤多数为Ⅸ～Ⅻ颅神经和交感神经起源的神经鞘瘤、神经纤维瘤及副神经节瘤（图2-25）。

1. 神经鞘瘤 可发生在任何年龄，以20～50岁多见，多单发。由Schwann细胞构成，病理上主要有富细胞的Antoni A型和少细胞的、高脂质及黏液基质的Antoni B型神经组织，两者构成的多少比例不同，表现在CT增强扫描时的强化程度不同。

【CT表现】 肿瘤可位于颈动脉间隙内，起源于第Ⅸ～Ⅻ对颅神经及交感神经链的肿瘤位于颈动静脉的后内侧，推压颈动、静脉向外或前移位；起源于迷走神经的肿瘤，则使颈动、静脉分离。肿瘤亦可位于椎旁间隙，压迫前斜角肌向前外移位，沿神经向椎间孔生长，使椎间孔扩大。肿物边界清

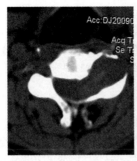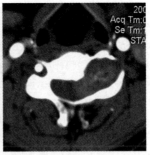

图 2-25 颈部神经源性肿瘤

楚，密度低于肌肉，可均匀或不均匀，偶尔可呈囊状，增强扫描在低密度的肿瘤内部出现栅栏状或云雾状、岛状的高密度或高密度区，包绕裂隙状的低密度区，或呈高低混杂密度。

【鉴别诊断】 神经鞘瘤需与神经纤维瘤鉴别，神经鞘瘤边缘光整，有低密度区环绕着岛状或云雾状的高密度区较有特征，且神经鞘瘤极少复发或恶变；神经纤维瘤一般为实性，亦可有大囊变，术后复发和恶变较常见，表现为轮廓边缘不清楚，密度不均的肿物。

2. 神经纤维瘤 神经纤维瘤含有全部神经组织成分，亦包含 Schwann 细胞或富脂质细胞，无包膜，神经增粗，神经穿越在肿瘤中而不是受压移位，但由于肿瘤内含有各种成分，可发生出血、囊变。

【CT 表现】 平扫呈实性低密度肿块，中心可见囊变，增强扫描肿瘤内部密度不均，强化程度同肌肉相仿，与神经鞘瘤鉴别较困难。

3. 副神经节瘤 包括颈动脉体瘤、颈静脉球瘤。

(1) 颈动脉体瘤（carotid body tumor，CBT）：是最常见的化学感受器肿瘤，常见于颈总动脉分叉处，也可见于颈部其他动脉旁，主要由颈外动脉供血，位于颈动脉间隙，生长缓慢，有完整包膜，增大可包绕颈总及颈内外动脉，多见于青壮年，女性较多，临床症状为颈部无痛性肿块，常产生压迫症状。

【CT 表现】 平扫见肿瘤位于颈动脉间隙，主要向咽侧壁突出，呈边缘光滑，形态规整的等密度软组织肿块，颈动脉鞘脂肪层消失；增强扫描，肿瘤明显增强，周围密度高，中心密度稍低，颈部血管受压分离移位。多排 CT 血管成像（CTA）见颈动脉分叉处有粗大而丰富的血管团，可显示肿瘤的大小和轮廓，颈内外动脉因压迫而分离，若肿瘤较大、包绕血管，可见血管受压狭窄。

（2）颈静脉球瘤（glomus jugulare tumor，GJT）：临床症状有压迫症状，波动性耳鸣及传导性听力下降等，CT征象有颈静脉球窝等密度或混杂密度软组织肿块，注射对比剂后明显强化，颈静脉孔扩大并骨质破坏，边缘不规则，甚至破坏外耳道、中耳以至长入颅内。

（二）淋巴管瘤

淋巴管瘤（lymphangioma）又称囊性水瘤（cystic hygroma），是颈部第二位常见囊性肿物。淋巴系统的先天畸形，多数出生后即出现，90%在2岁以前发现。淋巴管瘤常沿神经血管轴分布，全身任何部位均可发生，以颈部最为常见，占75%。颈部囊性水瘤多见于颈后三角区、胸锁乳突肌之后、锁骨上窝，少数可发生于颈前三角。临床表现为颈部肿块，继发感染时出现疼痛。

【CT表现】　位于颈后三角区、胸锁乳突肌之后、颈后三角锁骨上深部的单房或多房性薄壁囊性肿物，呈均匀一致的水样密度，边界清楚，囊壁可部分显示，多房者大小不等，相互连通；增强扫描囊内容物无强化，囊壁不同程度的强化。沿疏松的间隙生长为本病的特点，其形态与局部间隙一致，颈内动、静脉及胸锁乳突肌受压移位（图2-26）。

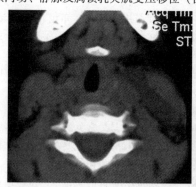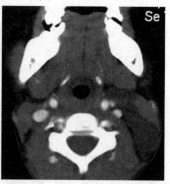

图2-26　淋巴管瘤

（三）脂肪瘤及脂肪肉瘤

脂肪瘤多位于颈后部中线部位，由成熟的脂肪细胞构成，CT扫描呈典型的脂肪密度，推压临近器官组织；脂肪肉瘤少见，CT扫描见脂肪肿物内含有软组织成分或软组织肿物内含有脂肪成分时，应考虑脂肪肉瘤，可侵犯破坏周围组织，并有转移。

五、颈部淋巴结疾病

(一) 颈部淋巴结核

颈部淋巴结核 (lymph node tuberculosis) 系感染结核杆菌所致,为常见的肺外结核感染部位,可因口腔、咽部等局部病灶感染累及颈部淋巴结,或由肺结核原发灶经淋巴或血行播散引起。多发于儿童及中青年,青年女性多见。

【CT 表现】 颈部淋巴结核的好发部位为颈深下淋巴结及锁骨上下区,表现为单个或多个肿大淋巴结,边界清楚 (纤维组织包裹) 或模糊 (病变周围组织炎症、水肿),密度均匀或不均匀,常融合成团;增强扫描可呈均匀等密度强化,或薄环形周边强化,或不均质强化。肿块内出现钙化时易于诊断。

(二) 淋巴瘤

淋巴瘤 (lymphoma) 在头颈部恶性肿瘤中占第二位,仅次于鳞癌。主要分为霍奇金病和非霍奇金淋巴瘤两大类,以后者居多,好发于 20 ~ 40 岁,男性多于女性。表现为无痛性进行性颈淋巴结肿大。

【CT 表现】 一侧或双侧颈淋巴结肿大,多位于颈血管鞘区。可呈单发肿块,直径大于 1.5 cm;亦可多个肿块融合成不规则的团块影。肿块较小时,边界尚清楚;较大的肿块边界模糊,与周围血管分界不清,甚至血管包埋于肿块内。增强扫描大部分为均匀强化,约 1/3 呈环形强化,边界清,中心坏死不强化,不经治疗的淋巴瘤多不发生坏死。

(三) 淋巴结转移瘤

淋巴结转移瘤 (metastatic lymphadenopathy) 是颈部最常见的恶性肿瘤,好发于 40 岁以上人群,85% 来自于头颈部的原发病灶,常见的有鼻咽癌、下咽癌、喉癌、鼻腔及鼻窦癌、扁桃体癌、口腔癌等。少数来自胸、腹、盆腔、四肢的原发灶,尚有极少数不能发现原发灶。表现为颈部无痛性肿块进行性增大。

【CT 表现】 ①早期表现为颈深部圆形或类圆形肿块,密度均匀,边界尚清楚。可单发或多发,单发病灶直径大于 1.5 cm;多发病灶中每个淋巴结的直径为 8 ~ 15 mm。②晚期表现为肿瘤融合成不规则的团块,浸润周围脂肪组织

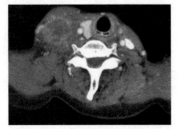

图 2 - 27 淋巴结转移 (食管癌)

和肌肉，包埋临近血管。肿块中心可发生坏死，显示病灶中心低密度。增强扫描肿块周边实质部分呈环形强化，壁厚而不规则，中心坏死部分不强化。③病变部位。鼻咽癌多发生咽后、颈深上部淋巴结转移；少数环后癌或梨状窝癌发生下颈部淋巴结转移；下咽癌常见颈中部淋巴结转移；喉癌以颈动脉分叉处淋巴结转移多见；甲状腺癌多发生颈下部淋巴结转移；胃肠道恶性肿瘤易发生左锁骨上淋巴结转移（图 2－27）。

第三章　呼吸系统

第一节　气管及支气管疾病

一、支气管扩张

【概述】　支气管扩张症是指一支或一支以上支气管不可逆性增宽的疾病，少数为先天性，多数患者为后天发生，是较常见的一种慢性支气管疾病。发病年龄以儿童及青年为多。支气管扩张可两肺同时存在，尤以右肺下叶、左肺下叶和左肺舌叶多见。咳嗽、咳痰和咯血为支气管扩张三大主要症状。合并感染时，可发热、畏寒和白细胞增高，反复感染者可出现呼吸困难和杵状指。先天性支气管扩张病理改变为管壁平滑肌、腺体和软骨减少或阙如，同时有支气管上皮脱落，支气管壁内炎性细胞浸润，管壁肿胀和周围纤维组织增生。

支气管扩张一般发生在 3~6 级分支，根据形态可分为：①柱状型支气管扩张；②囊状型支气管扩张；③曲张型支气管扩张。3 种类型可同时混合存在或以其中一种形态为主出现。

【CT 表现】　①柱状型支气管扩张时，当支气管水平走行且与 CT 层面平行时可表现为"轨道征"；②囊状型支气管扩张时，支气管远端呈囊状膨大，成簇的囊状扩张可形成葡萄串状阴影，合并感染时囊内可出现液平，囊壁增厚；③曲张型支气管扩张可表现为支气管径呈粗细不均的囊柱状改变，壁不规则，可呈念珠状；④当扩张的支气管腔内充满黏液栓时，表现为指状或结节状高密度阴影，类似"指状征"改变（图 3-1~图 3-3）。

【诊断与鉴别诊断】　支气管扩张应与肺大泡及蜂窝肺鉴别。肺大泡壁薄，位于胸膜下，肺尖及肺底部，而蜂窝肺大小一般为 3~5 mm，位于胸膜下 5 mm 的范围多见，呈多发环形影像。但在严重肺间质纤维化病例中，蜂窝肺中包含有支气管扩张的成分。

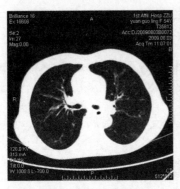 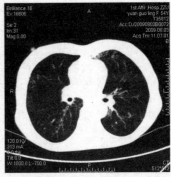

图 3-1　柱状支气管扩张

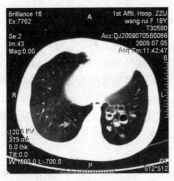 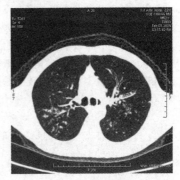

图 3-2　囊状支气管扩张　　　　图 3-3　曲张型支气管扩张

二、慢性支气管炎

【概述】　慢性支气管炎是指支气管黏膜及其周围组织的慢性非特异性炎症，为一种多病因的呼吸道常见病，多见于老年人。临床常简称为"慢支"。临床诊断标准为慢性进行性咳嗽两年以上，每年至少 3 个月，或一年连续咳嗽、咳痰 3 个月以上，临床诊断必须排除肺部其他疾病。

临床表现早期主要是咳嗽、咳痰，痰为白色黏液泡沫状，黏稠不易咳出。晚期因阻塞性肺气肿和/或肺源性心脏病可出现气急、呼吸困难、心悸，甚至不能平卧等症状。本病可合并肺内炎症、肺气肿、肺间质纤维化和肺心病。

【CT 表现】　①支气管管壁增厚：以两下肺多见。支气管管壁增厚，形成平行的双线状影像，即"轨道征"。②肺气肿：胸廓增大，以前后径增大为明显，膈肌位置低平。小叶中心性肺气肿可见肺内有多发的低密度区，轻者为数毫米大小，以肺上叶的后部较多见。病变进展后低密度区融合成较大范围病变，严重者在肺部皮质下区广泛分布，仅在胸膜下，大血管支气管周围残存正常肺组织。全小叶肺气肿表现为较为广泛的低密度区，可伴有血管支气管变细。局限性病变为血管分支移位，好发部位为膈上及上下叶间裂附近。间隔旁肺气肿为胸膜下的低密度区（图3-4）。③肺大泡：为局限性的无肺结构的局部区域，有一层光滑的薄壁，常位于胸膜下，在肺尖部及膈上多见。CT可显示肺大泡的大小、形态及周围肺组织受压改变，肺大泡内有的可见纤维间隔，合并感染时可见液平面（图3-5）。④刀鞘状支气管：胸内段气管矢状径增大，横径减小，横径与矢状径比值为0.5或0.5以下。气管两侧壁内陷，后壁向腔内突入。⑤肺内炎症：为斑片状影像，两下肺多见，右肺中叶为慢性炎症的好发部位。⑥肺间质纤维化：肺间质纤维化可表现为小叶间隔增厚，小叶内间质增厚，晚期有蜂窝状影像和牵拉性支气管扩张。⑦肺动脉高压及肺源性心脏病：肺动脉高压时，肺门区肺动脉增粗，右下肺动脉主干可在15 mm以上，发生肺源性心脏病时右心室增大。

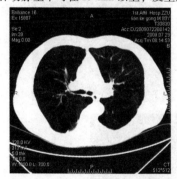 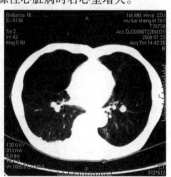

图3-4　慢性支气管炎合并肺气肿　　图3-5　慢性支气管炎合并肺
　　　　　　　　　　　　　　　　　　　　　　　气肿、肺大泡

【鉴别诊断】　慢性支气管炎一般根据临床表现可做出临床诊断。CT诊断用以了解病变的程度，如有无肺气肿、肺间质纤维化及肺动脉高压和肺心病。慢性支气管炎引起的肺间质纤维化在CT上与特发性肺间质纤维化相似，但慢性支气管炎常引起较为显著的肺气肿改变，有显著的胸廓前后径增加及膈位置下降。

三、气管、支气管异物

【概述】 气管、支气管异物常见于 5 岁以下儿童。异物大致分为三类：①植物性异物，如花生米、豆子、瓜子等最多见；②矿物性异物，较少见；③动物性异物，少见。较大异物嵌于喉腔或声门下区，可发生剧烈呛咳、哮鸣，甚至窒息。主要是机械性阻塞和异物所致的损伤刺激及继发感染。异物较小或管状异物，可无阻塞性改变。异物引起气道不全阻塞时，逐渐发生阻塞性肺气肿。异物将气道完全阻塞时，引起所属肺不张。异物引起气道的损伤可分为机械性和化学性。前者为异物直接损伤气道的黏膜，后者系异物中的游离脂肪酸刺激气道的黏膜，使气管或支气管发生一系列的病理改变，如黏膜充血、肿胀、分泌物增多、肉芽组织增生、纤维化等。

【CT 表现】 可发现不透 X 线及透 X 线的气管、支气管异物，可明确异物的有无、异物的部位大小及形态（图 3-6，图 3-7）。

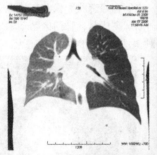
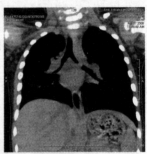
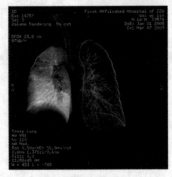

图 3-6　左侧气管异物（花生米）

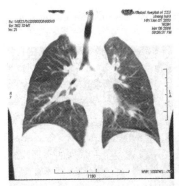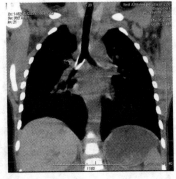

图3-7 右侧气管异物（圆珠笔头）

第二节 肺先天性疾病

一、肺发育异常

【概述】 肺发育异常包括肺不发育和发育不全。如一侧肺完全阙如，称为一侧肺不发育。如果肺组织形态类似胚胎早期阶段，未发育为成熟的肺结构，称为肺发育不全。肺发育不全常合并先天性支气管扩张或支气管闭锁。患者多在儿童时期发现，常合并其他畸形。一侧肺发育不全合并同侧血管畸形称为发育不良综合征（Hypogenetic Lung Syndrome）。

【CT表现】 一侧肺不发育的患者，患侧胸部密度升高，主要位于下胸部，此为心脏及大血管等纵隔结构向患侧移位形成的影像，而上胸部可见健侧肺脏过度膨胀越过中线形成的含气肺组织影像。患侧主支气管阙如，或可见残存的部分主支气管影像，患侧胸廓小，肋间隙变窄，膈肌升高，较小患儿患侧胸廓体积缩小不明显。CT增强扫描见位于患侧胸腔内的血管及心脏增强影像，对侧肺脏血管增粗，分布稀疏。

一侧肺发育不全表现为一侧肺、一个肺叶密度增高，体积缩小，其内可见含气支气管影像及薄壁空腔，有的可见支气管狭窄及远端的支气管扩张。合并支气管闭锁时，其远端支气管分支有黏液栓塞，形成结节状或分支带状高密度影像。支气管闭锁好发于肺上叶（图3-8）。

【鉴别诊断】 一侧肺不发育与肺发育不全均表现患侧肺容积明显缩小改变，应与肺不张相鉴别，前者因患侧胸腔早期即被移位的纵隔和健侧疝入的肺组织所充填，因此患侧胸廓不塌陷，这与肺不张时患侧胸廓缩小，肋间隙变窄致两侧胸廓不对称者不同。肺叶发育不全应与肺隔离症相鉴别，后者的动脉供血来自体循环系统。

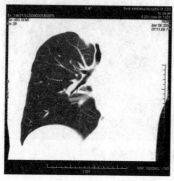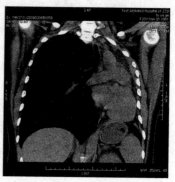

图 3-8　肺发育不全

二、肺隔离症

【概述】　由于肺动脉发育异常，一部分肺组织不能由正常的肺动脉分支供血称为肺隔离症。病变的肺组织供血来自主动脉分支。病变肺部失去正常肺组织的形态结构，而呈囊状、囊实性或实性肿块，无呼吸功能。本病分为肺叶内型和肺叶外型；肺叶内型肺隔离症与正常肺脏有同一个脏层胸膜，肺叶外型则有独立的脏层胸膜包绕。少数病例为混合型。病变常见部位为肺左下叶后基底段，其次为右下叶后基底段，也可见其他部位，多为单发，偶可见多发病例。肺叶内型肺隔离症的主要临床表现为反复发生的肺部感染。肺叶外型肺隔离症常合并其他畸形，症状出现得早，在儿童时期就确诊。

【CT表现】　好发于两下肺后基底段，尤以左下多见，位于脊柱旁沟，呈三角形或类圆形，其内可见囊性结构，边缘清楚，CT增强检查实质部分可强化提示本病。如发现来自体循环系统的血供可确诊（图3-9）。

【鉴别诊断】　CT检查时应与下叶阻塞性肺不张相鉴别，后者因支气管轻度扩张且黏液滞留，表现为较大的实变区内多发囊状或管状低密度影时，形似肺隔离症。继发感染时，应与肺脓肿表现类似，后者多见于上叶后段或下叶背段，很小，呈囊状。

三、肺动静脉瘘

【概述】　肺动静脉瘘是指肺动脉与肺静脉的部分分支之间存在有异常交通，而未通过正常的肺脏毛细血管。肺动静脉瘘在病理上由三部分异常血管构成，即异常的供血动脉，引流静脉及二者之间的异常交通血管。异常交

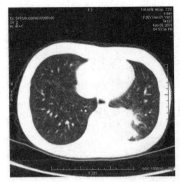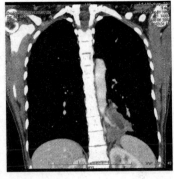

图3-9　左下肺肺隔离症

通血管为迂曲扩张的血管团或血管囊腔。输入动脉为一支或多支，来自肺动脉系统或主动脉的分支，输出静脉与肺门区的静脉相连，约2/3的肺动静脉瘘为单发。弥漫性肺动静脉瘘为两肺多发的肺动静脉之间的异常交通。患者可无临床症状，或有咯血、发绀、杵状指和红细胞增多症。病变附近的体表可闻及血管杂音。

【CT表现】　平扫可见肺内孤立结节状影像，边缘清楚，可呈分叶状，结节与肺门之间有输入动脉及输出静脉形成的带状影像。CT增强检查时可见输入动脉、输出静脉和异常的血管团或血管池有明显的强化，其CT值与肺动脉相似，造影剂很快消失。动态CT扫描可显示其与肺动脉一致的增强时相，比主动脉略有提前强化（图3-10）。

【鉴别诊断】　CT平扫显示结节状影像及与肺门相连的带状血管影为本病的诊断依据，有时应与肺内其他疾病的结节影像相鉴别，如周围型肺癌、结核瘤或错构瘤。

第三节　肺部感染性疾病

一、大叶性肺炎

【概述】　大叶性肺炎（lobar pneumonia）是细菌性肺炎中最常见的一种。多为肺炎链球菌致病。典型的病理变化分为四期，即充血期、红色肝样变期、灰色肝样变期及消散期。

多数患者发病前有受凉、过度劳累或上呼吸道感染。起病急，寒战高热、胸痛、咳较黏稠或为典型铁锈色痰。

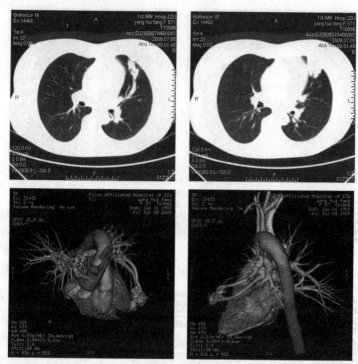

图 3 - 10　肺动静脉瘘

【CT表现】　充血期即可发现病变区呈磨玻璃样阴影，边缘模糊。病变区血管仍隐约可见。实变期时可见呈大叶或肺段分布的致密阴影，在显示空气支气管征方面 CT 较 X 线胸片更清晰。消散期随病变的吸收，实变阴影密度减低，呈散在、大小不等的斑片状阴影，最后可完全吸收。消散期的表现易与肺结核或小叶性肺炎相混淆，了解患者的发病经过和临床表现、体征与实验室检查有助于诊断（图 3 - 11）。

【鉴别诊断】　对不典型病例，如消散缓慢、反复发作，年龄较大患者，应与阻塞性肺炎相鉴别。

二、支气管肺炎

【概述】　支气管肺炎（bronchopneumonia），亦称小叶性肺炎（lobular pneumonia）；多见于婴幼儿、青少年、老年和极度衰弱的患者，或为手术后并发症。病理变化为支气管周围的肺实质炎症，以小叶支气管为中心，经过

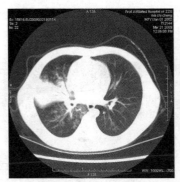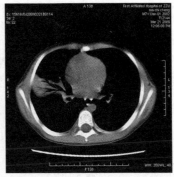

图3-11　右中叶大叶性肺炎

终末细支气管延及肺泡，在支气管和肺泡内产生炎性渗出物。病变范围是小叶性的，呈散在性两侧分布，但可融合成大片。临床表现发病急骤，有高热寒战、咳嗽、咳泡沫黏液脓性痰，常有胸痛和呼吸困难。

【CT表现】　两肺中下部见支气管血管束增粗，大小不同的结节状及片状阴影，边缘模糊，多个小片状阴影可融合成大片状。有时在小片状影间，可见1~2 cm的类圆形透亮阴影，系小叶支气管部分性阻塞引起的小叶性过度充气（图3-12）。

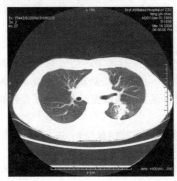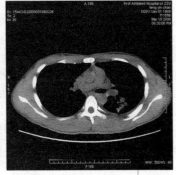

图3-12　小叶性肺炎

【鉴别诊断】　对迁延或反复发作者，旨在了解有无并发支气管扩张。

三、间质性肺炎

【概述】　间质性肺炎（interstitial pneumonia）系以肺间质炎症为主的肺炎，包括支气管壁、支气管周围的间质组织和肺泡壁。多见于小儿，常继发于麻疹、百日咳或流行性感冒等急性传染病。

临床上除原发急性传染病的症状外，常同时出现气急、发绀、咳嗽。但体征较少。

【CT 表现】 间质性肺炎的早期或轻症病例，高分辨率 CT 见两侧支气管血管束增粗，呈不规则改变，并伴有磨玻璃样阴影，代表支气管周围间质内炎性浸润并伴有肺泡内炎性浸润及少量渗出。较重者可伴有小叶性实变，表现为小斑片状阴影。肺门及纵隔淋巴结可有增大（图 3 - 13）。

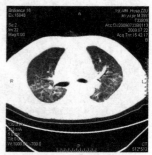

图 3 - 13 间质性肺炎

【鉴别诊断】 间质性肺炎应与支气管肺炎相鉴别。支气管肺炎以两肺中下野散在小片状影为主要表现。

四、肺脓肿

【概述】 肺脓肿（lung abscess）系由多种病原菌引起的肺部化脓性感染，早期为化脓性肺炎，继而发生坏死、液化和脓肿形成。病理变化为化脓性肺炎导致细支气管阻塞，小血管炎性栓塞，肺组织坏死继而液化，经支气管咳出后形成脓腔。如治疗不彻底，脓肿周围纤维组织增生，脓肿壁变厚而转变为慢性肺脓肿。急性肺脓肿者有急性肺炎的表现；慢性肺脓肿者，经常咳嗽、咳脓痰和血痰，不规则发热伴贫血和消瘦等，并可有杵状指（趾）。

【CT 表现】 较易显示实变阴影内的早期坏死和液化，从而可早期确立肺脓肿的诊断。CT 对脓肿壁的显示也较胸部平片清晰，同时易于判断脓腔周围情况、鉴别脓肿位于肺内或胸膜腔内、是否伴有少量胸腔积液、脓肿处有无局部胸膜增厚。也可正确判断肺脓肿是否破入胸腔而引起局限性脓胸或脓气胸等（图 3 - 14）。

【诊断与鉴别诊断】 肺脓肿空洞主要应与肺结核空洞和肺癌空洞进行鉴别。结核性空洞多发生在肺上叶尖段、后段和下叶背段，通常较小，壁薄，壁内缘光滑，外壁也较光整与清晰，周围常有多发小斑片状或索条状卫星病灶，或有其他肺野的散播病灶。癌性空洞多见于老年，厚壁空洞，空洞常呈偏心型，空洞内壁缘高低不平，可有癌结节，空洞外壁可有分叶及毛刺征。

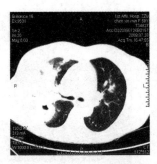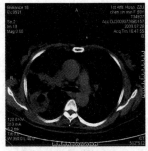

图3-14 右肺脓肿、右肺感染合并部分实变

五、肺结核

肺结核（pulmonary tuberculosis）是由人型或牛型结核杆菌引起的肺部慢性传染病。基本病理变化是渗出、增殖和变质。

肺结核的临床表现不一，可无明显症状，或有低热、盗汗、疲乏、消瘦、食欲不振、咳嗽、咯血、胸痛和气促等。急性血行播散者，可有高热、寒战、咳嗽、昏睡和神志不清等全身中毒的症状。

肺结核的临床分类，目前以中华结核病学会于1998年制定的《中华人民共和国结核病分类标准》为准。由于其内容较多，因而主要介绍其与影像学密切相关的内容。

1. 原发性肺结核（Ⅰ型） 原发性肺结核为原发结核感染所致的临床病症，包括原发综合征和胸内淋巴结结核。

【CT表现】 CT扫描可更清晰地发现肺门及纵隔淋巴结增大，显示其形态、大小、边缘轮廓和密度等。同时CT可早期发现原发灶内的干酪样坏死，表现为病灶中心相对低密度区。

2. 血行播散型肺结核（Ⅱ型） 包括急性血行播散型肺结核（急性粟粒型肺结核）及亚急性、慢性血行播散型肺结核。

【CT表现】 高分辨率CT，因为分辨率提高，更易清晰显示粟粒性病灶，表现为两肺广泛1~2 mm大小的点状阴影，密度均匀、边界清楚、分布均匀，与支气管走行无关。亚急性或慢性血行播散型肺结核CT主要表现为多发大小不一的结节影，上肺结节多，且大于下肺结节。同时对部分病灶的小空洞或钙化、胸膜增厚或钙化显示更清晰（图3-15，图3-16）。

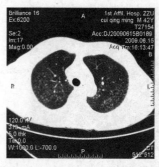

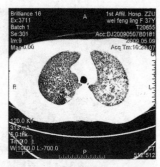

图 3 - 15　亚急性血行播散型肺结核　　　　图 3 - 16　慢性血行播散型肺结核

3. 继发性肺结核（Ⅲ型）　继发性肺结核是肺结核中的一个主要类型，包括浸润性肺结核与慢性纤维空洞性肺结核。

（1）浸润性肺结核（exudative pulmonary tuberculosis）：多为已静止的原发病灶的重新活动，或为外源性再感染。多在肺上叶尖段、后段及下叶背段。

【CT 表现】　①发现病灶内小空洞和小钙化。②准确了解空洞壁的情况，包括厚壁或薄壁空洞，内壁是否规则等。③了解结核球形态、密度和轮廓等，从而与肺内其他肿块进行鉴别。尤其增强扫描时，结核球常不强化或表现为边缘环状强化。④CT 可显示由空洞或淋巴结核破溃所致的支气管内膜结核改变，表现支气管内壁黏膜不规则，管壁同心脏增厚，局部管腔狭窄或扩张（图 3 - 17 ~ 图 3 - 20）。

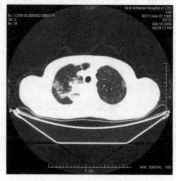

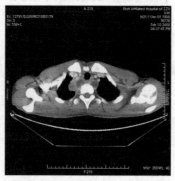

图 3 - 17　浸润性肺结核合并椎旁脓肿

（2）慢性纤维空洞性肺结核（chronic fibro-cavitary pulmonary tuberculo-

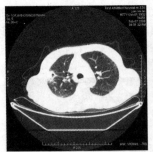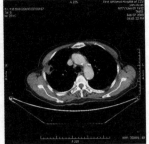

图 3-18　结核空洞

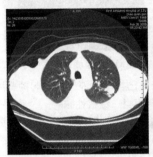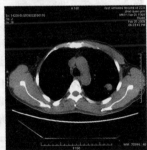

图 3-19　结核球（1）

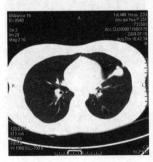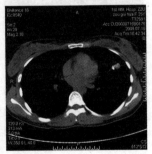

图 3-20　结核球（2）

sis）：属于继发性肺结核晚期类型，肺组织受结核病灶破坏，形成慢性纤维空洞。

【CT 表现】　①单侧或双侧肺上中部不规则透亮区；②空洞壁厚，壁周有大量纤维粘连，使洞壁固定而坚硬；③多支引流支气管与空洞相通，呈索条轨道状阴影；④空洞周围有大片渗出和干酪病变，也可见不同程度的钙化；⑤双肺门上抬，肺纹理紊乱，呈垂柳状；⑥双肺中下叶透过度增加；⑦纵隔变窄，呈滴状心；⑧肋间隙增宽，双膈变平下降，呈桶状胸；⑨胸膜增厚及粘连；⑩常见支气管播散性结核病灶（图 3-21）。

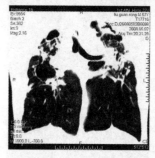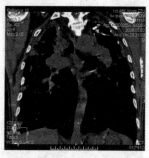

图 3-21　慢性纤维空洞性肺结核

4. 结核性胸膜炎（Ⅳ型）　临床上已排除其他原因引起的胸膜炎。包括结核性干性胸膜炎、结核性渗出性胸膜炎、结核性脓胸。

【CT 表现】　均可见不同程度的胸腔积液表现，慢性者可见胸膜广泛或局限性增厚表现，但有时为叶间、肺底积液或包裹性积液，CT 诊断更优（图 3-22）。

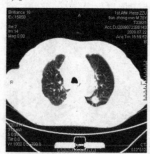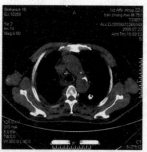

图 3-22　结核性胸膜炎

5. 其他肺外结核（Ⅴ型）　其他肺外结核按部位及脏器命名，如骨关节结核、结核型脑膜炎、肾结核、肠结核等。

【鉴别诊断】　肺结核的影像学表现复杂繁多，结合病史、影像学表现的特点及痰液检查结果，一般不难做出诊断。但不同性质的病变与其他非结核病变有相似之处，应注意鉴别。①结核球与周围型肺癌的鉴别：结核球多数为圆形，边界整齐，无毛刺，少有胸膜凹陷征，内部常有环形、弧形或斑状钙化，周围多有卫星灶；周围型肺癌多为分叶状肿块，有短细毛刺，钙化少见，多有胸膜凹陷征。②结核性空洞与癌性空洞的鉴别：结核性空洞通常空洞壁薄，壁内、外缘较光滑，空洞周围常有不同性质的结核病灶。癌性空洞由肿瘤发生坏死液化后形成，多为厚壁空洞，常为偏心脏，外壁多呈分叶状，可有毛刺，壁内缘多高低不平，有结节状突起。

六、肺霉菌病

肺霉菌病包括肺的曲霉菌病、隐球菌病、念珠菌病、放线菌病和奴卡菌病等。肺的霉菌病易发生于免疫功能障碍的患者，患者因直接吸入病原菌发病，或病原菌经血行感染到肺内。病理改变有多种形态，如肺小叶、肺段及肺叶实变，肺脓疡，肉芽肿，弥漫结节等，可合并胸内淋巴结肿大和胸腔积液。病变确诊需根据病原菌培养结果。

（一）曲霉菌病

曲霉菌病的病原主要有烟曲菌，少见者为黑曲菌和黄曲菌。肺的曲霉菌病分为三型，即腐生型、过敏性支气管肺型和侵袭型。

1. 腐生型

【CT 表现】 是空腔和空洞病变内的结节影像，其大小为 3~4 cm，边缘清楚。若结节充满大部分空腔则可见结节旁的新线形透亮区，病变充满空腔和空洞呈单纯结节影像。由于曲霉菌球与空腔和空洞不粘连，体位变换时球形病变位于空腔和空洞的下垂部。

【鉴别诊断】 本病需与空腔和空洞性病变内的凝血块、结核干酪空洞及肺癌空洞等相鉴别。变换体位检查球形影像移动位置有助于本病的诊断。经皮穿刺活检可确诊。

2. 过敏性支气管肺型 此型为机体对曲霉菌发生变态反应而引起。

【CT 表现】 支气管黏液栓塞的 CT 表现为条状致密影像，呈 Y 形、V 形、手指套状或结节状。支气管内黏液栓咳出后形成支气管扩张的环形影像。

【鉴别诊断】 本病需与中央型肺癌、先天性支气管闭锁、支气管内良性肿瘤引起的支气管黏液栓塞相鉴别。过敏性支气管肺型可根据长期支气管哮喘病史及痰栓毛霉菌阳性而确诊。

3. 侵袭型 曲霉病发生于免疫功能抑制的患者，如急性白血病、慢性消耗性疾病、恶性肿瘤、肾移植术后、放射线照射等的患者，死亡率高达 30%~90%。主要病理改变为支气管肺炎、出血性肺栓塞，血行播散发生率占 20% ~ 25%，其他脏器如肾脏可受累。患者有高热、咳嗽、呼吸困难、咯血等症状。

【CT 检查】 为肺内单发或多发斑片及融合影像，病变可为小叶、肺段或肺叶实变，可形成空洞。出血性肺栓塞可形成楔形影像，血行播散者表现为肺内广泛分布的粟粒结节影像（图 3 - 23，图 3 - 24）。

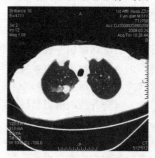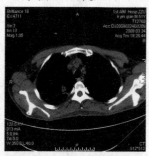

图 3 - 23　曲霉菌感染

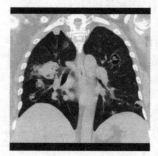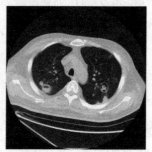

图 3 - 24　多发霉菌球感染

（二）隐球菌病

本病由新型隐球菌引起，在正常人及免疫功能抑制患者中均能引起肺部感染。免疫功能无异常者，肺内发生非干酪性肉芽肿。免疫功能抑制的患者，肺内有炎性改变，主要临床症状为轻咳及低热，病变可累及肾脏及脑膜，临床上出现亚急性脑膜炎表现。

【CT 检查】 免疫功能正常者肺内肉芽肿病变表现为单发或多发结节病灶，可合并空洞，也可出现肺叶、肺段实变影像。

第四节　肺部肿瘤性疾病

肺部肿瘤分为原发性与继发性两类。原发性肿瘤又分为良性及恶性，其中良性肿瘤少见，恶性肺肿瘤中 98% 为原发性支气管肺癌（primary bronchogenic carcinoma），少数为肺肉瘤。

一、原发性支气管肺癌

吸烟、大气污染及工业致癌物质为发病率升高的最主要因素。

【概述】　肺癌起源于支气管上皮、腺体或细支气管及肺泡上皮。将肺癌粗分为小细胞肺癌（small cell lung cancer）及非小细胞肺癌（non-small cell lung cancer）两大类，后者又主要包括鳞癌（squamous carcinoma）、腺癌（adeno carcinoma）、腺鳞癌（adenosquamous carcinoma）和大细胞癌（large cell carcinoma）等。影像学上常按照肺癌的发生部位分为三型：①中央型，肿瘤发生在肺段和肺段以上支气管；②周围型，肿瘤发生于肺段以下支气管；③弥漫型，肿瘤发生在细支气管或肺泡，弥漫分布两肺。肺癌的临床表现多种多样，最常见的有咳嗽、咳痰、咯血、胸痛及发热等。有时无临床症状，仅在查体中偶然发现。

【CT 表现】　中央型肺癌：①支气管改变，主要包括支气管壁增厚和支气管腔狭窄。正常支气管壁厚度均匀，为 1~3 mm，但肿瘤浸润时，在周围充气的肺组织衬托下，可清晰显示支气管壁的不规则增厚、狭窄等改变。②肺门肿块，表现为分叶状或边缘不规则的肿块，常同时伴有阻塞性肺炎或肺不张。阻塞性肺炎表现为受累支气管远侧肺组织实变，多为散在分布。发生肺不张时则表现为肺叶或肺段的均匀性密度增高并伴有容积缩小。③侵犯纵隔结构，中央型肺癌常直接侵犯纵隔结构，特别是受侵犯的血管可表现受压移位、管腔变窄或闭塞、管壁不规则等改变。④纵隔肺门淋巴结转移，增强扫描可明确显示肺门、纵隔淋巴结增大的部位、大小及数量。

周围型肺癌：CT 扫描，有利于显示结节或肿块的边缘、形态、瘤周表现、内部结构特点及密度变化等，从而更易明确诊断。如不规则的分叶、放射状毛刺和偏心性厚壁空洞等，同时更易见到胸膜凹陷征。直径 3 cm 以下的肺癌肿块，其内可见小圆形及管状低密度影的空泡征或支气管充气征。增强扫描时，肿块呈密度均匀的中等或以上增强，更有助于肺癌的诊断。另外，增强 CT 对发现肺门纵隔淋巴结转移更敏感。

弥漫型肺癌：CT 表现两肺弥漫不规则分布的结节，多在 1 cm 以下，边缘模糊，常伴有肺门、纵隔淋巴结转移。病变融合后，可见大片肺炎样实变影，近肺门部可见支气管充气征。细支气管肺泡细胞癌由于癌细胞分泌多量黏液，实变区密度较低呈毛玻璃样改变，并可见到其中高密度的隐约血管影，为其重要特征。

【诊断与鉴别诊断】 中央型肺癌：支气管内膜结核也可见阻塞性肺炎和肺不张，同时支气管壁内缘不规则而外缘光滑，一般不形成管壁肿块，管壁增厚较轻。确诊须经支气管镜活检。

周围型肺癌：周围型肺癌应与炎性假瘤（inflammatory pseudotumor）结核球及肺错构瘤（pulmonary hamartoma）相鉴别。炎性假瘤一般边缘光滑，无毛刺，无或偶尔有分叶。结核球边缘清楚，无毛刺，偶尔有分叶，肿块内可有环状或斑片状钙化，病变周围常有"卫星灶"。肺错构瘤常边缘光滑锐利，无毛刺，如果 CT 上见到骨骼或脂肪成分，则可明确诊断（图 3 – 25 ~ 图 3 – 28）。

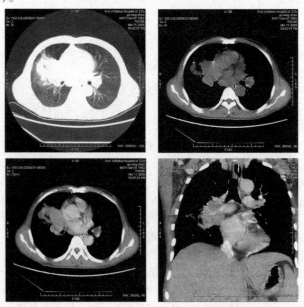

图 3 –25　右中叶中央型肺癌合并远端阻塞性肺不张

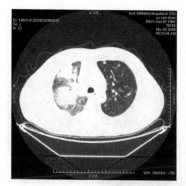

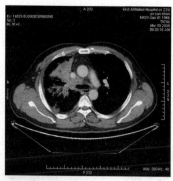

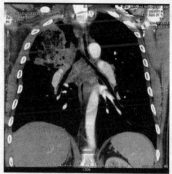

图3-26 右上叶中央型肺癌合并阻塞性肺不张

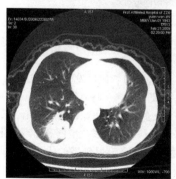

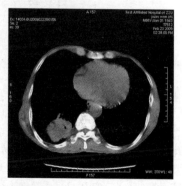

图3-27 右下叶周围型肺癌

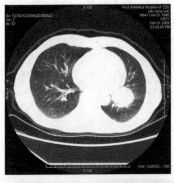
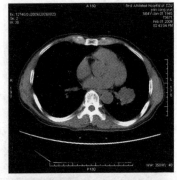
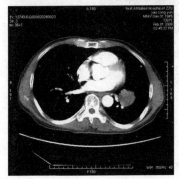
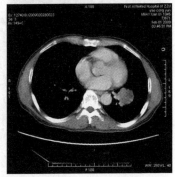

图 3-28   左下叶周围型肺癌

二、肺转移瘤

人体许多部位的恶性肿瘤可以经血行、淋巴或直接蔓延等途径转移至肺部成为肺转移瘤（pulmonary metastasis）。

【概述】   肺转移瘤的临床表现不一，多数患者以原发肿瘤的症状为主，常伴有恶病质。肺转移瘤可引起咳嗽、咳痰、胸痛、咯血等症状。

【CT表现】   表现为两肺弥漫性结节或多发球形病灶，边缘光滑，密度均匀，以中下肺野及胸膜下区较多。某些转移瘤中可发生空洞和出现钙化或骨化。高分辨率CT，尤其对淋巴道转移的诊断，有其独特的优势，除见肺门及纵隔淋巴结增大外，还见支气管血管束增粗、小叶间隔增厚，并且沿支气管血管束、小叶间隔可见多数细小结节影。

【鉴别诊断】   肺转移肿瘤的诊断根据原发肿瘤的病史及影像学表现并不困难。少数无原发癌病史的肺部单发转移瘤常不易确诊，应结合病史，详细检查各脏器，必要时行肺部肿块穿刺活检。

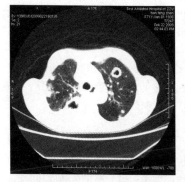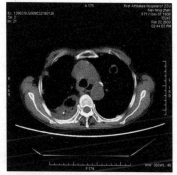

图3-29　肺转移

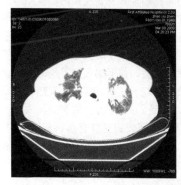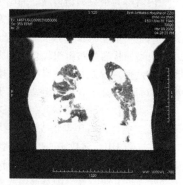

图3-30　肺转移（外阴癌）

三、肺淋巴瘤

【概述】　绝大多数肺原发性淋巴瘤为低密度恶性小B细胞淋巴瘤。肺原发性淋巴肉芽肿罕见。肿瘤起源于肺内淋巴组织，向周围组织蔓延，形成肿块或片状的浸润性病灶，也可以跨叶裂生长，如沿支气管、血管周围、胸膜下间质内的淋巴组织扩散则形成网状结节的肺间质性病变。本病主要沿支气管黏膜下浸润生长，多不引起支气管的阻塞。本病起病缓慢，病程长，最长可达10年，平均约4年。早期临床症状较少或无。经支气管或经皮肺穿刺活检可得到确诊。有临床症状者可有咳嗽、咳痰、痰中带血、发热、胸痛、胸闷等症状。全身浅表淋巴结或肝、脾多无肿大。

【CT表现】　表现具有多样性，最常见的为肺内有边界模糊的高密度阴影。病变范围一般较大，可孤立或多发，可分布于肺野内带或胸膜下，双肺内网状结节状高密度阴影，类似于淋巴道转移癌或血行播散癌。以肺炎样的肺实变阴影为特征的可累及一个肺叶或多个肺叶，其内支气管气像是常见的征象。

【鉴别诊断】 需要与其他类型恶性肿瘤及一些类似肿瘤的团块进行鉴别。首先要与原发性肺癌鉴别，后者相当常见，不典型时难以区分，出现典型的血管造影征和支气管充气征有助于淋巴瘤的诊断。

四、错构瘤

【概述】 错构瘤不属于真性肿瘤，而是肿瘤样病变，是因内胚层与间胚层发育异常而形成。根据发生的地位，错构瘤可分为周围型及中央型。位于肺段以下支气管和肺内错构瘤称为周围型错构瘤。发生在肺段和肺段以上支气管内者称为中央型错构瘤。周围型错构瘤较多见，在肺内形成结节及肿块。中央型错构瘤阻塞支气管引起阻塞性肺炎和肺不张。在组织学上，周围型错构瘤主要由软组织构成，并混杂有纤维结缔组织、平滑肌和脂肪等组织。中央型错构瘤脂肪组织较多。周围型错构瘤较小时无任何症状而在体检时偶然被发现。较大的肿瘤可引起咳嗽、咯血，并引起气短等压迫症状。中央型错构瘤主要临床表现为阻塞性肺炎而引起的咳嗽、咳痰、发热及胸痛。

【CT 表现】 周围型错构瘤直径多在 2.5 cm 以下，少数肿瘤较大，可达 5 cm 以上。瘤体内有斑点状或爆米花状钙，部分病变具有脂肪密度，CT 值为 $-90 \sim -40$ HU。多数病变边缘清楚、光滑，也可有轻度凹凸不平或呈不规则状。CT 增强检查时绝大多数病灶无明显强化，动态增强扫描的时间 - 密度曲线无上升的改变。中央型错构瘤发生在主支气管及肺叶支气管腔内，呈结节状，边缘光滑清楚。肺段支气管的错构瘤仅表现为支气管截断（图 3 - 31）。

【鉴别诊断】 周围型错构瘤边缘光滑、清楚，有钙化及脂肪密度时，可与周围型肺癌相区别，尤其是脂肪密度有重要诊断意义。而无钙化及脂肪的错构瘤有时不易与肺癌区别，需采用经皮穿刺活检确诊。中央型错构瘤需与中央型肺癌相鉴别。错构瘤不引起支气管壁增厚，无肺门肿块，也无淋巴结转移，与早期肺癌鉴别时，往往需用支气管镜检查。

五、肺炎性假瘤

【概述】 肺炎性假瘤的本质是增生性炎症，由多种细胞组成并有纤维化，增生的组织形成一个肿瘤样团块。肺炎性假瘤的发病年龄以 30～40 岁多见，男性多于女性。较常见的症状是咳嗽，痰中带血较少见，部分患者无

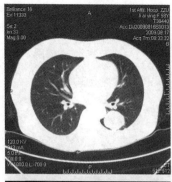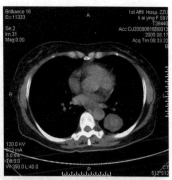
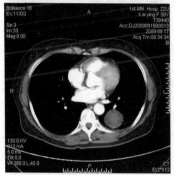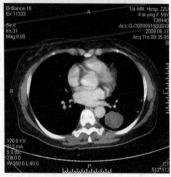

图 3-31　肺错构瘤

任何临床症状。肺炎性假瘤是成纤维细胞、淋巴细胞、浆细胞、异物巨细胞、组织细胞及泡沫细胞等组成的肉芽肿。肺炎性假瘤与肺的境界是否清楚取决于病变周围的病理变化。境界清楚者在肺炎性假瘤周围多有假性包膜；而无假性包膜的肺炎性假瘤周围可有增殖性炎症和轻微的渗出性炎症，因而病变与肺之间无明显的分界。

【CT 表现】　肺炎性假瘤多表现为圆形或类圆形高密度影，肺窗及纵隔窗所显示的形态大小比较一致。密度比较均匀，少数患者纵隔窗上可见其内有不规则钙化影或有小空洞，少数可见空气支气管征。边缘多清楚而光滑，少数可毛糙或毛刺样改变（图 3-32）。

【鉴别诊断】　肺炎性假瘤多位于肺表浅部位，其直径多在 5 cm 以下，轮廓光滑，周围血管纹理受压移位，肿块胸膜缘可见尖角状粘连，增强检查肿块不同程度的强化，动态观察长时间无变化。炎症假瘤需与结核球、周围型肺癌及球形肺炎相鉴别，鉴别有困难时，应及时进行 CT 引导下的穿刺活检。

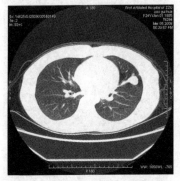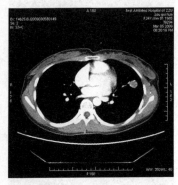

图 3 - 32　肺炎性假瘤

第五节　弥漫性肺疾病

一、特发性肺间质纤维化

【概述】　特发性肺间质纤维化（IPF）病因不明，好发年龄为 40～60 岁。典型的表现为进行性呼吸困难和干咳，在病变的最早时期，主要呈肺泡炎并有肺泡间隔细胞成分增加，以淋巴细胞为主；随着病情发展，肺泡间隔中纤维成分增多，肺泡壁增厚、毛细血管床明显减少，继而肺泡结构破坏，可扩大融合成囊状，囊壁由纤维组织和增生的肺泡细胞组成。

【CT 表现】　HRCT 主要表现为小叶内间质增厚、不规则界面征、蜂窝影、牵引性支气管扩张、磨玻璃影，呈外周性分布，尤以下肺及后部为著。HRCT 上磨玻璃影通常提示病变有活动性（图 3 - 33）。

【鉴别诊断】　早期主要表现为外周不规则小叶间隔增厚和斑片状磨玻璃影时，注意与间质性肺水肿、非特异性间质性肺炎相鉴别。间质性肺水肿主要表现为光滑的小叶间隔增厚，且磨玻璃影常见于肺门

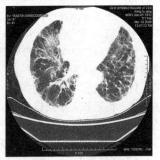

图 3 - 33　肺间质纤维化

旁和肺中央带，与 IPF 的病变主要分布于外周和下肺有明显的区别；本病的

早期表现与 NISP 难以鉴别，如病变以磨玻璃影为主则倾向于 NISP 的诊断，以不规则小叶间隔为主则多考虑为 IPF。

二、结节病

【概述】 结节病是一种多系统受累性疾病，大多数胸内结节病无临床症状或症状较轻微，常见的包括非刺激性咳嗽、气短、胸痛等。晚期当发展为广泛纤维化时可出现呼吸困难、发绀或形成肺源性心脏病。结节病的病理特征是肉芽肿性炎症，随着病程的发展，肉芽肿可以消散或为纤维组织所替代，形成不同程度的纤维化。

【CT 表现】 ①肺内弥漫性小结节，其直径为 2 mm 左右，大者可达 1 cm，边缘不规则，以肺野中带及胸膜下区为明显；②融合块影，边缘不规则，呈大块致密影；③磨玻璃影，多发生于伴有肺门和纵隔淋巴结肿大者，呈弥漫性分布；④肺广泛纤维化；⑤肺门和/或纵隔淋巴结肿大，常为两侧对称性。

【鉴别诊断】 肺泡细胞癌：两者都有肺门淋巴结增大，但肺癌的淋巴结肿大多为单侧性，而结节病多为两侧对称，肺泡细胞癌多表现为网状结节伴大片融合影，有时两者不易鉴别，要密切结合临床。

肺癌性淋巴管炎：较少见，是一种以癌细胞在淋巴管内弥漫性生长为特征的肺内转移瘤的一处特殊形式。HRCT 有特异性特征：①小叶间隔不均一增厚，肺叶内细小网状结节影，以

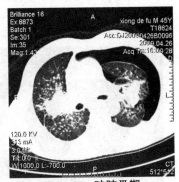

图 3-34 硅肺 Ⅲ 期

肺野中外带和肺底多见；②以肺门为中心，由粗到细向外呈放射状不均一支气管血管束结节增厚，部分分支末梢直达胸膜；③侵及胸膜见不规则结节增厚；④肺门纵隔淋巴结增大。

三、硅沉着症

【概述】 硅沉着症（硅肺）是长期吸入游离二氧化硅粉尘微粒所致的肺疾病。肺泡中巨噬细胞吞噬二氧化硅后在肺间质内刺激成纤维细胞增生。首先在较细微的间隔内由胶原纤维形成小结节，其直径为 2~3 mm，散在分布于两肺，以上肺和肺后部为多。

【CT 表现】 ①早期在肺小叶和大叶间隔内出现网状阴影或呈蜂窝状阴

影改变，分布于肺门区及肺的边缘区；②肺内弥漫性分布的微小结节，以上肺和肺后部为明显；③当病变进展时，硅结节增大、增多并融合成纤维化团块；④硅沉着症的团块内可有钙化；⑤肺门、纵隔淋巴结肿大，密度较高（图3-34）。

【鉴别诊断】 ①结核瘤：病变常较小，多在3 cm以下，边缘多较光滑，钙化更常见。②肺癌：多为单发球形病变，其内钙化少见，肿块周围有毛刺。硅肺肿块可多发，常位于两肺上叶，肿块周围为粗长的索条影，肺气肿范围较大，肿大的淋巴结密度亦较高，甚或呈蛋壳样钙化。

四、放射性肺炎

【概述】 放射性肺炎或称放射性肺损伤，是由于胸部恶性肿瘤经放射治疗后肺组织受到损伤而产生的炎症反应。临床表现以刺激性干咳为主。病理上渗出期主要表现为肺泡和间质的水肿，进展期为弥漫性肺泡损害。

【CT表现】 肺实质可见磨玻璃影或实变影，内常见支气管充气征，病变边缘较锐利，其范围无明确的肺段及肺叶分布，而与放射野有明显的关系。病变肺体积常有一定程度的减少（图3-35）。

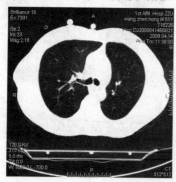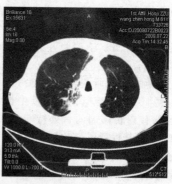

图3-35 放射性肺炎

【鉴别诊断】 本病主要应与感染性肺炎和肿瘤复发相鉴别。感染性肺炎的病变常呈肺叶或肺段分布或散在分布，于叶间裂处才可呈锐利边缘；而放射性肺炎的病变分布与放射野有明确关系，且病变以放射野为分界线，比较容易做出诊断，但对于区别是否有肿瘤复发难以鉴别，除非在磨玻璃影或纤维网状影内新出现新实质性团块影或团块影增大并超过原来放射野。

五、肺水肿

【概述】 肺水肿临床上可分为急性和慢性。肺水肿的病因包括毛细血管压力和通透性改变，病理上分为间质性肺水肿和肺泡性肺水肿。严重者常常两种情况并存。间质性肺水肿多为心源性。肺泡性肺水肿可由多种原因引起。

【CT 表现】　肺实质改变：间质性肺水肿可见肺野透亮度和清晰度降低，肺纹理模糊；肺泡性肺水肿中央型可形成典型的蝶形影，弥漫性两肺散布大小不等、密度不均、轮廓不清的片状模糊，局限性表现为一侧、一叶或局部的密度增高影。肺间质改变：肺纹理增多、模糊，两侧肺外围光滑性小叶间隔增厚。肺血管小叶静脉扩张。浆膜腔改变：双侧胸腔少量积液，部分患者可见心包积液。心脏改变：心源性肺水肿时心影都有不同程度增大（图 3 – 36）。

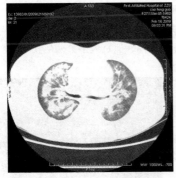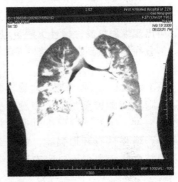

图 3 – 36　肺水肿（1）

【鉴别诊断】　①与间质性肺水肿的鉴别诊断主要包括癌性淋巴管炎和某些肺炎。癌性淋巴管炎症临床上常有憋气症状，影像上同样表现为光滑的小叶间隔增厚，但是其病变分布通常呈单侧或不对称，如临近肺组织或器官有原发恶性肿瘤将提示为癌性淋巴管炎的可能。②肺泡性肺水肿的鉴别诊断主要包括肺出血、急性呼吸窘迫综合征、肺泡蛋白沉积症、某些肺炎等。

第六节　纵隔疾病

一、纵隔炎症

【概述】　局部症状为胸骨后剧烈疼痛、皮下气肿或瘘管形成。病理上开始为以急性炎性细胞浸润为主的蜂窝织炎，炎症局限后形成脓肿，通常局限于纵隔内某一部位。由于与食管或气管、支气管相通，或有产气菌的感

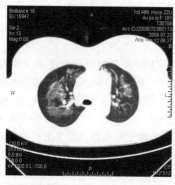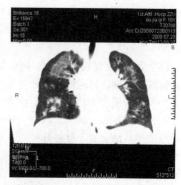

图 3 - 37　肺水肿（2）

染，可出现纵隔气肿。慢性纵隔炎以肉芽肿形成、纤维化为主，或两者并存。部分病例可找到真菌或结核杆菌等病原体，但是大多数病例找不到病原体。

【CT 表现】　纵隔增宽、血管轮廓不清，脂肪间隙密度增高、模糊，呈软组织密度，伴有脓肿形成时见气－液平面，增强后有环形强化，如此典型表现结合临床表现可以明确诊断纵隔炎或急性纵隔炎（图 3 - 38）。

【鉴别诊断】　急性纵隔炎结合病史和影像学表现诊断并不难，偶尔要与纵隔淋巴结结核相鉴别，后者多为相对局限的一侧肺门或纵隔的淋巴结肿大，轮廓多清楚，结外浸润时也模糊不清，增强后可有显著强化和坏死，

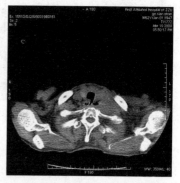

图 3 - 38　食管癌术后气管纵隔瘘

但没有气－液平面。一些纵隔炎可能侵蚀大动脉，形成假性动脉瘤，需要特别注意。

二、胸内甲状腺肿

【概述】　①非毒性甲状腺肿好发年龄为 20～40 岁，男性多于女性，临床上无症状者占 72%。约 27% 增生显著者，可引起局部压迫症状。②毒性甲状腺肿常伴有甲状腺功能亢进，临床主要表现为甲状腺肿大、心悸、多食、消瘦、多汗、眼球突出等症状。

【CT表现】 胸内甲状腺肿可分为假性和真性，前者是颈部肿大的甲状腺向中上纵隔延伸所致，后者与颈部甲状腺不相连，属异位甲状腺。其主要特点为：①好发于前上纵隔，肿块与甲状腺下部相连，一般在气管一侧偏前方。②边界清楚、光滑、有包膜。较大时可压迫轴位气管和结构，引起气管或血管受压、变形和移位。③胸内甲状腺因周围生理环境的改变，囊变和钙化较常见，所以一般都不均匀。④CT上甲状腺含碘，故密度较高，增强后多有明显强化（图3-39）。

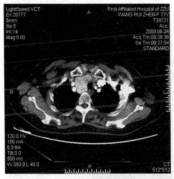
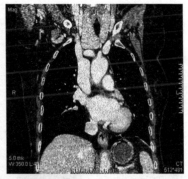
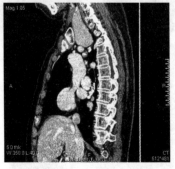

图3-39 胸内甲状腺肿

【鉴别诊断】 前中纵隔实性占位都要与其相鉴别。①胸腺瘤：位于前上纵隔血管前间隙，不与甲状腺相连，内密度多较均匀，少有钙化和液化坏死。部分患者伴有重症肌无力。②生殖细胞瘤：良性者多边界光整，皮样囊肿尚可有蛋壳样钙化，内部密度常不均匀，可见脂肪、骨骼或牙齿等。③单发性淋巴结肿大和中纵隔神经源性肿瘤：此两种病变都需要与异位胸内甲状腺相鉴别，但有时鉴别比较困难，核医学扫描有助于诊断。

三、胸腺增生

【概述】 多数无明显症状，增生明显者可有气管和血管压迫症状。65%的重症肌无力患者伴有胸腺增生。应用激素治疗有效。①真性胸腺增生：胸腺体积增大，但镜下结构正常。②胸腺滤泡增生：胸腺体积和重量不一定增加，但胸腺内出现淋巴滤泡，淋巴滤泡呈反应性增生，可见生发中心及其中大量的 B 淋巴细胞。

【CT 表现】 胸腺正常或体积大于同年龄组者，但轮廓正常。内密度不均匀，可有结节样表现，但无明显肿块。脂肪替代不完全，或前后比较胸腺内密度增高（图 3 - 40）。

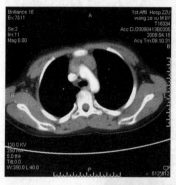
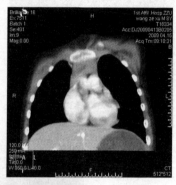
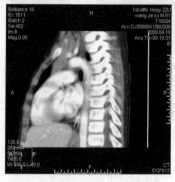

图 3 - 40 胸腺增生

【鉴别诊断】 ①胸腺瘤：40 岁以后多发，胸腺轮廓改变或不对称，可见到明显的肿大或较大结节，应用激素治疗无效。胸腺增生和小的胸腺瘤很难区分，30%～50%的胸腺增生手术后显示有微腺瘤。②正常退化之胸腺：

正常成人前纵隔的脂肪内也可见到 2～3 枚淋巴结，故应结合临床，了解有无重症肌无力，对诊断有帮助。

四、胸腺瘤

【概述】　多无明显症状，在体检时被发现。成人多见，约 30% 胸腺瘤患者有重症肌无力，约 15% 的重症肌无力患者有胸腺瘤。少数患者伴有低 α 球蛋白血症。本病分为淋巴细胞型、上皮细胞型和混合型。10%～15% 的胸腺瘤是恶性的，称为侵袭性胸腺瘤。侵袭性胸腺瘤以局部侵犯为主，常发生胸膜种植转移，很少有血行或淋巴结转移。根据肿瘤的包膜是否完整及肿瘤是否侵犯周围组织结构来判定胸腺瘤的良恶性，组织学诊断有时不可靠。

【CT 表现】　胸腺瘤位于前纵隔中部，多数肿块呈类圆形，也可呈分叶状，边缘清晰光滑。多数呈均匀软组织密度，内可见斑点状钙化。实性胸腺瘤有强化。侵袭性胸腺瘤：①肿块边缘不规则，有明显分叶。周围的脂肪间隙消失。②种植转移，胸膜不规则增厚与胸腔积液，心包膜增厚与心包积液，多局限于一侧胸廓（图 3 - 41）。

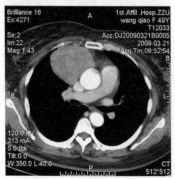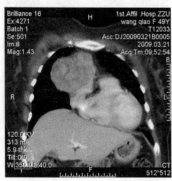

图 3 - 41　胸腺瘤

【鉴别诊断】　①胸腺癌：常为前纵隔的巨大肿块，内部坏死多见，且伴临近胸膜和心包的侵犯。CT 特征与侵袭性胸腺瘤难以区分，然而胸腺癌更具侵袭性，更易发生淋巴道和血行转移。②实性畸胎瘤：发病年龄相对较轻，肿瘤内部常有脂肪、钙化和毛发等多胚层结构存在。良性者有包膜，肿瘤边缘锐利、光滑，密度较高，可见线样囊壁钙化，如见牙齿或骨质阴影，即可确诊，但与恶性畸胎瘤鉴别困难。③淋巴瘤：以中纵隔的淋巴结肿大为主，表现为单发前纵隔肿块者少见。部分病例有胸外淋巴结肿大，且可伴有乏力、发热、体重减轻等全身症状。④转移瘤：多有明确恶性肿瘤病史，如支气管肺癌或食管癌等。肺癌转移者多伴有一侧肺门淋巴结肿大。

五、畸胎瘤

【概述】 绝大多数好发于 20～40 岁，良性畸胎瘤的男女发病率相似，但恶性畸胎瘤主要发生在男性。一般无临床症状，巨大者可有压迫症状，恶性者尚可出现临近肺、胸膜、心包的侵犯和转移，甚至远处转移征象。

【CT 表现】 畸胎瘤几乎都位于前纵隔，极少数位于后纵隔。肿块以实性为主，密度不均匀。成熟的良性畸胎瘤占 60%～75%。恶性畸胎瘤占 11.4%～12.9%。良性者边界清楚，可见成熟脂肪或骨骼；恶性者往往以实性为主，形态不规则，出现外侵征象。增强后软组织部分有明显强化。完全囊变者为囊性畸胎瘤，囊壁薄而均匀，均可呈蛋壳样钙化（图 3-42，图 3-43）。

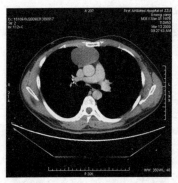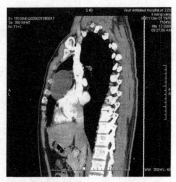

图 3-42　前上纵隔畸胎瘤

【鉴别诊断】 ①胸腺瘤：良性肿块多为实性，呈圆形或类圆形，约 1/3 合并重症肌无力。②淋巴瘤：常同时有前、中、后纵隔的淋巴结肿大，单纯前纵隔肿块者少见。淋巴结多有融合，边界不清楚。内部密度常均匀，很少坏死。③胸内甲状腺：多与颈部甲状腺相连，肿块为实质性，内部不均匀。④淋巴囊肿：多位于前纵隔中上部，体积较大，常呈分叶状，囊内均匀水样密度，壁菲薄而不产生钙化。颈部淋巴水瘤伸入胸腔者，较易产生临床压迫症状。⑤胸腺囊肿：多位于前纵隔胸腺部，形态可为圆形或不规则形，有时鉴别困难，部分病例可伴重症肌无力。

六、淋巴管瘤

【概述】 青壮年好发、多数无临床症状。一般为良性，恶性者罕见。表现为单房或多房囊肿。囊肿内壁衬以内皮细胞，外壁为纤维结缔组织，囊

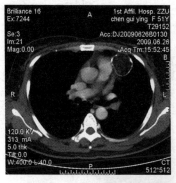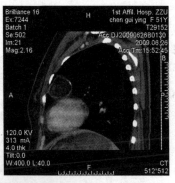

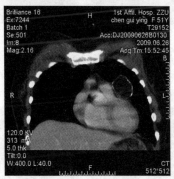

图3-43　前上纵隔不成熟畸胎瘤

内液体为淋巴液。淋巴瘤中有时可有部分血管瘤成分。

【CT表现】　淋巴管瘤在前纵隔中上部多见，也可位于前纵隔的下部，少数可位于中纵隔。呈圆形、椭圆形或不规则形的囊性肿块。常沿血管间隙生长，而呈不规则形，肿块较大时，气管和纵隔血管可移位。平扫为水样密度，囊肿壁可有钙化。增强后薄壁有均匀轻度强化，内部无强化（图3-44）。

【鉴别诊断】　①皮样囊肿：为规则的圆形或椭圆形肿块，囊壁比淋巴管瘤略厚。典型者CT可见蛋壳样钙化。②胸腺囊肿：位于前纵隔胸腺部位，形态可为圆形或不规则形，但分叶状少见，部分病例可伴重症肌无力。

七、支气管囊肿

【概述】　以幼年和青年期好发，男性多见。多无症状，合并感染时可有相应症状。这是一种胚胎发育障碍引起的先天性疾病。大多发生在气管或支气管周围。囊壁光整、菲薄，结构同支气管壁，特征是有纤毛假复层柱状上皮或有鳞状上皮化生，还可有支气管壁的其他结构。囊内液体一般为清亮浆液，合并出血时为巧克力样液体。

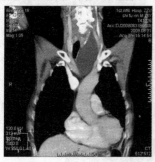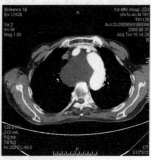

图3-44 淋巴管瘤

【CT表现】 为纵隔内与气管支气管关系密切的囊性单房性病灶，边界光整，内部成分为液体，密度均匀，囊壁均匀菲薄。合并感染时可见气-液平面，囊壁增厚。增强无强化（图3-45）。

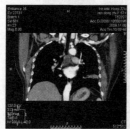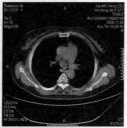

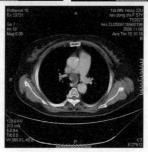

图3-45 支气管囊肿

【鉴别诊断】　①食管囊肿：一般在食管周围，大多体积略小，钡餐检查可见食管有压迹，而气管及支气管壁多无压迹。当支气管囊肿发生在食管周围时，鉴别比较困难。②心包囊肿：多位于前纵隔心膈角处的囊肿，呈泪滴状。

八、淋巴瘤

【概述】　霍奇金病（HD）占 2/3，非霍奇金病（NHL）占 1/3。HD 结外侵犯少，NHL 结外侵犯多。HD 发病高峰在 20~30 岁和 60~80 岁。NHL 发病主要在青少年期，女性多见。HD 主要累及胸部，淋巴结可以融合，无结外浸润时淋巴结边界光整。切面灰白色，有时可见小囊变区。NHL 恶性度高于HD，预后较差，往往累及全身多器官、多部位，呈跳跃式，淋巴结常常融合，质硬。HD 的特征性表现是发现 Reed-Sternberg 细胞（R-S 细胞）。

【CT 表现】　淋巴结主要在中上纵隔，晚期可侵犯肺门淋巴结，一般为单侧，即使双侧也常不对称。淋巴结呈进行性增大，不会自行缩小，出现肺部浸润时，淋巴结也继续增大。常常累及多组淋巴结，可分散存在，也可融合成块。淋巴结边界清楚，当有结外浸润时边界可模糊。淋巴结为中等密度，增强后重度强化，放疗后可以出现囊变坏死或钙化。激素治疗无效，对放疗、化疗敏感（图 3-46）。

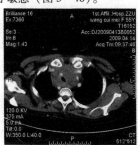
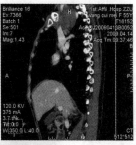
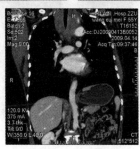

图 3-46　淋巴瘤

【鉴别诊断】 ①转移瘤：通常原发灶来自于纵隔附近脏器，如肺和食管等，多数可发现原发灶，通常位于一侧。②纵隔内淋巴结结核：结核常有发热，其他症状较轻微，淋巴结也多位于一侧，尤其是较少累及双侧肺门。增强后典型者表现为环状强化，临床上 PPD 试验阳性。但少数鉴别困难。③结节病：多见于中年女性，男性较少见，临床上症状轻。以双侧肺门对称性淋巴结肿大为主，Kveim 试验及血管紧张素测定对于诊断有帮助，应用激素治疗有效。

九、神经源性肿瘤

【概述】 成人神经鞘瘤和神经纤维瘤多见；儿童以神经母细胞瘤多见。由于多数起源于肋间神经脊柱段或椎旁的交感神经链，所以多位于胸椎旁。神经鞘瘤和神经纤维瘤起源于外周神经；神经节细胞瘤和神经母细胞瘤起源于交感神经；嗜铬细胞瘤和化学感受器瘤起源于副神经节细胞。分化良好者皆有包膜，呈球形或椭圆形，偶呈分叶状或串珠状。切面均匀，质韧或硬，呈灰白色或淡黄色，以实性为主。

【CT 表现】 病变多发生于后纵隔脊柱旁，少数可位于脊柱前。形态多呈圆形或类圆形，起源于交感神经链者有时可呈串珠状；起源于外周神经者，有时可见增粗的神经根，甚至与椎管内的瘤体相连呈哑铃状。一般局部胸膜可见被肿瘤抬起，局部胸膜脂肪增厚。良性肿瘤边界光滑，恶性神经源性肿瘤边界也可以模糊或外侵。平扫内密度均匀或不均匀，神经鞘瘤容易囊变；增强后大多数肿瘤强化明显。肿块较大时可见局部椎体、气道及血管结构等受压侵蚀（图 3-47）。

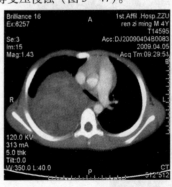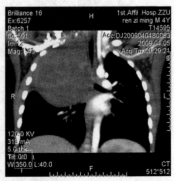

图 3-47　上纵隔节细胞神经纤维瘤

【鉴别诊断】 ①软骨肉瘤：多起源于肋软骨，故与肋骨关系密切。多见肋骨或胸壁的侵犯，内有大量的钙化。②食管病变：食管平滑肌瘤和食管癌都可以在脊柱旁形成软组织肿块，但与食管关系密切。肿块一般位于脊柱前方；食管癌可见管壁增厚梗阻，钡餐可见黏膜的改变。③血管病变：血管畸形或严重的食管静脉曲张都可以在脊柱旁形成肿块，增强扫描后与血管结构同步强化，容易鉴别。

十、纵隔淋巴结结核

【临床及病理】 半数以上无症状。有症状者以反复低热、咳嗽多见。

【CT表现】 平扫可见隆突下或肺门旁肿大淋巴结，密度可不均匀。多数淋巴结边缘清楚，少数可以边缘不清或互相融合。增强可见不均匀强化，部分有坏死，呈环形强化（图3－48）。

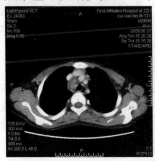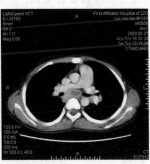

图3－48 纵隔淋巴结结核

【鉴别诊断】 ①淋巴瘤：淋巴结主要累及中纵隔，肺门的淋巴结肿大少见。淋巴瘤发展迅速，可合并颈部或其他部位的淋巴结肿大，合并肺内浸润时发展迅速。②转移瘤：多见于中老年患者，有原发肿瘤证据。主要表现为一侧肺门或纵隔淋巴结肿大，转移性淋巴结常有融合。③结节病：以对称性肺门和纵隔淋巴结肿大为特征，淋巴结一般无融合，轮廓清楚，不侵犯周围组织。临床症状轻微，有自愈倾向，应用激素治疗有效。

第七节 胸膜（腔）及膈肌疾病

一、胸腔积液

【概述】 积液量 < 300 mL 时，一般无明显症状；若积液量 > 500 mL，可有胸闷、心悸及呼吸困难等，局部呼吸音减低，叩诊呈浊音。炎性积液为渗出性，常伴有胸痛及发热。由心力衰竭等所致胸腔积液为漏出液，常常表现为与致死原因相关的临床症状。

【CT 表现】 纵隔窗可见胸腔内水样密度。游离积液有典型的积液曲线，包裹性积液可以有各种形态。由于胸腔积液造成的继发性改变或造成胸腔积液的原发性疾病均可以很好地在 CT 上显示（图 3－49）。

【鉴别诊断】 多数情况下需要与胸膜增厚、腹水相鉴别。一些包裹性积液需要与占位性病变相鉴别。胸膜增厚常不规则，不随体位变化，CT 上表现为软组织密度。与腹水的鉴别可以从以下四个征象上鉴别。①横膈征：

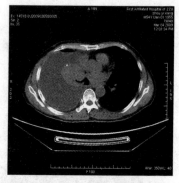

图 3－49　右侧大量胸水并肺压迫性不张

位于膈肌内侧的为腹水，位于膈肌外侧的为胸腔积液。②界面征：腹水与肝脏界面清楚，而胸腔积液与肝脏交界面模糊。③膈角移位征：胸腔积液使膈角向前外侧移位，而腹水使膈角向后内侧移位。④裸区征：腹水不能进入裸区，而胸腔积液能进入该区，故在肝脏的后内侧缘见到液体聚集则提示胸腔积液。

二、脓胸

【概述】 急性者主要症状为寒战、高热、胸痛、呼吸困难，同时伴有咳嗽、咳痰等。患侧胸廓呼吸运动减弱，肋间隙饱满，叩诊呈浊音，触觉语颤减弱，呼吸音减弱或消失。病情延续 3 个月以上者称为慢性脓胸，早期胸膜充血、水肿及渗出，白细胞浸润。随着病情的加重，渗出液中的纤维蛋白及脓细胞增多，由于纤维素从脓液中释放出并沉积在胸膜的脏层和壁层表面，胸膜间产生增厚粘连使脓液分隔包裹，形成局限性或多房性脓胸。有时脓胸可浸透胸壁及皮下，形成自溃性脓胸。可合并支气管胸膜瘘或食管胸膜瘘。晚期胸膜可见明显钙化、胸腔缩小。

【CT 表现】 如果仅表现为胸腔积液，影像上无特异性，确诊依据胸腔穿刺。很多时候脓胸继发于胸部手术或创伤，有明确的病史和临床表现可以帮助诊断。出现并发症如支气管胸膜瘘、产气菌感染等则有相关表现，慢性期以胸膜增厚为主，可以出现显著的胸膜增厚、钙化等，伴患侧胸腔容积缩小（图 3－50）。

【鉴别诊断】 局限性脓胸需要与巨大肺脓肿相鉴别。局限性脓胸壁薄

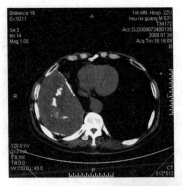
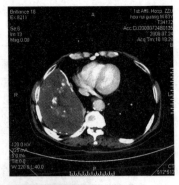
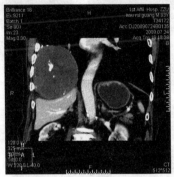

图3-50　陈旧脓胸

而均匀，边界清楚，临近肺实质、支气管、大血管受压移位；肺脓肿胸壁较厚，边界不清，脓肿周围的血管、支气管不移位，而是于脓肿处中断。脓胸还应与一般胸腔积液相鉴别，一般胸腔积液无临近肋骨骨膜反应，胸膜增厚没有脓胸明显。

三、气胸

【概述】　分为外伤性气胸和自发性气胸。气胸的临床表现取决于发生的快慢、肺萎缩程度和肺部原有的病变。多为急骤发病。外伤性气胸常因外伤所致，常合并其他外伤性改变，如肋骨骨折、胸腔积液等。特发性自发性气胸多由肺大泡引起，可单侧或双侧，继发性自发性气胸可有多种原因引起。

【CT表现】　肺窗胸腔内可见无肺纹理的透亮区，肺组织受压体积变小，脏层胸膜线清楚，外伤性气胸可伴胸腔积液、皮下及肋间隙内气体及肋骨骨折等表现。自发性气胸可显示多发的肺大泡（图3-51，图3-52）。

四、胸膜间皮瘤

【概述】 胸膜间皮瘤是胸膜原发肿瘤，有局限型（多为良性）和弥漫型（都是恶性）之分。其中弥漫型恶性间皮瘤是胸部预后最坏的肿瘤之一。大多数患者为40~70岁。

【CT表现】 可见胸膜腔积液，同时肺被肿瘤组织包裹等，晚期病例可有心包

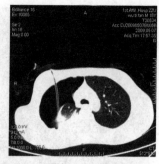

图3-51 气胸

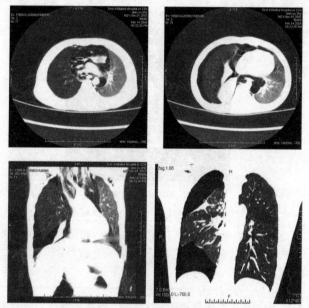

图3-52 气胸、皮下气肿、纵隔积气

渗液引起的心影扩大及软组织影和肋骨破坏等。对于可疑恶性胸膜间皮瘤的患者，CT检查最为有用。胸水的细胞学检查也有助于诊断（图3-53）。

【鉴别诊断】 ①胸膜转移瘤：多有原发肿瘤病史，大多数为多发，结节一般较小，多伴肺内转移，一般都有胸腔积液。②良性胸膜增厚：没有明显的瘤体，为斑块状或条带状局限性胸膜增厚，增厚胸膜和胸壁之间有一条

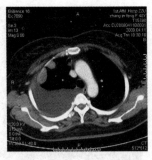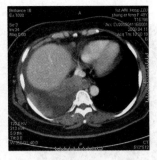

图3-53 胸膜间皮瘤

脂肪线。③紧贴胸壁的周围型肺癌：边界一般不光整，常见毛刺，内部经常有坏死，临近胸膜呈局限性增厚或有局限性凹陷。确实鉴别有困难时可做穿刺活检。④胸壁良性肿瘤：神经源性肿瘤、血管瘤及脂肪瘤。

五、胸膜转移瘤

【概述】 视转移数量和大小而表现不同，胸膜表面有许多结节状转移灶，少数病例可见胸膜广泛不规则增厚，因肿瘤侵犯常常产生大量胸腔积液，但也可没有明显的积液。胸膜转移的镜下表现与原发灶相似。

【CT表现】 纵隔窗一般可显示胸膜上的转移结节，也可仅见大量胸腔积液而无明显结节性病变，部分病变可见胸膜散在的结节形成（图3-54）。

【鉴别诊断】 ①恶性间皮瘤：胸膜增厚或多发结节往往更加弥漫，结节更大，增厚更明显。叶间裂受累机会多。通常肺内没有肿块或没有其他原发肿瘤的证据。②淋巴瘤：从胸膜脏层下淋巴组织发生的淋巴瘤少见，可表现为胸膜肿块，并可伴胸腔积液，但肿块较局限，基底宽。

六、胸壁脂肪瘤

【概述】 临床上可无任何症状，常于体检时发现。较大的肿块偶尔压迫周围结构而产生相应症状。瘤周有一层薄的结缔组织包囊，内有被结缔组织束分成叶状成群的正常脂肪细胞。

【CT表现】 肺窗和纵隔窗可见与胸壁相连的宽基底的肿块，与胸膜呈钝角，边界清晰。测量CT值为脂肪密度（图3-55）。

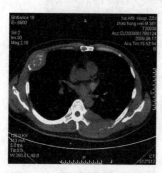

图 3-54　胸壁转移瘤（肝癌）

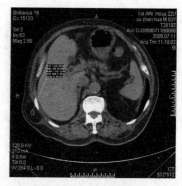

图 3-55　胸壁脂肪瘤

【鉴别诊断】　①其他含脂肪的肿块或肿瘤：如血管脂肪瘤、髓样脂肪瘤及髓外造血组织增生等，均很少见，大多有一定的软组织成分。②错构瘤：错构瘤多不均匀，脂肪成分一般较少，有钙化（图 3-56）。

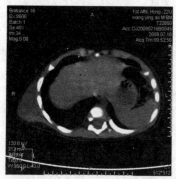

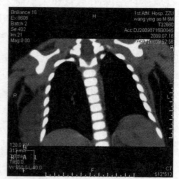

图 3-56　胸壁错构瘤

第四章　循环大血管

第一节　先天性心脏大血管位置和连接异常

一、镜面右位心

【概述】　镜面右位心（dextrocardia）指全内脏转位，这时除心尖指向右以外，胃与脾从左转向右，肝右叶在左，肺的左右叶也相反。这类变异无症状，但其并发心内畸形较正常位心脏者稍多。

【CT表现】　心脏各房、室和大血管的位置完全反转，多合并内脏反位。各房室与大血管的关系及血液循环均正常。心脏长轴指向右前下方，心影大部在中线右侧。

二、左旋心和右旋心

当心尖指向左侧，其他内脏转位，如胃泡在右侧，肝右叶在左，而脾在右，则为左旋心（levoversion）；如心尖指向右，而其他内脏不转位，胃泡、肝与脾均在通常位置，称右旋心（dextroversion）。

上述情况几乎都伴有其他心脏异常。影像上均表现为转位征象。

三、右位主动脉弓

【概述】　右位主动脉弓（right sided aorta）按降主动脉位置分成两型，降主动脉在脊柱右侧者为Ⅰ型，在左侧者为Ⅱ型。Ⅰ型者多伴其他先天性心脏畸形，而Ⅱ型者多无异常。

【影像学表现】　主动脉弓层面扫描可见主动脉弓在食管右侧。主动脉弓跨越右主支气管后，降主动脉位于右侧胸腔内。常合并迷走左锁骨下动脉，在其起始部可见血管扩张，此为左侧

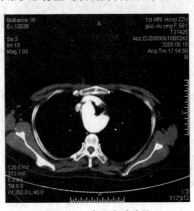

图 4-1　右位主动脉弓

主动脉弓的残余。主动脉弓上层面扫描自右向左可见右锁骨下动脉、右颈总动脉和左侧无名动脉。常同时显示并存的右位心和内脏反位（图4-1）。

四、迷走右锁骨下动脉

【概述】　主动脉弓及其主要分支的三大主要变异包括：迷走右锁骨下动脉（aberrant right subclavian artery），右位主动脉弓伴镜面分支和右位主动脉弓伴迷走左锁骨下动脉。迷走右锁骨下动脉最常见的主动脉弓畸形，发病率约为1/200。

【CT表现】　气管右侧显示类圆形肿块，极易误认为肿瘤或肿大的淋巴结。但在连续层面扫描时，可见此类圆形肿块走行于食管后方，沿着气管的右侧向腋窝方向延伸。于其边缘即血管壁处见到钙化或行增强扫描均有利于正确诊断。

五、肺静脉异位引流

【概述】　肺静脉完全性异位引流时，四条肺静脉汇合后连接到某一体循环，分心上型与心下型。按发生率排列，心上型连接到左上腔静脉、冠状窦、右上腔静脉、右心房或奇静脉。心下型则从汇合部有一血管经食管裂孔进入腹腔，止于门静脉或其分支。由于连接部常有狭窄，使肺静脉血流受阻。

【CT表现】　着重对肺静脉各个分支回流的解剖辨认。当出现全部肺静脉与左心房无解剖连接时，应考虑肺静脉异位引流存在（图4-2）。

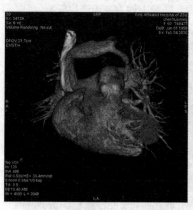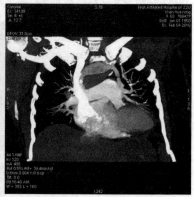

图4-2　肺静脉畸形引流

【诊断和鉴别诊断】　上腔静脉瘤一般少见，多为创伤性或周围病变所致。其影像表现单一，多有外伤史或周围病灶。

第二节　后天性心脏病

一、冠状动脉硬化性心脏病

冠状动脉粥样硬化主要侵犯主干及大分支，如前降支的近心瑞、右冠状动脉和左旋支。病变主要发生在冠状动脉的内膜，导致冠状动脉狭窄。由于血流受阻，心肌出现缺血、梗死；严重者，出现心室壁瘤。所以冠状动脉粥样硬化性心脏病或缺血性心脏病是由冠状动脉狭窄与心肌缺血两部分组成。

【CT表现】　MSCT：①冠状动脉狭窄。随着技术和设备的完善，冠状动脉增强扫描法的三维重建技术及仿真血管内镜技术可良好地显示冠状动脉内腔，因此可直接测量冠状动脉钙化的定量分析来反映冠状动脉狭窄，并对冠心病的发展及其程度进行预测。随着积分增高，冠心病发病的可能性随之增加。②缺血性心肌病。通过对心室壁形态、密度、心室功能及心室血流的测定来评价心肌缺血及其程度。在急性心肌缺血的早期，往往有局部心室壁的增厚，至心肌梗死后出现心室重构而出现心室壁变薄、心室扩张和心室壁瘤形成，愈合后还可有钙化。增强扫描时缺血心肌典型表现为与正常心肌相比的低密度区，当有附壁血栓形成时，可在局部形成充盈缺损。

【诊断与鉴别诊断】　冠状动脉造影有重要的诊断意义，可以确诊是否有狭窄或闭塞，也可显示心肌梗死区的相反搏动现象。

二、风湿性心脏病

【概述】　风湿性心脏病包括急性风湿性心肌炎及慢性风湿性瓣膜病。前者是风湿热累及心肌。包括心包、心肌、心内膜，以心肌受累较重，影像学改变无特异性。后者是风湿性瓣膜炎的后遗损害。可以发生于任何瓣膜，二尖瓣损害最常见，其次为主动脉瓣。随着生活水平的改善此病的发病率有下降趋势。本病多发生于2~10岁，女性略多，瓣膜损害较轻或心功能代偿期，临床虽有相应的体征，可无明显症状，或仅活动心心慌。失代偿时症状加重。二尖瓣狭窄时，表现为劳力性呼吸困难、咯血等，心尖痛。隆隆样舒张期杂音。二尖瓣关闭不全时，表现为胸闷、气短、左心衰竭症状，心尖部可叩及收缩期杂音。主动脉瓣损害时患者可有心绞痛、头晕、视散等。如是上动脉瓣缺损，胸骨左缘第2肋间可闻及粗糙的收缩期杂音，并向颈部传导，如为主动脉瓣关闭不全，胸骨左缘肋间可闻及哈气样杂音，脉压差增大伴周围血管征。

【CT表现】 常规CT检查，可见瓣叶的钙化及房、室增大，并可显示左房后壁及左房附壁的血栓；EleCT的心动电门控电影扫描，可显示瓣膜的运动受限及瓣口的狭窄，计算和评估瓣膜面积及返流量，但不能直接显示瓣膜的关闭不全。

三、高血压性心脏病

【概述】 高血压性心脏病继发于长期高血压引起的心脏改变。原发性高血压的发病基础是全身小动脉广泛性痉挛，造成周围血流阻力增高，动脉血流因而升高。左心为维持正常供血承担压力的过负荷，使心肌肥厚，心肌耗氧量增加，心肌缺氧，致使心肌收缩力差，不能排空，造成容量增加，左心衰竭。临床主要为高血压引起头昏、头痛、耳鸣、乏力、心悸、失眠等。左心衰时，有呼吸困难、端坐呼吸、咯血和心绞痛等。

【CT表现】 CT显示左心室径线增大及升主动脉扩张。

第三节 心包炎

【概述】 心包炎是由多种因素引起的最常见的心包病变。包括心包积液、缩窄性心包炎或两者并存。心包炎可分为急性和慢性两种，前者常伴有心包积液，后者可继发心包缩窄。急性心包炎以非特异性、结核性、化脓性和风湿性较为常见；慢性心包炎大多都是急性心包炎迁延所致。渗液可为浆液纤维蛋白性、化脓性、浆液血性、出血性和乳糜性等。结核性心包炎较常见，积液量多较大，常引起广泛粘连导致缩窄性心包炎，增厚的心包可呈盔甲样包绕心脏，此时常伴有钙化，称为"盔甲心"。可限制心脏舒张和收缩功能。恶性肿瘤心包转移所致的心包积液量最多，积液内可找到癌细胞。

【CT表现】 ①心包积液时，心包厚度增加 >4 mm，密度随积液的性质而异，多数为水样密度，亦可为出血样的高密度。增强扫描时，积液密度无变化，但壁层心包有强化，使心包内积液显示更清楚。②缩窄性心包炎时，最主要征象是心包增厚（5~20 mm），呈弥漫性，但各部位增厚的程度可不均匀，亦可为局限性增厚。体静脉压力升高，可见上下腔静脉扩张，肝肿大及胸、腹腔积液。增强扫描可见扩张的左、右心房，而左、右心室则呈管状，室间隔变直、肥厚（图4-3）。

【诊断与鉴别诊断】 心包积液和缩窄性心包炎依典型的临床和影像学表现诊断并不困难。另外，影像学检查对心包炎和心包积液的病因和性质判断仍有局限性，需结合临床、实验室检查包括积液的细菌学和细胞学检查等。

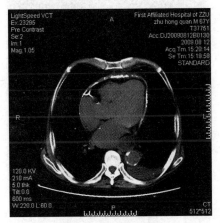

图4-3 缩窄性心包炎

第四节 原发性心肌病

原发性心肌病，是指原因不明的心肌疾病，包括扩张型心肌病、肥厚型心肌病、限制型心肌病，以扩张型心肌病较为常见。扩张型心肌病，亦称充血型心肌病。

下面简要介绍扩张型心肌病。

【概述】 扩张型心肌病心脏常呈球形扩大，四个心腔均扩大，以左心为著。心肌松弛无力，通常肌壁不厚，少数可出现心室壁增厚，但与心腔扩张不相称，附壁血栓机化可使心内膜增厚。心室收缩功能降低，心排血量降低，舒张期血量和压力升高是扩张型心肌病的主要病理生理异常。临床表现为心悸、气短、胸痛、疲劳，常不能耐受运动，本症可发生于任何年龄，20岁以后壮年多发，男性多于女性。最突出的症状是左心衰竭及心律失常、体动脉栓塞。右心衰竭者预后差。

【CT表现】 采用心电门控电影序列，表现为：①心脏舒张末期左、右室腔扩大，以左室增大为著，伴有左、右房扩大；②心室壁厚度多正常或偏厚，部分可变薄；③心肌收缩功能普遍减弱，心肌增厚率降低，射血分数降低（图4-4）。

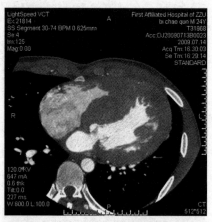

图4-4　肥厚型梗阻型心肌病

【诊断与鉴别诊断】　本病的诊断原则是排除继发因素所致心腔扩大方可做出扩张型心肌病的诊断。本症须与下列疾病相鉴别。①冠心病，多见于中老年，有心绞痛症状，心电图检查有心肌缺血或心肌梗死改变。②风湿性心脏病，尤其二尖瓣关闭不全者，表现为瓣叶增厚、粘连、钙化，开放受限，而心肌病则无上述改变。

第五节　先天性心脏病

一、房间隔缺损

【概述】　房间隔缺损（atrial septal defect，ASD），简称房缺，按缺损部位分为第一孔型，第二孔型及其他少见型。原发孔型缺损位于房间隔下部，常合并心内膜垫缺损，继发孔型位于卵圆窝区域，其他类型有上腔型或静脉窦型（位于房间隔的上部）、冠状窦型（位于正常冠状窦位置）与下腔静脉性（位于卵圆窝与下腔静脉之间）。通常情况下血流流向阻力低的方向，正常的右心室壁比左侧薄，容易扩张。所以，有缺损时左心房的血优先通过房间隔缺损，构成左向右分流。分流量的多少，取决于两个心房的扩张性与缺损的大小。患者可以无症状，形体正常，发育稍迟，劳累后有心悸、气促、易患呼吸道感染，无发绀。体检可闻及胸骨左缘第2肋间收缩期杂音，心力衰竭通常发生在 30 岁以后。

【CT 表现】 CT 平扫难以直接显示缺损的部位和大小，但可以显示心脏径线的增大。MSCT，可以清楚显示原发孔房间隔缺损、心室流入道缺损和心脏十字交叉结构缺损。对小于 0.5 cm 的房间隔缺损或房室瓣裂，MSCT 不能显示或者显示不满意。

【诊断与鉴别诊断】 房间隔缺损的诊断不难，根据病史症状较轻，临床无发绀、较典型杂音，常先行 X 线检查，X 线片示右心房室增大，肺血增多。MSCT 对于房间隔缺损的诊断也发挥越来越重要的作用（图 4 - 5）。

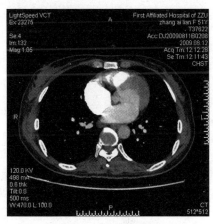

图 4 - 5 房间隔缺损

二、室间隔缺损

【概述】 室间隔缺损（ventricular septal defect，VSD），简称室缺，根据发生部位分为膜部缺损、肌部缺损及其他类型。根据临床结合病理分为小孔、中孔与大孔型室缺。①小孔室缺：缺损直径为 2 ~ 8 mm，左向右分流量小，肺动脉与右心室的压力正常或稍增高，右心室壁较左心室薄，收缩时因左右心室压力差，必有左向右分流，导致肺循环、右心室及左心房容量过负荷，分流主要在收缩期，左心室的血进入右心室后立即传入肺动脉，所以右心室没有容量的过负荷。②中孔室缺：缺损直径为 9 ~ 15 mm，左向右分流量增多，肺动脉压轻至中度升高，但肺血管阻力在正常范围。收缩期与舒张期均有左向右分流，左右心室均有容量的过负荷。但肺动脉压的升高增加了压力的过负荷。③大孔室缺：缺损孔径较大，一般为 15 ~ 20 mm，使肺循环的压力升到体循环压力的 75% ~ 100%。右心室的压力负荷及容量负荷均增加，所以右心室表现肥厚与扩张。④双向或右向左分流：此时肺血管阻力达到或超过体循环阻力，分流方向改变使左心不再有容量的过负荷，左心功能趋于正常，但右心压力负荷增大，出现 Eisenmenger 综合征。

临床上小孔室缺患者无症状，胸骨右缘有全收缩期杂音，大孔室缺有大量左向右分流出现震颤，婴儿期即有充血性心力衰竭，患者生长及发育差，反复呼吸道感染、多汗、喂养困难、心悸、气促、乏力，至右向左分流时可出现发绀。

【CT 表现】 冠脉 CTA 显示：肺动脉段增宽，左心房增大，左心室增大，并可以测量肺动脉增宽的宽度，在轴位像及 MPR 像可以测量室间隔缺损的内径，以及测量心腔的大小。

【诊断与鉴别诊断】 室缺症状较房缺重，杂音较粗糙，一般无发绀，X线片上肺血增多，左右心室增大，常以左心室增大为主，大量分流时右心室增大明显，可出现肺动脉高压，临床有发绀。

三、动脉导管未闭

【概述】 动脉导管是胎儿期肺动脉与主动脉交通血管，出生后不久即闭合，如不闭合则称动脉导管未闭（patent ductus arteriosus，PDA），它可单独存在，也可合并其他畸形。在整个心动周期，主、肺动脉间都存在压力差，使血不断从主动脉流向肺动脉，它与动脉导管的阻力及肺血管阻力直接相关，导管口越小，管越长则阻力越大，口越大则阻力低，分流量增大，使左心负荷增加，而右心射血的阻力增加，右心负荷也大，因分流的血经肺循环后仍经左心房到左心室，所以左心的容量与压力负荷均增大。导管口更大时，主动脉压直接传至肺动脉，使肺动脉高压右心压力过负荷。当肺血管压力高于体循环时，出现右向左为主双向分流，临床出现发绀。患者随分流量大小可以无症状，或活动后心悸气促，直至发绀。胸骨左缘第 2 肋间隙可闻及连续性杂音，伴震颤，向颈部传导，脉压大，有周围血管波动征（图 4-6）。

【CT 表现】 冠脉 CTA 可以显示肺动脉与主动脉之间的关系，主动脉结增大，于主动脉结下可见漏斗征，肺动脉段增宽，左心房及右心室增大，并且可以测量各心室腔的直径。

【诊断与鉴别诊断】 本病的临床及 X 线片表现及 CT 表现均典型。X 线平片与室间隔缺损相似，但其主动脉结较大，主动脉结下可见漏斗征，临床杂音典型。

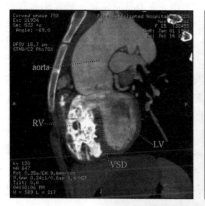
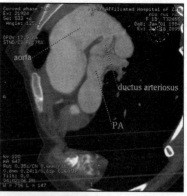
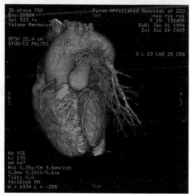

图4-6 肺动脉闭锁并室缺、动脉导管未闭

四、法洛四联症

【概述】 法洛四联症是最常见的发绀型先天性心脏病，其基本畸形包括：肺动脉、肺动脉瓣狭窄、室间隔缺损、主动脉骑跨、右室肥厚。发生法洛四联症时，右向左的分流量主要取决于室间隔缺损的大小和肺动脉狭窄的程度，并决定临床表现和严重程度。肺动脉狭窄越重，右室射血阻力越大，经室间隔缺损的右向左分流量也就越大，体循环血氧饱和度就越低。肺动脉狭窄造成的血流量的减少进一步加重缺氧，引起发绀、红细胞增多等一系列变化。由于漏斗部狭窄和右室肥厚呈进行性加重，左心发育通常较差。

临床上，患者发育迟缓，活动能力下降，常有气急表现，喜蹲踞或有晕厥史。发绀多于生后 4~6 个月出现，伴有杵状指（趾）。听诊于胸骨左缘第 2~4 肋间可闻及较响亮的收缩期杂音，可扪及震颤。肺动脉第二音减弱或消失。

【CT 表现】 普通 CT 扫描，包括增强 CT 扫描只能提供主动脉和肺动脉管径、位置关系、肺内血管稀疏及右侧房室大小和厚度等征象。MSCT 平行于左肺或右肺动脉长轴的斜矢状层面图像可以很好地显示其狭窄。

【诊断与鉴别诊断】 但须与其他一些合并肺动脉狭窄的发绀型先天性心脏病相鉴别，如右室双出口、大动脉转位、单心室、三尖瓣闭锁、肺动脉闭锁等。无发绀的轻型法洛四联症肺动脉狭窄较著者须与单纯肺动脉狭窄相鉴别，室间隔缺损较著者须与单纯室间隔缺损相鉴别。超声心动图，CT 与 MRI 显示畸形较清楚，不难诊断。

第六节　大血管病变

一、肺动脉栓塞

【概述】 肺动脉栓塞又称肺栓塞，是内源性或外源性栓子栓塞肺动脉或其分支，引起肺循环障碍的综合征。并发肺出血或坏死者称为肺梗死。在肺栓塞的病因和诱发因素中深静脉血栓形成是公认的首位原因。各种原因导致的卧床少动、充血性心力衰竭、肥胖、妊娠、口服避孕药、静脉曲张、慢性心肺疾病和恶性肿瘤是常见的诱因。主要症状包括呼吸困难、胸痛、咯血、惊恐、咳嗽、晕厥等。

【CT 表现】 MSCT 增强肺动脉血管造影可显示：①肺动脉腔内偏心脏或类圆形充盈缺损，充盈缺损位于管腔中央即出现"轨道征"和管腔闭塞。②附壁性环形充盈缺损，致管腔不同程度狭窄。③间接征象包括主肺动脉增宽、局限性肺纹理稀疏、肺梗死和胸腔积液。VR 像可以显示肺动脉的整体结构及走行，CPR 像可见肺动脉栓塞的宽度、范围及与周围组织的关系（图 4-7）。

【诊断与鉴别诊断】 肺栓塞的影像学表现较具特征性，一般不难诊断，但须注意：①高度的警惕性。由于肺栓塞的临床表现和常用的辅助检查均无明显的特征性，容易将其误诊为冠心病、肺心病、心衰等疾病。有下肢深静脉血栓形成患者更须高度警惕。②影像学检查的重要性。影像学检查对明确诊断和鉴别诊断非常重要。CTA 扫描可以明确 95% 的诊断，并提供鉴别诊

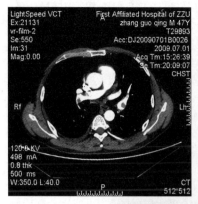

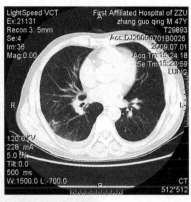

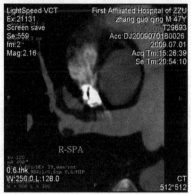

图 4 – 7　肺动脉栓塞

断的依据。

二、主动脉夹层

【概述】　主动脉夹层是由多种病因造成的主动脉内膜撕裂，血流经内膜撕裂口灌入中膜，使主动脉壁中膜分离形成血肿或所谓"双腔"主动脉，即扩张的假腔和受压变形的真腔。主动脉夹层分为三型：Ⅰ型夹层广泛，破口在升主动脉；Ⅱ型局限于升主动脉，破口也在升主动脉；Ⅲ型局限或广泛，破口均在降主动脉上端。夹层可累及主动脉主要分支，如冠状动脉、头臂动脉、脊髓动脉和肾动脉等，引起缺血或梗死改变；可累及主动脉瓣环，引起主动脉瓣关闭不全；可破入心包、胸腔、纵隔和腹膜后等部位，引起心包填塞及胸腔、纵隔、腹膜后出血。急性主动脉夹层最常见的症状是突发的剧烈胸、背疼痛（约占 90%），犹如撕裂、刀割样，可向颈及腹部放射。严重者，可发生休克、充血性心力衰竭、猝死、脑血管意外和截瘫等。

【CT 表现】 ①平扫 CT 可显示钙化内膜内移，假腔内血栓，以及主动脉夹层血液外渗、纵隔血肿、心包和胸腔积血等。②增强可见主动脉双腔和内膜片；通常真腔较窄，充盈对比剂较快，而假腔较大，充盈对比剂较慢；可显示内膜破口和再破口及主要分支血管受累情况，包括冠状动脉、头臂动脉和肾动脉开口等；MSCT 或 EleCT 还可观察主动脉瓣和左室功能。MSCT 的 VR 像可见破口的位置及主动脉与其主要分支的受累情况，CPR 像可以准确测量破口的宽度。

【诊断与鉴别诊断】 主动脉夹层的影像诊断包括：①夹层内膜片和真假腔及病变范围；②升主动脉是否受累；③内膜破口及发生部位；④主要分支血管受累情况；⑤左室和主动脉功能情况；⑥有无心包积液和胸腔积液。当 40 岁以上有高血压或高血压病史患者，突发剧烈胸背疼痛或胸片显示上纵隔阴影增宽和主动脉增宽，应想到主动脉夹层的诊断（图 4 - 8 ~ 图 4 - 10）。

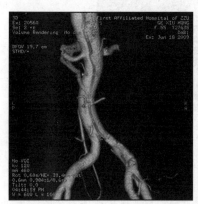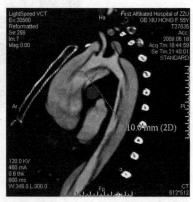

图 4 - 8 主动脉夹层 I 型

鉴别诊断包括主动脉壁内血肿（IMH）和穿透性动脉硬化溃疡（PAU）。它们的发病诱因和临床表现与主动脉夹层有许多共同之处。多数学者认为 IMH 是主动脉中膜内滋养血管破裂出血形成的壁内血肿，影像学表现是环形或新月形主动脉壁增厚，没有内膜片、内膜破口和溃疡。目前仍不清楚 IMH 是独立的疾病还是经典主动脉夹层的可逆前身。PAU 是在主动脉粥样

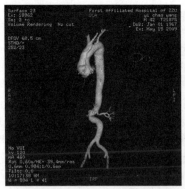
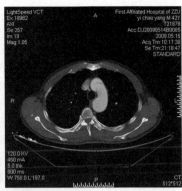

图 4-9　主动脉夹层 II 型

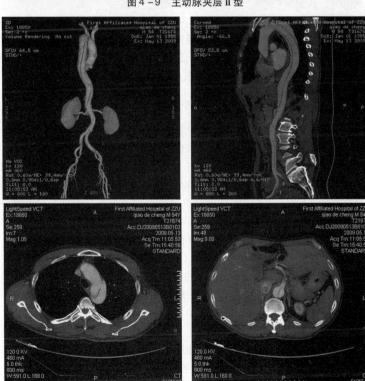

图 4-10　主动脉夹层 III 型

硬化基础。形成溃疡，可伴有局限性主动脉壁内血肿。

三、布加综合征

【概述】 Budd-Chiari 综合征（Budd-Chiari syndrome，BCS）是各种原因引起的肝静脉（HV）和/或肝段下腔静脉部分或完全梗阻、血液回流障碍，导致淤血性门脉高压和下腔静脉（IVC）高压症候群。BCS 可发生于任何年龄，但以 20～40 岁青壮年多见，男性发病率稍高于女性。BCS 以在肝小静脉、肝静脉、下腔静脉或右心房水平的肝静脉流出道梗阻为特点。临床表现可归纳为两个方面：①肝静脉阻塞主要表现，淤血性肝肿大、脾大，腹水，腹壁静脉、食管胃底静脉曲张，上消化道出血等，主要由肝静脉回流障碍所致；②下腔静脉阻塞主要表现，腹壁和/或腰背、下肢静脉曲张，下肢水肿，色素沉着，甚至溃烂。

【CT 表现】 ①IVC 病变：MSCT 可显示 IVC 血栓形成和阻塞改变，动脉期 IVC 近心端显示良好，而静脉期 IVC 呈均匀一致的强化，多期增强扫描和三维重建图像可显示 IVC 病变的长度、纵形膜状结构以及显示腔内巨大的血栓形成，MSCT 增强扫描及血管成像可鉴别 IVC 真性狭窄与外压性狭窄，后者是由于弥漫性肝脏体积增大而压迫 IVC 所致，IVC 血流通畅，表现为远端 IVC 呈长条状，前后径大、左右径小，同时可见肝右叶和尾状叶增大；前者则表现为狭窄远端的 IVC 呈圆形代偿性扩张，常伴有肝内外侧支循环血管。②HV 病变：BCS 在 HV 系统可累及单独 1 支 HV，也可累及 3 支主 HV，甚至代偿扩张的副 HV。只有 1 支 HV 病变，或虽有 2 支 HV 病变，但 HV 之间有较大交通支或副 HV 充分代偿者，可减轻门静脉高压症状。③肝内外侧支循环：CT 能够显示 BCS 肝内外侧支循环这一较特征性表现。肝内侧支为阻塞的 HV 与未阻塞的 HV 之间、门静脉与通畅的 HV 间的交通，表现为无规律走行的"逗点"状或迂曲粗大的血管影。BCS 肝外分流主要建立于门静脉与上腔静脉间、门静脉与 IVC 间侧支循环。当病变以 HV 阻塞为主或为重时，肝外分流以门静脉与腔静脉间侧支循环为主，当病变以 IVC 阻塞为主或为重时，肝外分流以上腔静脉与 IVC 间侧支循环为主（图 4 - 11）。

四、胡桃夹综合征

【概述】 胡桃夹现象又称左肾静脉压迫综合征，是指走行于腹主动脉（AO）和肠系膜上动脉（SMA）之间的左肾静脉（LRV）受到挤压而引起的一系列临床症状。胡桃夹现象可以引起左肾出血，本病以男孩多发，以 9～13 岁为多见。临床以反复发作的肉眼血尿为其主要特点。

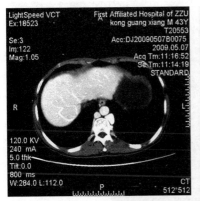
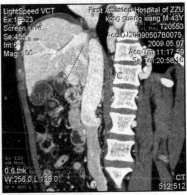
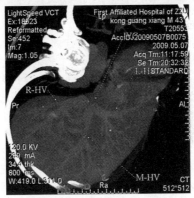

图4-11　布加综合征混合型

【CT表现】　MSCT 的 CTA 技术可以重建肾静脉及其周围血管解剖结构，正常人 SMA 几乎呈直角从 AO 分出，走行 4～5 mm 后，然后向下走行，从而可以防止从其下面穿过的肾静脉受压迫。胡桃夹现象患者的 SMA 直接以锐角从 AO 发出，与 AO 之间的夹角明显变小。在肾静脉水平测量 SMA 与 AO 之间的直线距离，胡桃夹现象患者较正常人距离缩短，胡桃夹现象患者的 LRV 直径于 AO 前方明显变小，而 AO 左侧的 LRV 管腔明显扩张。MSCT 能够清楚真实地再现 SMA 与 AO 的空间结构及立体走向（图4-12）。

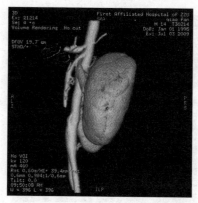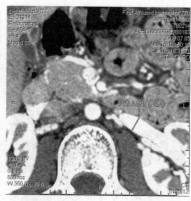

图4－12　左肾静脉胡桃夹

五、冠状动脉起源异常

【概述】　正常情况左右冠状动脉分别起源于主动脉左右窦的中部，根据冠状动脉的起源及解剖方位，将主动脉三个窦命名为左窦、右窦及后窦。

【CT表现】　冠状动脉起源异常可分为6种：①Ⅰ型：两支冠状动脉开口于左窦。②Ⅱ型：两支冠状动脉开口于右窦。左主干起自右冠状窦，有4种走行：走行于主动脉后方；走行于肺动脉前方；走行于大血管之间；走行于右心室漏斗的下方（肌层）。此种畸形通常左冠状动脉（左主干）较右冠状动脉发育细小，而且开口斜且成角，夹在主动脉、肺动脉两大动脉干之间常常会受到压迫引起冠状动脉供血不足。③Ⅲ型：左回旋支起源于右窦。有两种情况：左回旋支与右冠状动脉分别开口于右窦；左回旋支与右冠状动脉同一起源。④Ⅳ型：前降支起源于右窦。有两种情况：前降支与右冠状动脉分别开口于右窦；前降支与右冠状动脉同一起源。⑤Ⅴ型：右冠状动脉起源于主动脉后窦。可引起右冠状动脉受压，引起下壁缺血。⑥Ⅵ型：前降支及左回旋支独立开口于左窦（图4－13）。

六、壁冠状动脉（心肌桥）

【概述】　心外膜下的冠状动脉走行于心肌内，被称为壁冠状动脉。表面覆盖的心肌称为心肌桥。以前降支最多见，其次为对角支、钝缘支等。心肌桥近心端冠状动脉内膜有动脉粥样硬化的表现，而且发生率极高，而肌桥下的壁冠状动脉不发生，其远端冠状动脉发生率极低。

【CT表现】　肌桥可以分为两种：Ⅰ型：表浅型肌桥，横行越过冠状动脉，以锐角或直角走向心尖。Ⅱ型：肌桥起源于右心室尖部的肌小梁，越过

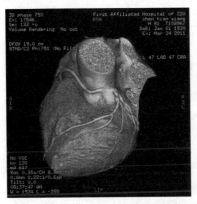
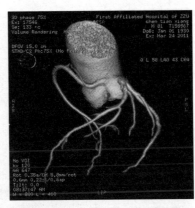

图4-13 冠状动脉起源异常

并包绕前降支，终止于室间沟。前降支从室间沟向右心室走行。冠状动脉造影 MPR 显示冠状动脉与心肌间可见低密度脂肪层，当冠状动脉有节段肌桥存在时，该节段冠状动脉走行显僵直，其下无脂肪密度层，表面有心肌覆盖，走行于心肌层内，该段血管较其两端正常走行的血管略细。MSCT 后处理技术可以结合血管轴位观察，可以判断壁冠状动脉的整体结构，测定壁冠状动脉的长度和其在收缩期的狭窄长度（图4-14）。

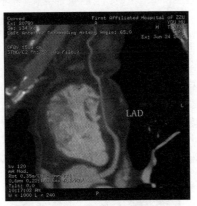

图4-14 心肌桥

第五章 消化系统

第一节 食 管

一、食管癌

【概述】 好发于40～70岁男性，主要症状是进行性吞咽困难。食管癌的病理形态分为三型：①髓质型，管壁呈环状增厚、管腔狭窄；②蕈伞型，肿瘤向腔内生长，形成肿块；③溃疡型，肿块形成一个局限性大溃疡，深达肌层；④缩窄型，管腔明显狭窄，狭窄段较短。

【CT表现】 ①管壁增厚：当食管壁厚度超过5 mm并异常强化时应视为异常（图5-1）。②气管、支气管侵犯：食管肿块侵入气管或支气管，气管或支气管壁增厚，食管气管瘘（图5-2）。③主动脉受侵：在正常人中食管、主动脉、脊柱间存在一个脂肪三角，此三角消失预示着主动脉受侵。当肿块与主动脉接触的弧度大于90°提示浸润，小于90°则视为无浸润。④纵隔淋巴结肿大：由于食管有丰富的淋巴管网，且缺少浆膜，因此食管癌局部常见。淋巴结直径超过10 mm，呈卵圆形或球形、边缘清晰锐利，特别是淋巴结的中心部出现坏死者，考虑是转移（图5-2，图5-3）。⑤膈下转移：上腹部淋巴结是食管癌经常转移的部位，好发于肝胃韧带（图5-4）。⑥远处血行

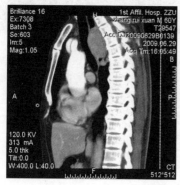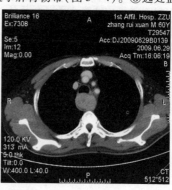

图5-1 食管癌

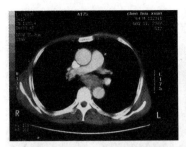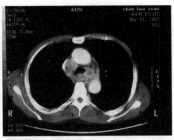

图5-2 食管癌淋巴结转移

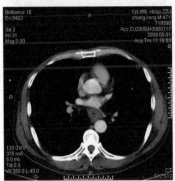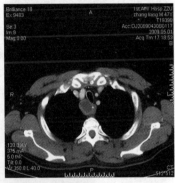

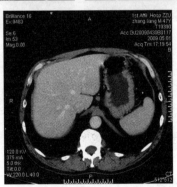

图5-3 食管癌纵隔淋巴结转移及腹腔淋巴结转移

转移：肺、肝等转移。

二、食管平滑肌瘤

【概述】 食管平滑肌瘤是最常见的良性食管肿瘤。常见于中年人，男

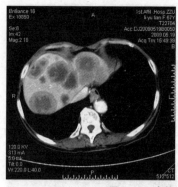
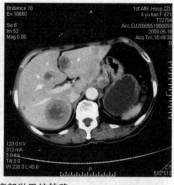

图 5 - 4   食管癌腹部淋巴结转移

性较女性为多。肿瘤起源于食管壁的肌层，主要向腔外生长，生长缓慢。可发生于食管的任何部位，多数位于食管下 1/3，绝大部分为单发，多无症状，或长期轻度下咽不畅，与食管癌所致的短期内进行性吞咽困难不同。

【CT 表现】   局限性肿块，位于食管腔内或同时向腔外生长，密度均匀，表面光滑，临近食管壁正常，与临近结构如气管、支气管、主动脉分界清（图 5 - 5）。

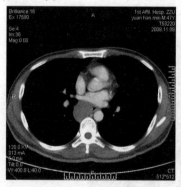
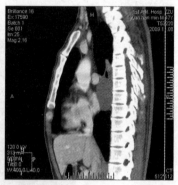

图 5 - 5   食管平滑肌瘤

三、食管静脉曲张

【概述】   食管静脉曲张（esophageal varices）是门静脉高压的重要并发症，常见于肝硬化。

【CT 表现】   平扫示食管壁增厚，门脉期增强扫描示食管壁或周围曲张静脉影。CT 不仅可显示食管静脉曲张的范围，还可显示肝硬化门脉高压的腹部表现（图5-6）。

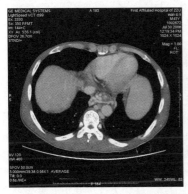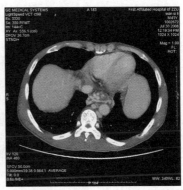

图5-6　食管静脉曲张

四、食管异物

【概述】　有明确的吞食异物史。食管异物多见于儿童，根据其异物特性分为不透X线异物及透X线异物，前者如金属、骨骼等，后者如果核、橡胶、塑料等。食管异物一般滞留于食管第一、二生理狭窄处，易引起局部食管壁充血、水肿，甚至溃疡形成。尖锐异物刺破食管或食管穿孔可引起食管周围炎、纵隔炎及纵隔脓肿等。

【CT表现】　CT能准确地显示异物的大小、形状和位置，还可显示异物损伤食管所产生的并发症，有助于指导临床采取相应的治疗（图5-7）。

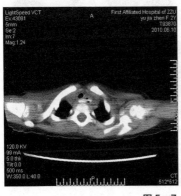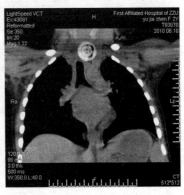

图5-7　食管异物

第二节 胃

一、胃癌

【概述】 胃癌是胃肠道最常见的肿瘤，好发于 40～60 岁。可发生在胃的任何部位，但以胃窦、胃小弯和贲门区常见。按胃癌的大体形态将胃癌分为三型：①蕈伞型：癌瘤可向胃腔内生长，表面大多高低不平，如菜花状，常有糜烂，与周围有明确的分界；②浸润型（硬癌）：癌瘤沿胃壁浸润生长，常侵犯胃壁各层，使胃壁增厚、僵硬、弹性消失。黏膜表面平坦而粗糙，与正常区分界不清，病变可只侵犯胃的一部，但也可侵及胃的全部，形成"革袋状胃"；③溃疡型：癌瘤常深达肌层，形成大而浅的盘状溃疡，其边缘有一圈堤状隆起，称环堤。溃疡型癌又称恶性溃疡。临床表现主要是上腹部疼痛，不易缓解，吐咖啡色血液或有柏油便，可以摸到肿块或发生梗阻症状。

【CT 表现】 早期胃癌 CT 检出率较低（图 5-8）。对于中、晚期胃癌，

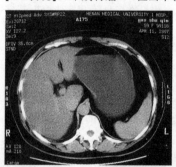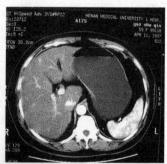
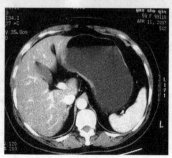

图 5-8　早期胃癌

CT 不仅能直接显示胃癌在胃壁内生长及向腔内、外扩展情况，还能观察肿瘤侵犯临近器官、淋巴结增大和远处转移的存在（图 5-9）。为使胃 CT 检查满意，病变显示清楚易于判断，检查前足量饮水，使胃适度充盈、扩张，辅以应用低张药物，极为重要。螺旋 CT 充气＋充水多期增强可反映胃癌的大体形态学特点，并据此做出肿瘤形态、分期诊断，是目前胃癌术前首选检

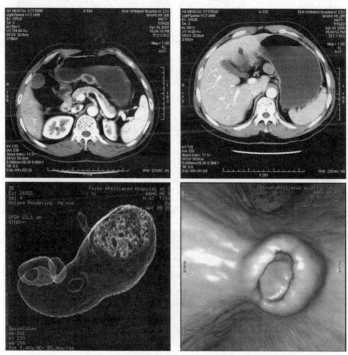

图 5-9　胃癌（$T_2N_1M_0$）

查方法。CT 灌注成像可反映胃癌组织代谢功能，并据此了解肿瘤的血供情况、血管分布和血管通透性情况（图 5-10）。64 排螺旋 CT 多种扫描技术综合成像，全面反映胃癌组织形态学及功能学改变。①胃壁异常增厚：胃癌的最重要 CT 表现是病变区胃壁的局限性增厚并异常强化，病变较大可形成突向胃腔的软组织肿块，强化特点为早期黏膜层明显强化，延迟期病变完全强化（图 5-11）。②胃壁浸润：胃癌一旦突破浆膜，CT 表现为浆膜面毛糙，胃壁轮廓不清，胃周脂肪层模糊，并显示有不规则条、带状致密影；胃癌可进一步侵及临近脏器和组织，如肝、胰腺、大网膜和横结肠等，CT 表

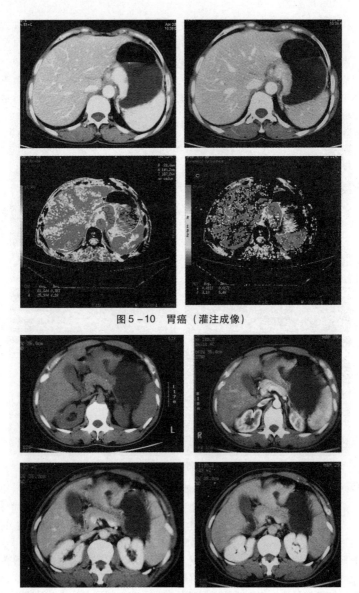

图5-10 胃癌（灌注成像）

图5-11 胃癌（胃壁增厚强化）

现为脏器间脂肪间隙完全消失，癌块
与受侵脏器紧密相接，并在这些器官
中出现由癌肿组织所造成的癌性浸润
和肿块效应等改变（图 5 - 12）。
③淋巴结转移：淋巴结转移是胃癌的
扩散方式之一。CT 较易发现和确认
的是肝胃韧带、腹腔动脉根部和肝十
二指肠韧带内增大的淋巴结，CT 上
发现后腹膜、胰腺后方、肠系膜上动
脉根部、腹主动脉旁的淋巴结较易，

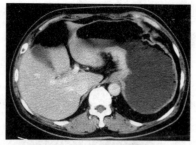

图 5 - 12　胃癌（浆膜浸润）

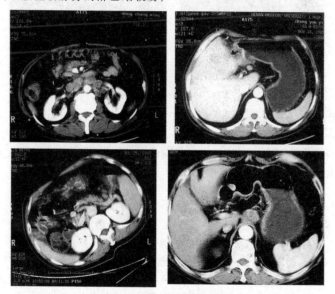

图 5 - 13　胃癌腹膜后淋巴结转移

对该处淋巴结的定性诊断极为重要，因为这是一个无法手术切除的标志
（图5 - 13）。④远处转移：胃癌还可通过血行、种植方式转移至远处脏器。
血行转移以肝脏最常见，肺、骨、脑、肾上腺等处较少见。脱落的胃癌细胞
还可种植于腹膜、大网膜及盆腔内脏器（卵巢、子宫）等处。年轻女性胃
癌患者的单侧或双侧卵巢种植转移的克鲁肯贝格瘤，CT 表现为一侧或两侧
性卵巢混合性囊实性或实质性肿块伴有中到大量腹水（图 5 - 14）。

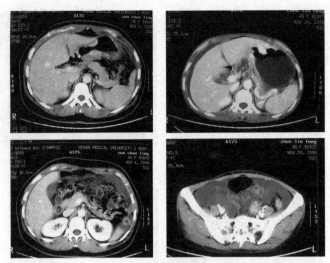

图 5 - 14　胃癌网膜附件转移

【诊断与鉴别诊断】　CT 对胃癌的临床分期和制订治疗方案有重要作用。中晚期胃癌应与胃淋巴瘤、平滑肌肉瘤、良性溃疡及肥厚性胃窦炎相鉴别。胃淋巴瘤、平滑肌肉瘤均表现为胃腔内巨大包块，多呈宽基底，表面较胃癌光滑、分叶少，胃黏膜推移。

二、胃间质瘤

【概述】　"胃肠道间质瘤（GISTs）"于 1983 年被首次提出，指原发于胃肠道、大网膜和肠系膜的 c - KIT（CD117，干细胞因子受体）染色阳性的梭形细胞或上皮样细胞的一组间叶源性肿瘤。间质瘤最常发生在胃，发病率为 60% ~ 70%。大体病理表现为肿瘤直径 2 ~ 20 cm 不等，境界清楚质硬肿块，切面呈灰白色或红棕色，囊性或实性，也可伴有坏死及黏液变性。临床表现：男女之比为 2∶1，中老年人中多见。常见临床症状有恶心、呕吐、上腹痛、贫血、肿块与上胃肠道出血等。间质瘤是一种交界性肿瘤，一般分为低度恶性和高度恶性。

【CT 表现】　①胃间质瘤发生于胃体或胃底多见，胃窦少见。②肿瘤好发于胃壁肌层的两端，多沿胃壁的垂直方向生长，肿瘤具有瘤体大但较局限的生长特点，肿瘤多呈向腔内、腔外、腔内外生长圆形或类圆形软组织肿块，表面可伴有溃疡形成（图 5 - 15）。③肿瘤血供丰富，渐进性强化（均匀或不均匀）是胃间质瘤的主要强化方式（图 5 - 16）。④低度恶性胃间质

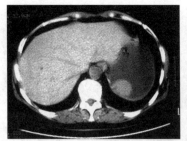
a. 腔内生长

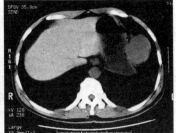
b. 腔外生长

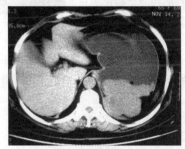
c. 腔内外生长

图5-15 胃间质瘤腔内外生长

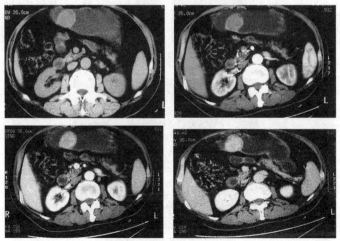

图5-16 胃间质瘤强化特点

瘤：一般直径多小于5 cm，形态较规则，密度均匀，偶见点状钙化，与周围器官或组织分界较清，或轻度占位效应，极少侵犯临近器官或组织（图5-17）。⑤恶性间质瘤：直径多大于5 cm，腔内外生长、形态欠规则，肿块密度多不均匀，常伴有出血、坏死、囊变，与周围器官或组织分界欠清晰。分隔状强化的胃间质瘤多为恶性且预后较差，多发性胃间质瘤预后较差（图5-18，图5-19）。⑥很少

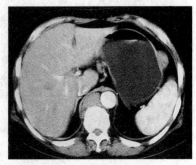

图5-17　低度恶性胃间质瘤

发生淋巴结转移，以血行转移为主，并有一定的种植转移概率。

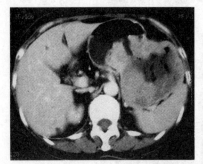
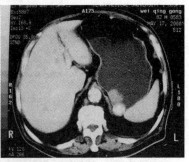

图5-18　多发性胃间质瘤

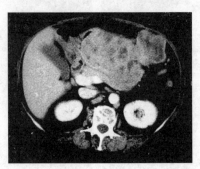

图5-19　胃间质瘤分隔状强化

三、胃淋巴瘤

【概述】　起源于胃黏膜下淋巴组织，胃肠道器官中最多发生淋巴瘤的部位，占50%以上。25%的淋巴结外淋巴瘤发生于胃。大多为非霍奇金淋巴瘤。胃恶性淋巴瘤有原发性与继发性之分。胃淋巴瘤的发病年龄较胃癌为轻，平均年龄为42.3岁，男性稍多见于女性。最常见的临床症状和体征有上腹痛、恶心、呕吐、厌食、上胃肠道出血及上腹部扪及肿块，偶可表现为自发性胃穿孔症状；而继发性胃淋巴瘤则可出现发热，体重减轻，肝、脾肿大等全身症状。

【CT表现】　①病变可发生于胃的任何部位，但以胃窦和胃体部多见。②CT表现为胃壁浸润增厚，分为：浸润型、局灶型、节段型。胃壁增厚平均可达4～5 cm，甚至可达8.0 cm者，胃内缘伴或不伴溃疡，胃外缘常边界清楚无临近侵犯（图5-20，图5-21）。③增厚的胃壁密度均匀，静脉注射对比剂后也常呈均匀强化（图5-22，图5-23）。④继发性胃淋巴瘤CT上还可发现有肠系膜和/或后腹膜淋巴结肿大，肝、脾肿大等改变。

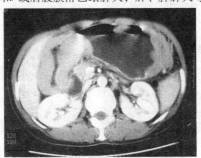

图5-20　胃淋巴瘤-节段型

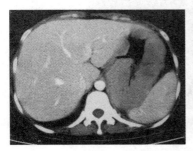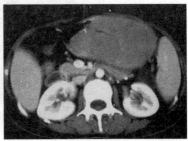

图5-21　胃淋巴瘤-浸润型

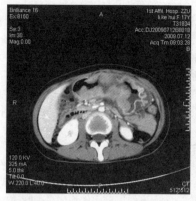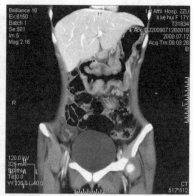

图 5-22　胃淋巴瘤（1）

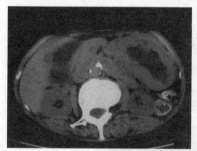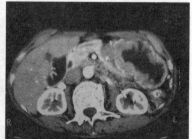

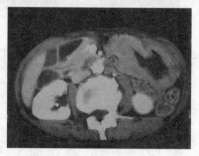

图 5-23　胃淋巴瘤（2）

第三节 小 肠

一、肠结核

【概述】 肠结核（intestinal tuberculosis）多继发于肺结核，好发于青壮年，常与腹膜结核和肠系膜淋巴结结核同时存在。临床上常为慢性起病，长期低热，有腹痛、腹泻、消瘦、乏力等。肠结核好发于回盲部，病理上常分为溃疡型和增殖型。

【CT 表现】 CT可发现肠结核段肠管壁明显增厚、增强扫描病变段肠壁明显增强且有分层现象。如并发腹腔淋巴结结核者，还可见肿大淋巴结呈圈状增强（图5-24）。

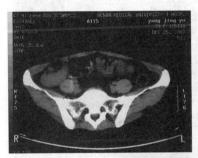
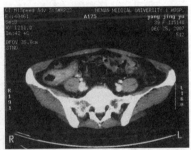
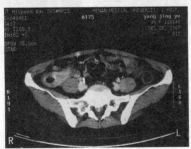

图5-24 回盲部结核

二、小肠肿瘤

【概述】 小肠肿瘤仅占全消化道肿瘤的3%~6%，其中60%~70%为良性肿瘤，原发性的小肠恶性肿瘤占全消化道恶性肿瘤的0.6%~3.2%。在临床上，小肠肿瘤主要表现为腹痛、消化道出血、腹部包块、肠梗阻、肠套叠等。

根据 WHO 的分类，小肠肿瘤在病理学上主要分为以下几类。

（一）上皮性肿瘤

1. 腺瘤 腺瘤是最常见的小肠良性肿瘤之一，占小肠良性肿瘤的 5%。肿瘤向腔内生长，有蒂或无蒂。

【CT 表现】 肠腔内的圆形软组织密度肿块，在肠腔内造影剂的衬托下形成充盈缺损，典型者可表现为大的无蒂菜花状肿块。CT 的作用在于分辨肿瘤所在部位是否出现肠壁增厚，肠壁增厚多见于腺癌，而少见于小肠腺瘤（图 5 – 25，图 5 – 26）。

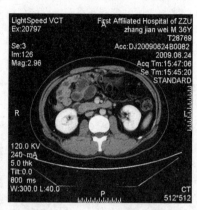

图 5 – 25　十二指肠球部腺瘤

2. 腺癌 小肠腺癌可表现为肠腔内的充盈缺损伴有局部肠壁的增厚。正如胃肠道其他部位的恶性肿瘤一样，当癌肿沿肠壁出现环形浸润时，常表现为"苹果核征"。

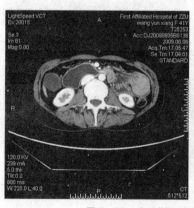

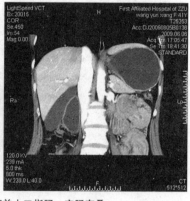

图 5 – 26　十二指肠腺瘤并十二指肠 – 空肠套叠

【CT 表现】 狭窄段肠壁形态不规则的增厚和密度不均（图 5 – 27，图 5 – 28）。增强后有中等度的强化。

【诊断与鉴别诊断】 大约有 50% 的小肠腺癌发生于十二指肠，诊断时

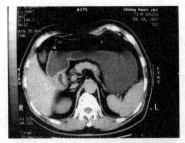
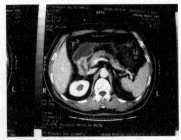
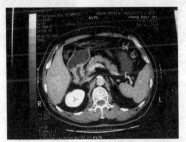

图5-27 十二指肠球部腺癌

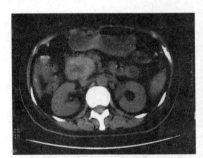
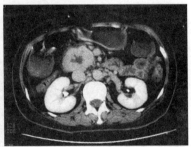

图5-28 十二指肠水平部低分化腺癌

需与原发的壶腹部肿瘤和胰腺癌的继发浸润相鉴别。小肠腺癌有早期发生局部淋巴结转移的倾向,常出现在肠系膜根部,增大的淋巴结易于侵犯肠系膜血管。

(二)类癌

类癌是生长缓慢的恶性肿瘤,发生于消化道黏膜的嗜银细胞,约占小肠肿瘤的1/3,好发于远端回肠,其次为空肠,15%~30%的小肠类癌为多发癌灶。发生于回肠和空肠的类癌常有典型的临床表现，如皮肤潮红、毛细血管扩张、恶心、心脏瓣膜损伤、支气管哮喘、大便潜血、腹痛及腹部包块等。而靠近十二指肠的类癌较少分泌激素，主要表现为梗阻和局部感染。

【CT表现】 肠壁增厚，当浸润到浆膜和肠系膜时，由于肿瘤分泌的5-羟色胺刺激局部结缔组织增生，出现特征性的CT表现，呈星芒状的软组织密度肿块。类癌可发生淋巴结转移、肝脏转移（图5-29）。

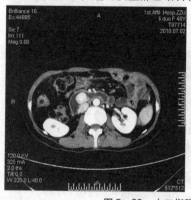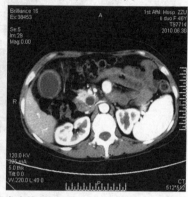

图5-29 十二指肠类癌并淋巴结转移

（三）非上皮性间叶组织肿瘤

1. 间质瘤 小肠间质瘤的发病率为20%～30%。CT表现见胃间质瘤（图5-30～图5-32）。

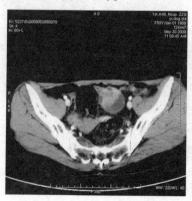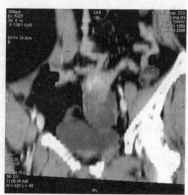

图5-30 小肠低度恶性间质瘤

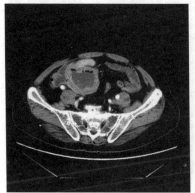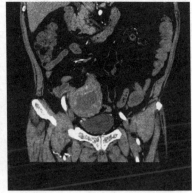

图 5-31　小肠间质瘤（1）

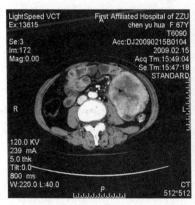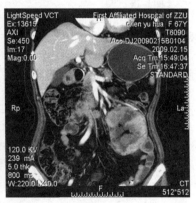

图 5-32　小肠间质瘤（2）

2. 脂肪瘤　脂肪瘤多起源于肠壁黏膜下层脂肪组织，约占小肠肿瘤的15%，肿瘤较大时可出现急性或亚急性痉挛腹痛、恶心、呕吐、腹泻，易于引起肠套叠，出现梗阻或便血等症状。

【CT 表现】　具有很大的特征性，表现为与肠管关系密切的脂肪密度肿块，CT 值为 -120~80 HU，密度均匀，相邻肠壁不增厚。脂肪瘤应注意不要将肠套叠内的肠系膜脂肪影与脂肪瘤相混淆，还应区别于回盲瓣的脂肪沉积（图 5-33）。

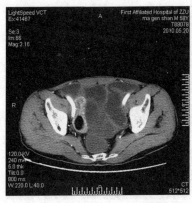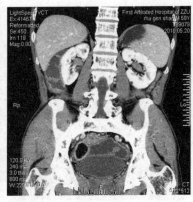

图 5 – 33　小肠脂肪瘤

（四）淋巴瘤

小肠淋巴瘤占小肠原发恶性肿瘤的 20% ~ 50%，最易累及的部位是远端小肠。病理上可分为四种类型：非霍奇金淋巴瘤、伯基特淋巴瘤、霍奇金病和 MALT 型淋巴瘤。小肠淋巴瘤的临床表现有：腹痛、腹胀、腹部包块、便血、小肠梗阻及急性腹膜刺激症等。

【CT 表现】　①肠壁的多发结节状肿块，边界清楚。②肠壁出现不均匀性增厚（非对称性增厚），受累的肠段较长（与小肠癌不同）。③肠管的"动脉瘤样"扩张。④肠系膜和后腹膜的淋巴结可见显著增大，增大的淋巴结包绕肠系膜血管及其周围脂肪，形成所谓的"三明治征"。⑤其他：淋巴瘤的并发症如穿孔、瘘道形成等，肝脾大等（图 5 – 34）。

（五）肿瘤样变

肿瘤样变包括错构瘤、异位腺瘤、小肠息肉等。这里主要介绍小肠息肉。小肠息肉可以单发也可多发，往往有蒂，突出于肠腔，表面光整，多无溃疡。息肉可发生恶变。大多无临床症状（图 5 – 35）。

三、小肠憩室

小肠憩室多发生于十二指肠降部。可单发亦可多发，憩室壁大多没有肌层。憩室可发生炎症，特别是十二指肠乳头区的憩室炎，可引起十二指肠乳头水肿压迫胆管、胰管。临床大多无症状，体检时发现。当憩室有炎症糜烂或溃疡时可引起出血症状，壶腹部憩室炎可引起阻塞性黄疸。

【CT 表现】　可见突出于腔外的圆形或椭圆形囊袋状含气影，轮廓光整有狭颈。憩室炎时可表现为憩室壁增厚强化，内有食物残渣（图 5 – 36，图

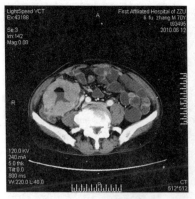
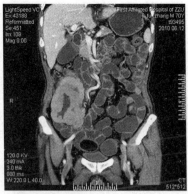
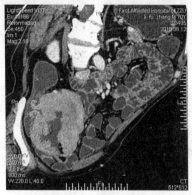

图 5 - 34 小肠淋巴瘤

5 - 37）。

四、克罗恩病

【概述】 克罗恩病（Crohn 病）也称非特异性局限性肠炎，主要发生于回肠末端，亦可并发于消化道其他部位。病理早期表现为一段肠管黏膜充血、水肿，病变发展可波及肌层和浆膜层，引起肠壁增厚，黏膜表面形成肉芽结节，也可以并发溃疡，甚至穿孔。临床主要表现为腹痛，可伴有发热、便秘或腹泻，食欲减退。

【CT 表现】 ①肠壁增厚：肠壁增厚为克罗恩病的主要 CT 表现，壁厚可达 1 ~ 2 cm。急性期，肠壁可显示分层现象，表现为"靶形征"或"双晕征"，内层与外层为软组织密度环，中间为低密度环。在慢性期，随着纤维

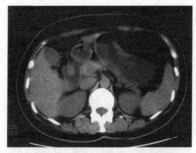
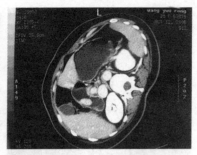

图 5 - 35　小肠息肉

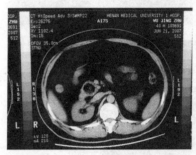
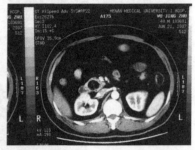

图 5 - 36　十二指肠憩室

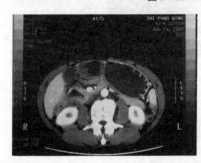
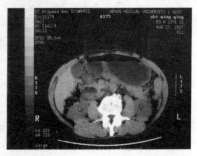

图 5 - 37　十二指肠憩室炎

化的出现，肠壁分层现象逐渐消失。当肠壁全层纤维化后，增强扫描可显示增厚肠壁强化均匀一致。重度的肠壁纤维化可引起肠腔狭窄（图 5 - 38）。②肠系膜的改变：克罗恩病时肠系膜出现脂肪增生，使肠系膜肥大变厚，肠间距加大。增强扫描可显示病变肠襻的肠系膜血管增多、扩张、扭曲，血管弓直小动脉被拉长，间隔增宽，沿肠壁梳状排列，称为"梳样征"（comb-

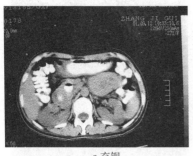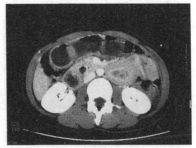

a.充钡   b.充水

图5-38 小肠克罗恩病

sign）。"梳样征"是活动期克罗恩病的重要征象。③腹腔内脓肿：有15% ~ 20%的患者随病情发展出现腹腔脓肿，CT上表现为圆形或卵圆形水样密度肿块影，CT值为10~30 HU。如脓肿有完整的包膜，注射造影剂后，脓肿的包膜可被强化，而中心的坏死组织不增强。④蜂窝织炎：蜂窝织炎是造成肠系膜肿块的又一常见因素，CT表现为靠近肠系膜或网膜脂肪的模糊混杂密度肿块影，与周围器官境界不清，抗炎后可消失，也可发展为脓肿。⑤窦道：有20%~40%的患者会出现瘘与窦道，口服造影剂后，可显示溢出肠外的不规则高密度造影剂影，CT可较其他方法更好地显示瘘口窦道与周围脏器的关系。

第四节 结肠与直肠

一、结肠癌

【概述】 结肠癌（colon cancer）好发生在直肠和乙状结肠。可分为三型：①增生型，肿瘤向腔内生长，呈菜花状，表面可有浅溃疡。肿瘤基底宽，肠壁增厚；②浸润型，癌瘤主要沿肠壁浸润，使肠壁增厚，病变常绕肠壁呈环形生长，使肠腔呈环形狭窄；③溃疡型，肿瘤主要表现为深而不规则的溃疡。临床表现为腹部肿块、便血和腹泻，或有顽固性便秘，也可以有脓血便和黏液样便。直肠癌主要表现为便血、粪便变细和里急后重感。

【CT表现】 ①原发灶：结肠癌原发灶的主要CT征象有肠壁的增厚、肿块、肠腔狭窄和局部肠壁的异常强化（图5-39）。②浆膜及临近器官受侵的判定：由于结肠周围有较为丰富的脂肪组织，因此更易于对浆膜是否受

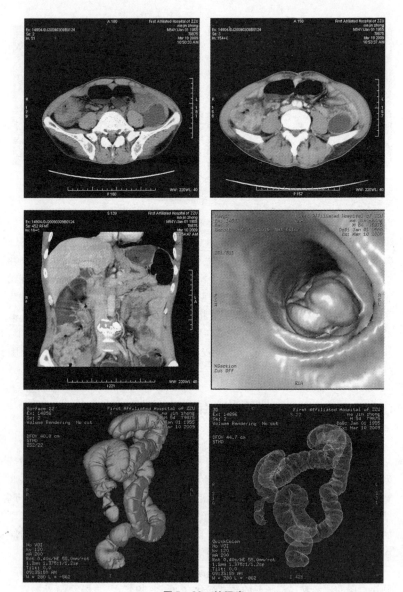

图 5 – 39 结肠癌

侵做出判定。通常将肠壁的浆膜面在 CT 上的表现分为以下几种情况：肠壁外缘光滑锐利，表明癌肿仍局限于肠壁之内；肠壁浆膜面模糊不清，或伴有浆膜外的条索状影，表明癌肿已穿透壁外；临近脏器间脂肪层消失，表示周围脏器受侵（图 5 – 40，图 5 – 41）。③淋巴结和远隔转移：局部淋巴结转移（肠系膜上淋巴结和肠旁淋巴结）是结肠癌的常见转移方式。

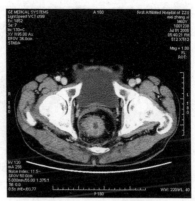

图 5 – 40　直肠癌突破浆膜

CT 对不同部位淋巴结肿大的识别能力是有差异的，肠系膜上淋巴结、肠旁淋巴结和大血管根部的淋巴结较易发现。结肠癌的淋巴结转移多为小淋巴结（31% 小于 4 mm），将淋巴结直径超过 8 mm 作为结肠、直肠癌淋巴结转移阳性的标准（图 5 – 42，图 5 – 43）。④结肠癌的远隔转移：以肝脏为最多（75%），其次为肺，其他依次为肾上腺、卵巢、骨、脑等。肝转移主要为门静脉血行转移，常为多发，偶有钙化。结肠癌的卵巢转移发生率是胃癌转移的两倍，尤其绝经期前的女性患者更易受累（图 5 – 44）。

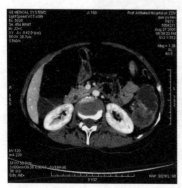
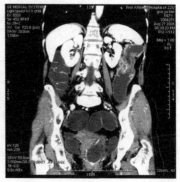

图 5 – 41　结肠癌侵及肾筋膜

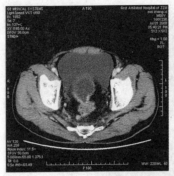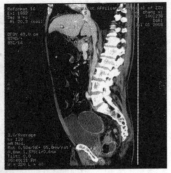

图 5-42　结肠癌淋巴结转移

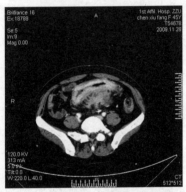

图 5-43　结肠癌肠系膜淋巴结转移

二、结肠息肉

【概述】　结肠息肉（colon polypus）多数为腺瘤和炎性息肉，少数为错构瘤。腺瘤性息肉好发于直肠、乙状结肠，为癌前期病变。临床上以反复性血便为主，或有黏液、腹痛等。本病多见于儿童；直肠息肉有时可以由肛门脱出。多发息肉广泛累及全部结肠甚至小肠，息肉的病理检查为腺瘤性息肉，称为家族性多发性息肉病综合征。本病系常染色体显性遗传疾病，有明显的家族史。息肉的恶变率极高，因此主张本病一旦明确诊断，应尽早做结肠全部切除。

【CT 表现】　CT 仿真内镜可直观地显示突向肠腔内的息肉，呈带蒂和/或宽基底光滑分叶状软组织肿块，边缘光滑，界限清楚（图 5-45）。

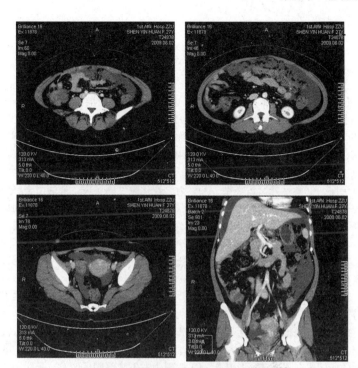

图 5 - 44 结肠癌大网膜及双卵巢转移

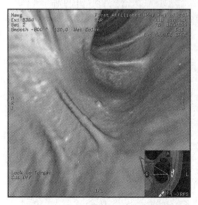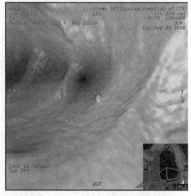

图 5 - 45 结肠息肉

第五节 阑 尾

一、阑尾炎

【概述】 阑尾腔的阻塞和细菌感染是引起阑尾炎的主要因素。各种异物可造成阑尾腔的机械性阻塞；亦可因各种刺激引起阑尾痉挛，导致功能性阻塞。阑尾的机械性或功能性阻塞，加之阑尾蠕动障碍或血管神经失调造成阑尾黏膜的损害，细菌侵入黏膜引起阑尾炎。急性阑尾炎有三种主要类型：①急性单纯型，为早期阑尾炎，阑尾黏膜层或黏膜下层发生炎性水肿，阑尾轻度肿胀。②急性蜂窝织炎型，又称为急性化脓性阑尾炎，炎症由表层向深层发展达肌层及浆膜层，阑尾高度肿胀，并可扩展至阑尾周围，引起阑尾周围炎及局限性腹膜炎。③急性坏疽型，炎症进展引起阑尾血运障碍，使阑尾发生坏死，常导致阑尾穿孔，引起阑尾周围脓肿或弥漫性腹膜炎。临床症状主要有阵发性、转移性右下腹疼痛，压痛，反跳痛和肌紧张，特别是麦氏点的压痛、反跳痛为主要临床表现。

【CT表现】 ①阑尾炎的初期，CT很难做出正确诊断。②急性阑尾炎的CT直接征象是阑尾形态的异常，表现为阑尾的肿大增粗（直径 >6 mm）和阑尾壁的增厚，增粗的阑尾边缘模糊，密度轻度增高。阑尾周围可见少量液体渗出，阑尾管状结构消失，阑尾壁与周围的炎症分界不清（图5-46）。③约70%的病例伴有阑尾盲肠周围炎，CT表现为右下腹部阑尾区及盲肠周围结缔组织模糊，周围脂肪密度增加，脂肪内出现条索状密度影，并可伴有盲肠壁的局部增厚，甚至引起结肠后筋膜的增厚和结节样隆起。当局部炎症被网膜

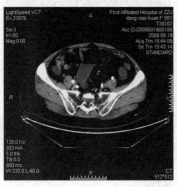
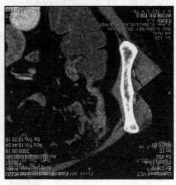

图5-46 阑尾炎

包裹时，可形成类似肿块的影像，有时需与肿瘤相鉴别。④阑尾周围脓肿是阑尾炎的另一较常见的 CT 表现，由阑尾穿孔所致。脓肿一般较局限，呈团块状影，中心为液体形成的低密度，壁较厚且厚薄不均，有时脓肿内可出现气-液平面。脓肿形成的肿块大小不一，直径多为 2～10 cm，常见于以下几个位置：右髂区结肠近端、盆腔、升结肠后和右结肠旁沟（图5-47）。⑤阑尾内出现钙化和阑尾石对于阑尾炎的诊断有重要意义，钙化呈点状、结节状或指环状的高密度影（图5-48）。⑥慢性阑尾炎主要是阑尾及盲肠周围的慢性炎症表现，阑尾可有不同程度的增粗，阑尾腔闭塞，阑尾边缘毛糙，多伴有钙化或阑尾石。慢性阑尾炎反复发生形成的脓肿包块，可与盲肠周围的筋膜、腹膜粘连，使之增厚，密度增加，包块还可对周围器官产生压迫，使其变形和移位。

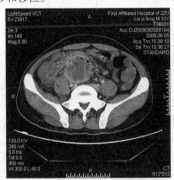
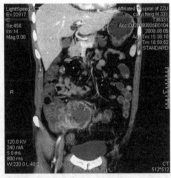

图5-47 阑尾周围脓肿

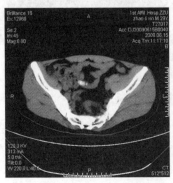
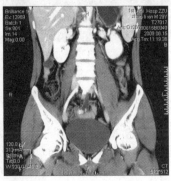

图5-48 阑尾粪石

二、阑尾黏液囊肿

【概述】 黏液囊肿是由于阑尾腔的闭塞，造成黏液的异常积聚，导致阑尾腔的扩大而形成的囊性肿块。阑尾的黏液囊性病变可分为三种类型：①单纯潴留囊肿；②黏液囊腺瘤；③黏液囊腺癌。囊肿内的黏液成分可以是稀薄的水样物质，也可为黏稠的胶冻样物质。黏液刺激囊壁出现慢性炎症，容易引起囊壁钙化。临床表现缺乏特异性，20%的患者无临床症状。主要症状有右下腹痛、压痛，可触及包块。

【CT 表现】 右下腹阑尾区的囊性肿块影，呈局限性的圆形或肾形软组织肿块影，具有一定的移动性，其基底部与盲肠相连，其内容物从水样密度至软组织密度，CT 值为 0 ~ 30 HU。肿块可部分套入盲肠内，呈同心圆状表现。囊壁薄，轮廓光滑规则，囊壁可有点状或弧状钙化，有时可见囊内有分隔。阑尾黏液囊肿的周围一般不伴有炎症或脓肿，这一点可区别于急性阑尾炎（图 5 - 49）。

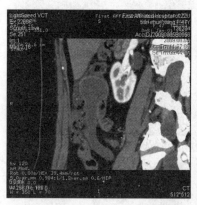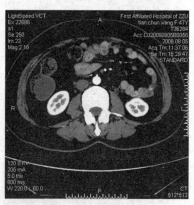

图 5 - 49　阑尾黏液囊肿

第六节　肝脏疾病

一、肝脏正常解剖

断面影像学检查能准确划分肝叶和肝段，甚至亚段解剖。以三条肝静脉，肝内门静脉左、右支和肝裂为解剖标志，肝脏可分为 8 个段（图 5 - 50），即尾叶为 S1，左外上段为 S2，左外下段为 S3，左内段为 S4，右前下段为 S5，右后下段为 S6，右后上段为 S7，右前上段为 S8。肝脏表面光滑锐

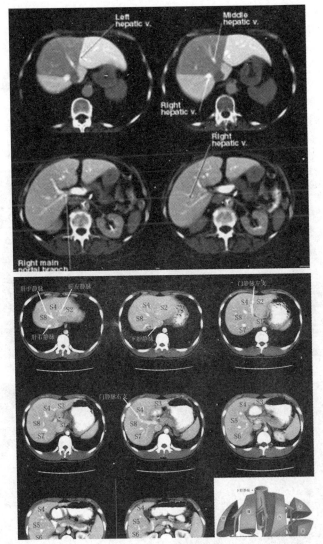

图 5-50 肝脏分段

利。其大小形态因体形、身长而异。脏边缘轮廓光滑，棱角锐利，外缘紧贴腹壁。CT 对肝脏可做出大小的估计，如果为连续扫描，层厚为 1 cm，正常肝脏由膈顶至肝下缘不超过 15 个层面;也可以通过肝叶径线的测量并算出肝叶大小比例来估计肝叶的大小,方法为取门静脉主干的层面,分别测量左、右叶最大前后径和右、尾叶最大横径并进行相应比较。正常肝右/左叶前后径比例为 1.2 ~ 1.9,肝右/尾叶横径比例为 2 ~ 3。平扫检查肝实质表现为均匀一致的软组织密度,CT 值 40 ~ 65 HU,略高于脾、胰、肾等脏器。通常肝静脉或门静脉影在肝实质内表现为条形或圆形低密度影影。

肝脏为双重供血的器官,肝动脉约占血供的 25%,门静脉约占血供的 75%。故对比增强检查时,动脉期可显示肝动脉及其分支(图 5 - 51),但肝实质没有明显对比增强,门静脉期可显示门静脉及其分支(图 5 - 52),肝实

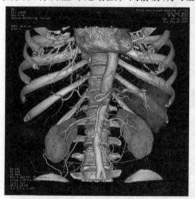
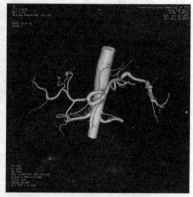

图 5 - 51   肝动脉

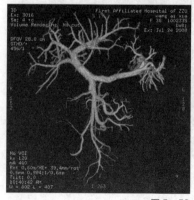
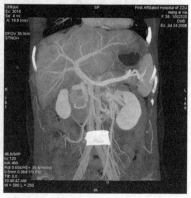

图 5 - 52   门静脉树

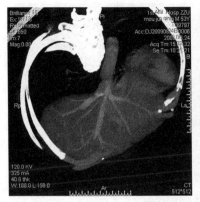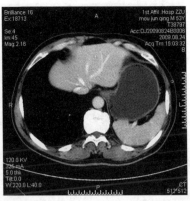

图5-53　正常肝静脉

质对比增强密度明显增高，增强密度均匀一致，平衡期对比增强密度逐渐下降，于第二肝门层面可见左、中、右三支肝静脉回流入下腔静脉（图5-53）。

二、脂肪肝

【概述】　正常肝脂肪含量应低于5%，超过5%则可致脂肪肝（fatty liver）。根据脂肪浸润程度和范围，分为弥漫性和局灶性脂肪肝。

【CT表现】　平扫显示肝的密度降低，比脾的密度低。弥漫性脂肪浸润表现全肝密度降低（图5-54），局灶性浸润则表现肝叶或肝段局部密度降低（图5-55）。由于肝的密度降低，衬托之下肝内血管密度相对高而清楚显示，但走向、排列、大小、分支正常，没有受压移位，可与肝癌等相鉴别。

【诊断与鉴别诊断】　局限性脂肪肝应与肝局灶性占位病变如肝癌、血管瘤、转移瘤等相鉴别，鉴别要点是首先要确定有无这些占位病变的特征性改变。当不能排除占位病变的可能性时，应依据局限性脂肪肝或弥漫性脂肪肝正常肝岛的CT特点进行区分。影像诊断应密切结合临床病史和化验资料。若鉴别诊断仍有困难时，可行细针穿刺活检。

三、肝硬化

【概述】　肝硬化病因很多，常见病因为肝炎和酗酒。肝硬化发生后，早期肝细胞弥漫性变性、坏死，进一步发生纤维组织增生和肝细胞结节状再生，致使肝变形、变硬，肝叶萎缩或增大，同时引起门脉高压。

【CT表现】　早期肝硬化肝脏体积正常或增大，中晚期肝缘轮廓呈结节

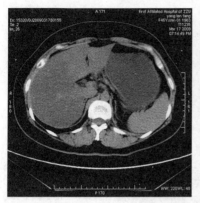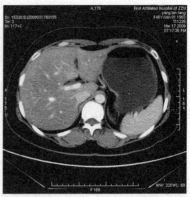

图 5-54　弥漫性脂肪肝

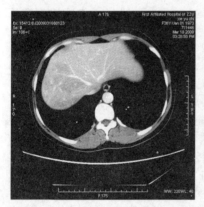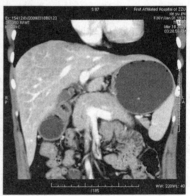

图 5-55　局灶性脂肪肝

状凹凸不平；肝脏缩小，肝叶比例失调，通常为尾叶、左叶外侧段增大，右叶发生萎缩，部分也表现右叶增大，左叶萎缩或尾叶萎缩，结果出现肝各叶大小比例失调。肝轮廓边缘显示凹凸不平，肝门、肝裂增宽以及脾大、腹水、胃底和食管静脉曲张等门脉高压征象（图 5-56～图 5-58）。

四、肝豆状核变性

【概述】　是常染色体隐性遗传性铜代谢障碍性疾病。体内过量铜蓄积导致肝细胞坏死，继发肝硬变及中枢神经系统的损害，即豆状核变性。临床特点是患者眼角膜周边与巩膜相邻部位出现棕绿色色素环。血清铜氧化酶降低。

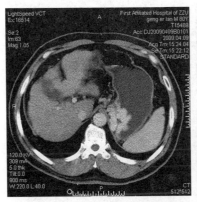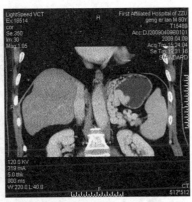

图 5 - 56 肝硬化门脉高压

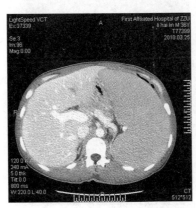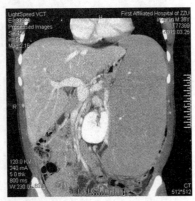

图 5 - 57 肝硬化脾大

【CT 表现】 ①腹部检查表现为肝硬化。②头颅 CT 有助于诊断，表现为豆状核变性，为类圆形低密度灶，多为双侧（图 5 - 59，图 5 - 60）。

五、肝脓肿

【概述】 临床表现肝大、肝区疼痛、触痛，以及发热、白细胞升高等急性感染表现。以细菌性和阿米巴性肝脓肿常见。这些致病菌通过血液循环到达肝脏，产生溶组织酶，病变的肝组织充血、水肿及大量白细胞浸润。白细胞崩解，组织液化坏死，形成脓腔，周围肉芽组织增生形成脓肿壁，脓肿壁周围肝组织可有水肿。脓肿多为单房，少数为多房，可单发或多发。

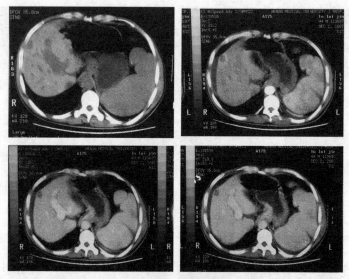

图 5-58　肝硬化结节

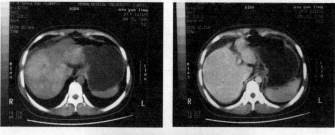

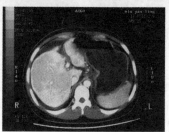

图 5-59　肝豆状核变性（1）

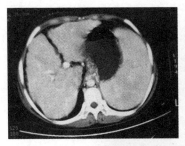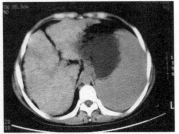

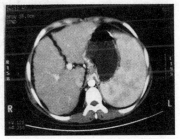

图5-60　肝豆状核变性（2）

【CT表现】　平扫显示肝实质圆形或类圆形低密度肿块，中央为脓腔，密度均匀或不均匀，CT值高于水而低于肝。部分脓肿内出现小气泡或气-液平面。环绕脓腔可见密度低于肝而高于脓腔的环状影为脓肿壁。急性期脓肿壁外周可出现环状水肿带。增强CT示脓肿壁呈环形明显强化，脓腔和周围水肿带无强化。低密度的脓腔和环形强化的脓肿壁以及周围的无强化的低密度水肿带构成了所谓"环征"。"环征"和脓肿内的小气泡为肝脓肿的特征性表现（图5-61）。

六、肝结核

【概述】　肝结核为结核病全身性播散之局部表现，患者常同时患肺结核或肠结核。结核菌可经血行、淋巴及直接侵犯等途径进入肝脏。肝结核一般无特异性临床症状，一般起病缓慢，重者有低热、乏力、盗汗、消瘦及肝区疼痛。

【CT表现】　多数为非特异性的。有以下几种类型：①粟粒型肝结核：此型多见。CT可见肝肿大，肝内多发粟粒状低密度灶；或者肝肿大伴密度减低，而对多发、细小病灶CT分辨不清。此型若无肝外结核存在，只靠CT检查多不能确诊。最后靠活检病理诊断。绝大多数粟粒型肝结核经药物治疗

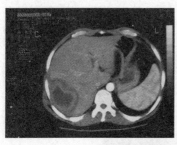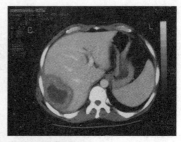

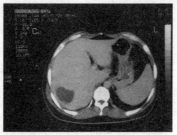

图 5-61　肝脓肿

后，病变吸收、纤维化、钙化。②结节型肝结核：平扫时表现为肝内结节低密度病变，或密度不均匀之混合密度形态。增强扫描可见轻至中度的边缘强化。病变单发或多发，中心形成干酪性坏死，并形成结核性脓疡（图5-62）。③混合密度型者，CT 表现为类圆形 2~5 cm 大小之结节状病变，中心高或等密度，并可能钙化，为斑点状或粉末状钙化。周围为低密度，边缘有一均匀的薄环，有环状增强征象。结核性胆管炎极为少见，为沿胆管壁走行的钙化（图5-63）。

七、肝囊肿

【概述】　肝囊肿是胆管发育异常形成的小胆管丛，逐渐扩大融合形成的肝囊性病变。囊肿的大小从数毫米到数厘米，囊壁很薄，囊内充满澄清液体。临床症状轻微，巨大囊肿可有上腹胀痛。偶有囊肿破裂、出血。

【CT 表现】　平扫显示肝实质内圆形低密度区，边缘锐利，境界清楚，囊内密度均匀，CT 值为 0~20 HU。对比增强后，囊内无对比增强，在周围强化的肝实质的衬托下，囊肿境界更加清楚，囊壁菲薄一般不能显示。当囊肿发生感染时，壁可强化（图5-64）。

八、肝包虫病

【概述】　肝棘球蚴病是棘球绦虫的幼虫寄生于肝脏引起的寄生虫病，

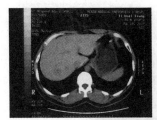
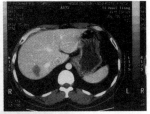
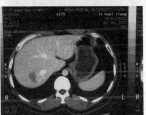

图 5 - 62 肝结核 (1)

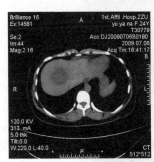
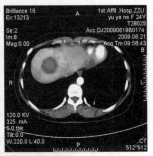
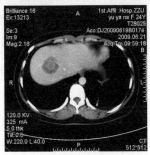

图 5 - 63 肝结核 (2)

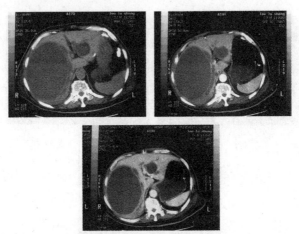

图5-64 肝囊肿并发感染

流行于牧区。棘球蚴有细粒棘球绦虫和泡状棘球绦虫两种，前者多见，引起囊状棘球蚴病，亦称肝包虫囊肿病，后者引起泡状棘球蚴病。

【CT表现】 平扫显示肝实质内单发或多发、大小不等、圆形或类圆形的低密度囊状病灶。边缘光滑锐利，境界清楚，CT值为14～20 HU。同时可见环状、半环状、条索状或结节状钙化。对比增强后囊肿无强化。囊壁一般不显示，除非囊壁钙化。囊内囊为其特征性表现，即于母囊内有大小不一、数目不等的子囊。内外囊分离表现特殊，分离程度不同，出现所谓"双边征""水上百合征""飘带征"，为棘球蚴囊一个可靠征象。泡状棘球蚴病表现为境界不清的低密度或高低混合密度区，可见广泛的颗粒或不规则钙化。病灶亦可见坏死液化。对比增强后无增强（图5-65）。

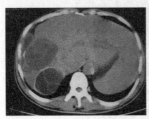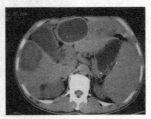

图5-65 肝包虫

九、肝海绵状血管瘤

【概述】 肝海绵状血管瘤是最常见的肝良性肿瘤，根据Adam等统计占肝良性肿瘤的84%。好发于女性，发病率为男性的4.5~5倍。可无任何症状或偶然在体检中发现。巨大肿瘤可出现上腹部胀痛不适。肿瘤破裂可引起肝脏出血。肿瘤90%为单发，10%多发。肿瘤直径2~20 cm。肿瘤内由扩张的异常血窦组成，内衬单层的血管内间隔形成海绵状结构，并充满新鲜血液。偶尔肿瘤内血栓形成，可出现钙化。

【CT表现】 平扫呈单发或多发圆形或类圆形低密度灶，边缘清晰，可见小钙化密度影，瘤内可见更低密度影。增强病灶呈"早出晚归"的特征。瘤内血栓或纤维化部分始终呈低密度。以下三点可作为海绵状血管瘤CT诊断标准：①平扫表现境界清楚的低密度区；②增强扫描从周边部开始强化，并不断向中央扩大，强化密度接近同层大血管的密度；③长时间持续强化，最后与周围正常肝实质形成等密度（图5-66）。

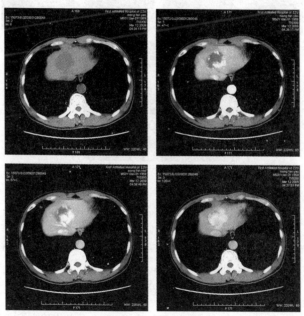

图5-66 肝血管瘤

十、肝细胞腺瘤

【概述】 肝细胞腺瘤或称肝腺瘤，多见于15~45岁女性。与口服避孕药有密切关系，停服避孕药肿瘤可缩小或消失。多数患者无症状，少数有腹部肿块和轻微腹痛。肿瘤巨大可破裂，则出现内出血的征象。病理上，腺瘤的组织分化程度好，有完整包膜。多为单发，呈圆形或类圆形，境界清楚。肿瘤大小 1～30 cm 不等。

【CT 表现】 多为肝内边界清楚的低密度肿块，少数为等密度肿块，并发出血则密度增高。对比增强后动脉期明显强化，而后逐渐下降至等密度，平衡期恢复为低密度。据报道，一部分肿瘤周围可出现脂肪变性，周围形成低密度环，可作为肝细胞腺瘤 CT 特异性的表现（图 5－67）。

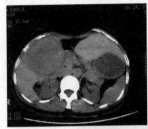
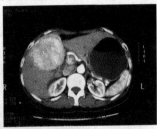
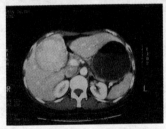

图 5－67　肝腺瘤

十一、肝局灶性结节性增生

【概述】 局灶性结节性增生（focal nodular hyperplasia，FNH）为肝内少见的良性病变，病因不明。女性多见，也可见于儿童。一般无临床症状。肿瘤较大可出现腹部包块，偶有肿瘤破裂出血等。FNH 实质由正常肝细胞、血管、胆管和 Kupffer 细胞组成，但无正常肝小叶结构。病灶中央为星状纤维瘢痕，向周围放射状分隔。肿块无包膜，但与周围肝实质分界清楚，大小一般为 4～7 cm，也可大到 20 cm。

【CT 表现】 大多数 FNH 无特异性表现。平扫通常表现为等密度或稍低密度的肿块。对比增强后行多期扫描，动脉期肿块表现明显均匀增强，静脉期增强密度逐渐下降，最终成较低密度。中央的瘢痕组织和向周围放射状分布的分隔纤维无强化而呈低密度区，为 FNH 的 CT 特征（图 5－68）。

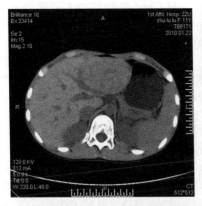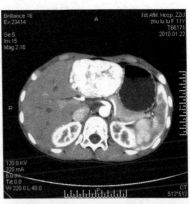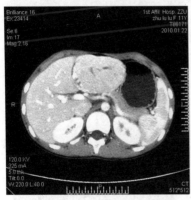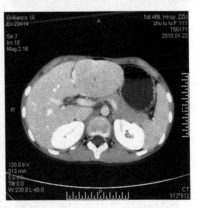

图5-68 肝局灶结节增生

十二、肝细胞肝癌

【概述】 肝细胞肝癌男性多见，好发于30~60岁。发病与乙型肝炎和肝硬化密切相关。早期一般无症状，中晚期表现肝区疼痛，消瘦乏力，腹部包块。大部分患者AFP阳性。病理学上分三型：①巨块型，肿块直径≥5 cm，最多见；②结节型，每个癌结节<5 cm；③弥漫型，<1 cm的小结节弥漫分布全肝。小于3 cm的单发结节，或2个结节直径之和不超过3 cm的结节为小肝癌。肝细胞癌主要由肝动脉供血，且90%病例都为血供丰富的肿瘤。肝细胞癌容易侵犯门静脉和肝静脉引起血管内癌栓或肝内外血行转移；侵犯胆道引起阻塞性黄疸；淋巴转移可引起肝门及腹主动脉或腔静脉旁

等处腹腔淋巴结增大；晚期可发生肺、骨骼、肾上腺和肾等远处转移。

　　【CT 表现】　平扫常见肝硬化，边缘轮廓局限性突起，肝实质内出现单发或多发、圆形或类圆形的边界清楚或模糊的肿块，肿块多数为低密度，周围可见低密度的透亮带为肿瘤假包膜。巨块型肝癌中央可发生坏死而出现更低密度区。对比增强螺旋 CT 多期扫描：动脉期，主要为门静脉供血的正常肝实质还未出现对比增强，而以肝动脉供血的肿瘤很快出现明显的斑片状、结节状强化，CT 值迅速达到峰值；门静脉期，正常肝实质对比增强密度开始升高，肿瘤对比增强密度迅速下降；平衡期，肿块对比增强密度继续下降，在明显强化的肝实质内又表现低密度状态。全部对比增强过程呈"快显快出"现象。如发生血管侵犯或癌栓形成，则可见门静脉、肝静脉或下腔静脉扩张，增强后出现充盈缺损；胆道系统侵犯，引起胆道扩张；肝门部或腹主动脉旁、腔静脉旁淋巴结增大提示淋巴结转移（图 5-69）。

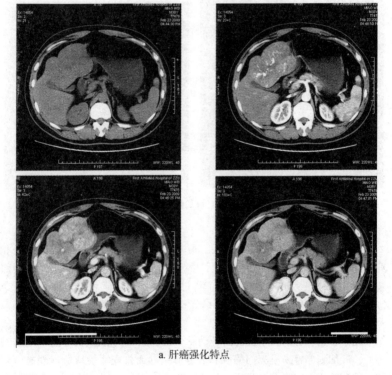

a. 肝癌强化特点

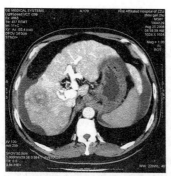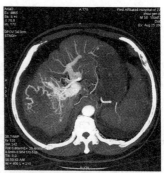

b. 肝癌合并动静脉瘘

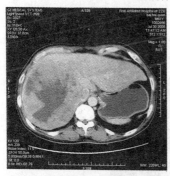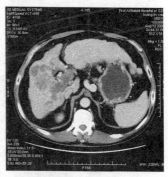

c. 肝癌并下腔静脉癌栓　　　　　d. 肝癌合并门脉癌栓

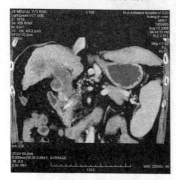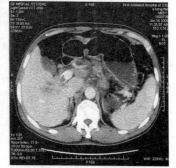

e. 肝癌合并门脉癌栓　　f. 肝癌合并门脉癌栓及腹膜后淋巴结转移

图 5 - 69　肝癌

十三、转移性肝癌

【概述】 转移性肝癌在我国发病率仅次于肝细胞肝癌。转移途径主要有：①临近器官肿瘤的直接侵犯；②经肝门部淋巴转移；③经门静脉转移，如消化道恶性肿瘤转移；④经肝动脉转移，如肺癌转移。病理呈肝内多发结节，大小从数毫米到 10 cm 以上不等。易坏死、囊变、出血和钙化。临床症状除原发的肿瘤症状外，出现肝大，肝区疼痛，消瘦，黄疸，腹水等。AFP 多阴性。

【CT 表现】 平扫可见肝实质内多发小圆形或类圆形的低密度肿块，少数也可单发。肿块密度均匀，发生钙化或出血，肿瘤内有高密度灶，液化坏死、囊变则在肿瘤中呈水样密度。对比增强扫描动脉期呈不规则边缘强化，门静脉期可出现整个瘤灶均匀或不均匀强化，平衡期对比增强消退。少数肿瘤中央见无增强的低密度，边缘强化呈高密度，外周有一稍低于肝密度的水肿带，构成所谓"牛眼征"。有时肿瘤很小也可发生囊变，表现为边缘强化，壁厚薄不一的囊状瘤灶（图 5 - 70）。

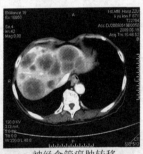

a. 神经食管癌肿转移

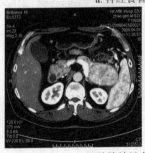
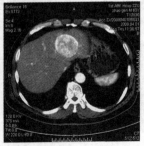

b. 胰腺神经内分泌癌肝转移

图 5 - 70　转移性肝癌

十四、肝母细胞瘤

【概述】 为儿童期原发性肝恶性肿瘤，类似成人肝细胞瘤。好发年龄为3岁以下，以1岁以下更为多见。在儿童恶性肿瘤中，肝母细胞瘤的发生率仅次于神经母细胞瘤及肾母细胞瘤。与乙型病毒性肝炎及肝硬化无关。血清AFP值多表现升高。病理组织学，由上皮和间叶两种成分组成。上皮成分又有两种，一为体积小、染色深、核大浆少，排列成缎带状的原始肝细胞；二为具有肝细胞分化的体积大、胞浆多呈梁状排列的肝癌细胞。间叶成分主要是骨样组织、肌肉及髓外造血组织。大体病理，肿瘤分为块状型、多结节型及弥漫型。块状型其肿瘤呈大块状，多结节型其肿瘤呈数个大结节状，弥漫型其肿瘤为小结节灶，弥漫分布于全肝。临床症状为腹部肿块、贫血、腹水，并可出现黄疸。

【CT表现】 ①平扫：可见肝实性肿块，多由数个结节聚合成大块状，其边缘为高或等密度，中心呈低密度或高低不等密度。②增强扫描：在动脉期增强可见多个结节状增强染色征象，门静脉期肿瘤呈低密度，中心有不规则更低密度区域，为肿瘤坏死所致。有的肿瘤内含类似骨组织成分，CT可显示钙化灶（图5-71）。

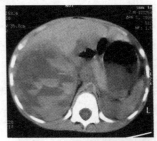
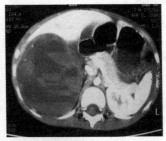
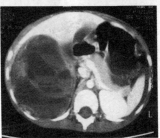

图5-71 肝母细胞瘤

十五、肝神经内分泌瘤

【概述】 肝神经内分泌瘤（neuroendocrine tumor，NET）临床一般不出现类癌综合征表现，血中也少有激素类物质增高。其病理组织学类型有：高分化NET、中分化NET、低分化NET、以中分化NET多见。

【CT表现】 肝脏内不均匀低密度肿块，内常有小坏死液化区，肿瘤广泛出血坏死时则形成巨大囊实性肿块，增强扫描肿瘤实性部分动脉期开始强化，至静脉期持续增强，肿瘤边缘较模糊（图5-72）。

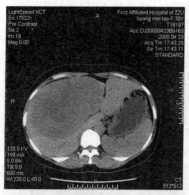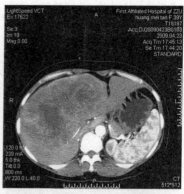
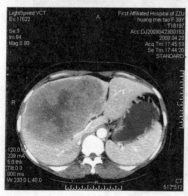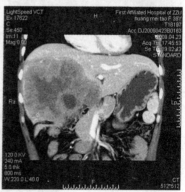

图5-72 肝神经内分泌瘤

十六、肝嗜酸性肉芽肿

【概述】 肝嗜酸性肉芽肿是肝脏的一种良性病变，表现为嗜酸性细胞在肝脏局部大量浸润并形成结节样。肝嗜酸性肉芽肿临床表现可从无不适或仅有疲劳，到全身乏力，发热、肝区痛等，甚至可以表现为急腹症。病史中一般有食生鱼片史、血吸虫疫水接触史等，无肝炎病史。

【CT表现】 肝浸润的病灶多为小的局灶性病变，CT影像上为圆形或类圆形低密度病灶，病灶平均约为2 cm（范围1～4 cm）。病灶的边界清楚或不清楚，对周围的肝血管无压迫，造影增强后病灶有均匀或不均匀的轻度强化，强化程度低于肝实质，以门静脉期病灶显示最为清楚（图5－73）。

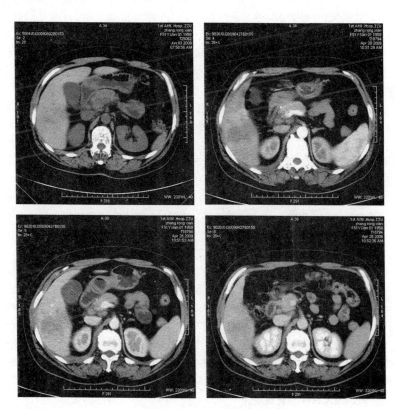

图5－73 肝嗜酸性肉芽肿

第七节　胆道疾病

一、正常解剖

平扫胆囊位于肝门下方，肝右叶内侧。横断面表现圆形或类圆形，直径 4~5 cm，胆囊腔表现均匀水样低密度，CT 值为 0~20 HU。胆囊壁光滑锐利，厚度为 2~3 mm。对比增强检查胆囊腔内无对比强化，胆囊壁表现均匀一致的强化。

正常肝内、外胆管大多数 CT 不显示，薄层扫描少数可能显示，平扫表现为小圆形或管状低密度区，与血管影表现相同，对比增强后血管增强而胆管没有增强可以鉴别。

二、胆石症与胆囊炎

【概述】　在胆汁淤滞和胆道感染等因素的影响下，胆汁中胆色素、胆固醇、黏液物质和钙盐物质析出、凝集而形成胆结石。胆结石分为胆固醇性、胆色素性和混合性胆结石。发生在胆管内的结石为胆管结石，胆囊内结石为胆囊结石，统称为胆石症。胆结石在胆囊或胆管内引起胆汁淤滞，易继发胆囊、胆道梗阻和感染，继而又促进结石形成和发展。因此，胆囊炎和胆石症往往是互为因果的两个疾病。CT 对胆石症的正确诊断率可达 95%。胆结石和慢性胆囊炎常见的症状为反复、突然发作的右上腹部绞痛，并放射至后背和右肩胛下部。急性胆囊炎常表现持续性疼痛、阵发性绞痛，伴有畏寒、高热、呕吐。检查右上腹压痛，墨菲征阳性。

【CT 表现】　可见肝内、外胆管或胆囊内单发或多发、圆形、多边形或泥沙状的高密度影，其位置可随体位变换而改变，与占位病变不同。胆总管结石可见上部胆管扩张。结石部位的层面，扩张的胆管突然消失，同时见到高密度结石呈"靶形征"或"半月征"。合并急性胆囊炎则胆囊增大，直径>5 cm，胆囊壁弥漫性增厚超过 3 mm 并有明显均匀强化，胆囊周围常有环形低密度水肿带与液体潴留。慢性胆囊炎则表现胆囊缩小，胆囊壁增厚，可有钙化，增强扫描有强化（图 5-74，图 5-75）。

三、先天性胆总管囊肿

【概述】　本病又称先天性胆总管扩张症，为先天性胆管壁发育不良所致，多见于女性，10 岁以下者占病变总数的半数以上。临床可表现为黄疸、上腹包块及右上腹痛。

【CT 表现】　肝内和/或肝外胆管的囊性扩张。按囊肿的形态和位置分为

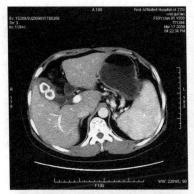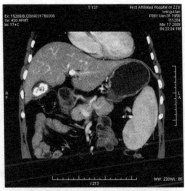

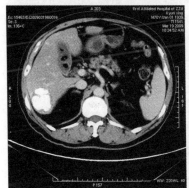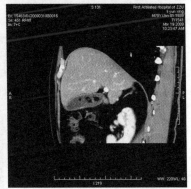

a. 胆囊结石

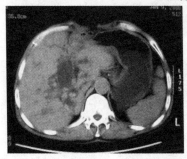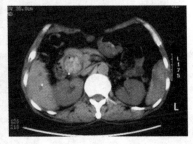

b. 肝内外胆管结石

图 5-74 胆石症

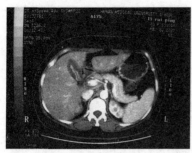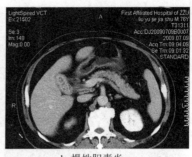

a. 急性胆囊炎　　　　　　　　　　b. 慢性胆囊炎

图 5 - 75　胆囊炎

5 型。Ⅰ型囊肿型，胆总管呈梭形、纺锤状扩张，占 80% ~ 90%；Ⅱ型憩室型，胆总管单发憩室形成；Ⅲ型十二指肠壁内型；Ⅳ型肝内外型或肝外多发；Ⅴ型又称 Caroli 病，肝内胆管囊状扩张，Caroli 于 1958 年首次报道，为常染色体隐性遗传性疾病，男性为主，临床分 2 亚型。①单纯型：不合并肝硬变、门脉高压，常合并胆管炎或胆道结石。②复杂型：合并肝内纤维化，肝硬变及门脉高压，却无肝内胆管扩张或胆道感染，也无胆结石（图5 - 76）。

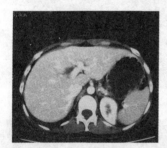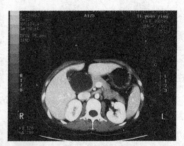

a. 胆总管囊肿Ⅰ型

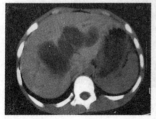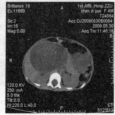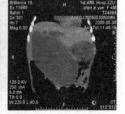

b. 胆总管囊肿Ⅳ型

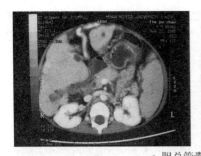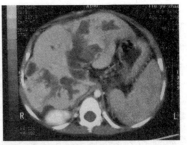

c.胆总管囊肿Ⅴ型

图5-76　胆总管囊肿

四、胆管细胞癌

【概述】　根据其发生部位分为肝内胆管瘤、肝门部胆管癌及远段胆总管癌。病理大多为腺癌，其次为鳞癌。肿瘤形态分为浸润型、结节型及乳头型，其中浸润型最多见。常见症状为黄疸。发生于远端的胆管癌预后较好，因可早期发现，手术切除率高（图5-77）。

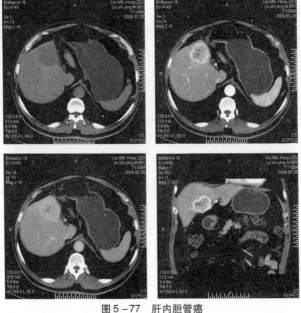

图5-77　肝内胆管癌

【CT 表现】 肝内胆管癌：平扫表现为边缘不规则的低密度占位性病变，一般密度比较均匀。增强扫描于早期时相可见肿瘤边缘呈轻度环状增强，晚期时相于肿瘤边缘显示为低密度环，而中心表现为高密度，并可见肿瘤末梢侧之肝内胆管扩张征象。

肝外胆管细胞癌：①肝内或肝内外胆管扩张；②胆管突然中断，断端见软组织结节，增强后有强化，渐进性强化多见；③胆管壁明显不均匀增厚并强化；④可伴淋巴结转移、肝转移等（图 5 – 78）。

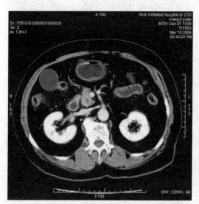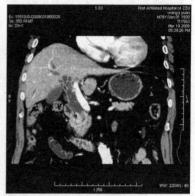

图 5 – 78　胆总管癌

五、胆囊癌

【概述】 胆囊癌 70% ~90% 为腺癌，少数为鳞癌。肿瘤常发生在胆囊底部或颈部。80% 呈浸润性生长，胆囊壁环形增厚；20% 呈乳头状生长突入胆囊腔。肿瘤增大，可占据整个胆囊，形成软组织肿块，并侵犯周围肝组织。约 70% 合并胆囊结石。临床表现右上腹持续性疼痛、黄疸、消瘦、肝大和上腹部包块。

【CT 表现】 胆囊增大或缩小，肿瘤表现三种类型：①胆囊壁增厚型，胆囊壁呈不规则或结节状增厚；②腔内型，胆囊腔单发或多发乳头状肿块，肿块基底部胆囊壁增厚；③肿块型，胆囊腔全部被肿瘤所占据，形成软组织肿块，周围肝实质出现低密度带。对比增强，肿瘤及其局部胆囊壁明显强化。同时可见胆管受压、不规则狭窄和上部扩张。往往伴有胆囊结石（图 5 – 79）。

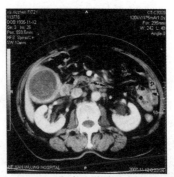

a. 胆囊壁增厚型

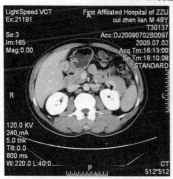 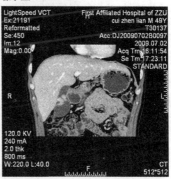

b. 腔内型

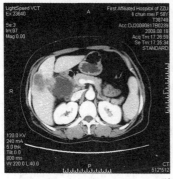 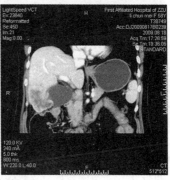

c. 肿块型

图 5 - 79　胆囊癌

第八节　胰腺疾病

一、正常解剖

胰腺位于上腹部腹膜后区，其体积小，位置深。胰腺实质密度均匀，略低于脾，增强扫描后密度均匀增高，呈带状，横跨于第 1 腰椎、第 2 腰椎之前，由头向尾逐渐变细。正常胰头、体、尾与胰腺长轴垂直的径线可达 3 cm、2.5 cm 和 2 cm。脾静脉沿胰腺体尾部后缘走行，是识别胰腺的标志。胰管位于胰腺偏前部，可不显示或表现为细线状低密度影。

二、急性胰腺炎

【概述】　急性胰腺炎是胰蛋白酶原溢出被激活成胰蛋白酶引发胰腺及其周围组织自身消化的一种急性炎症。急性胰腺炎分急性水肿型及出血坏死型两种。前者多见，占 80%～90%，表现为病变胰腺肿大变硬，间质充血水肿并细胞浸润。后者较少见，病变以广泛的胰腺坏死、出血为特征。由于胰液、炎性渗出、脓液、出血、坏死组织等聚积在胰腺内外，并可沿多条途径在腹膜后间隙或向腹腔内扩散，因此常伴有不同程度的并发症。急性胰腺炎临床表现为突发上腹部剧痛并可出现休克，疼痛向腰背部放射，伴有恶心、呕吐、发热等。发病前多有酗酒、暴饮暴食或胆道疾病史，另外生化、血液学方面也有一定的改变。

【CT 表现】　急性胰腺炎典型表现是胰腺局部或弥漫性肿大，密度稍减低，胰腺周围常有炎性渗出，导致胰腺边缘不清，临近肾前膜增厚，此征象尽管非胰腺炎所特有，但却是胰腺炎的重要标志。胰分泌液具有高侵袭性，可沿着组织间隙弥漫性扩散形成炎性混合物，再进一步演变为液化、化脓或吸收好转。水肿型胰腺炎病变程度较轻，而坏死出血性胰腺炎者胰腺明显肿大，上述改变更显著，胰腺密度不均。坏死呈低密度区而出血呈高密度，增强扫描可见坏死区不增强，据此可帮助了解胰腺的坏死范围。由于胰腺炎炎性渗液内含有消化酶，极具侵蚀性，并有一定的流动性，聚积在胰内、外的病变可扩散到小网膜、脾周围、胃周围、肾旁前间隙，升、降结肠周围间隙、肠系膜以致盆腔，因此 CT 检查范围必要时要向下扩展到盆腔。胰腺假性囊肿形成时，可见边界清楚的囊状低密度区。脓肿是胰腺炎的重要并发症，可危及生命，CT 表现与坏死区相似，为局限性低密度灶，出现气体是脓肿的特征。脓肿诊断时需与假囊肿相鉴别，诊断困难时可针吸活检进一步明确诊断（图 5 - 80）。

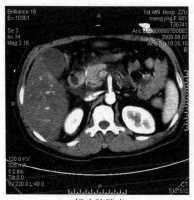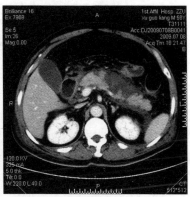

a. 轻症胰腺炎　　　　　　　　　b. 坏死性胰腺炎

图5-80　急性胰腺炎

三、慢性胰腺炎

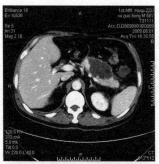

a. 胰腺炎假囊肿

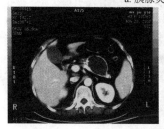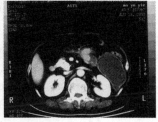

b. 慢性胰腺炎钙化合并假囊肿

图5-81　慢性胰腺炎

【概述】 慢性胰腺炎是指由各种因素造成胰腺局部、节段性或弥漫性的慢性进展性炎症,导致胰腺实质和胰管组织的不可逆性损害。肉眼观察胰腺呈结节状,质较硬。病理上胰腺间质细胞浸润,常有一定量的纤维组织增生,腺泡和胰腺组织萎缩、消失,有钙化或结石形成,胰管呈不同程度扩张。临床上患者可有上腹痛,可合并糖尿病,常伴有胆系疾病。

【CT 表现】 可表现为胰腺局部增大或萎缩,胰管不同程度扩张,胰腺钙化形成,钙化呈斑点状致密影,沿胰管分布。合并假性囊肿形成时表现为边界清楚的囊状低密度区,CT 值接近水的密度(图 5 - 81)。

四、胰腺癌

【概述】 胰腺导管细胞癌,简称胰腺癌,是胰腺最常见的恶性肿瘤,约占全部胰腺恶性肿瘤的 95%。其他还有内分泌性细胞肿瘤及非上皮性肿瘤。导管腺癌病理上为致密的纤维化硬化性病变。有 60% ~70% 发生于胰腺头部,其次为体部、尾部,或头部、体部、全胰受累。胰腺癌的大小和外形不一。边界有的分明,有的分辨不清。呈坚硬的结节样,肿块中心常有坏死。由于胰腺淋巴引流丰富和缺乏胰周包膜,较易出现其他脏器或淋巴结的转移。

临床上多见于 40 岁以上男性,发病率随年龄增长而增高。早期多无症状或症状不明确,不易引起重视。因胰头癌常直接侵犯或压迫胆总管胰内段,出现进行性阻塞性黄疸,临床就诊相对早。胰体尾部癌多在出现持续性腹痛、腰背痛或发现上腹深部肿块时就诊。胰腺癌预后差,5 年生存率仅约为 5%。

【CT 表现】 CT 上肿瘤的密度常与胰腺的密度相等或略低,故平扫可发生漏诊。较大的肿块可引起胰腺局部增大。如病灶内出现坏死、液化则形成低密度区。由于胰腺癌是少血管性肿块,增强扫描时肿块强化不明显,呈相对低密度。胰管、胆管扩张可形成"双管征",此为胰头癌的常见征象。可伴有胰体尾萎缩或引起远端潴留性假囊肿。胰腺癌进一步发展,可使胰周脂肪层消失,临近血管可被推移或包埋。胰周、腹膜后、肝门淋巴结和肝内可发生转移。CT 对胰腺癌能做出较为准确的术前分期,对判断手术切除的可能性与准确性较高。术前有条件者应常规做螺旋 CT 双期扫描以更清楚地显示病变细节(图 5 - 82)。

五、胰腺囊性肿瘤

【概述】 胰腺囊性肿瘤的发生率占所有胰腺肿瘤的 10% ~15%。良性

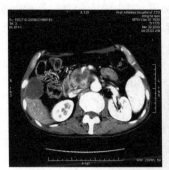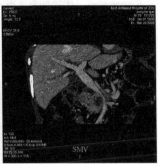

a. 胰头癌侵及肠系膜上静脉

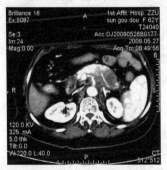

b. 胰腺体、尾癌脾动脉侵犯及腹膜后淋巴结转移

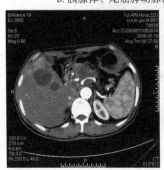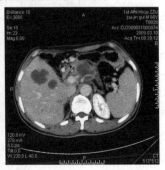

c. 胰体癌肝转移

图 5-82　胰腺癌

肿瘤主要为浆液性囊腺瘤，恶性或潜在恶性的肿瘤主要为黏液性囊腺肿瘤、

导管内乳头状黏液瘤、实性假乳头状瘤等。临床症状不典型，因体检或影像学检查被偶然发现。囊性肿瘤根据形态学分为 4 型：单囊型、多微囊型、多巨囊型、囊实型（图 5 - 83）。

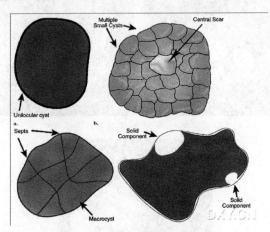

图 5 -83　胰腺囊性病变形态学分类

【CT 表现】　①浆液性囊腺瘤：囊腔直径一般小于 2 cm，囊壁可强化，较有特征性 CT 表现为：特征性表现为多微囊型囊肿，蜂窝状外观，有中央星状瘢痕及钙化（图 5 - 84）。②黏液性囊性肿瘤：位于胰体、尾部的囊性肿块，常为单发，病灶较大，多呈巨囊型或单囊型，边界清楚。CT 可显示瘤壁和囊内间隔，瘤壁厚薄不均匀，有时囊壁上可见乳突状强化结节突入囊腔内。囊壁或囊内可出现壳状或不规则钙化，多为外周性分布。肿瘤实性成分较多、有明显强化的壁结节、囊壁不规则增厚以及大囊附近多个子囊的出现提示黏液性囊腺癌的诊断（图 5 - 85）。③导管内乳头状黏液瘤：常见于老年男性，伴有胰管扩张的胰腺囊肿，囊肿与胰管沟通（图 5 - 86）。④胰腺实性假乳头状瘤：常见于年轻女性，表现为胰腺囊实性肿块，境界清楚，肿块一般很大，较少引起胆胰管扩张，其内密度不均，可有出血（造成囊液信号密度的相应变化）、坏死和钙化，增强后部分强化，强化特征为动脉期轻度强化，门脉期明显强化（图 5 - 87）。

六、胰腺腺泡细胞癌

【概述】　少见，仅占胰腺外分泌肿瘤的 1% 左右，好发于老年男性，儿童极少数，属于高度侵袭性肿瘤。临床表现与肿瘤发生部位有关，但常无特

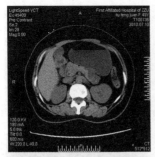
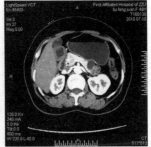
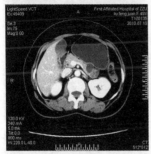
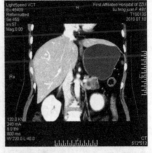

图 5 - 84 胰腺浆液性囊腺瘤

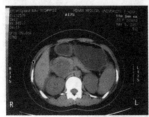
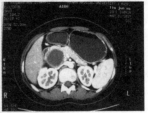
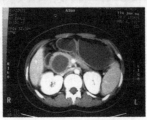

图 5 - 85 胰腺黏液性囊腺瘤

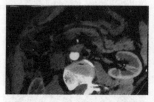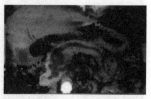

图 5 – 86　胰腺导管内乳头状黏液性瘤

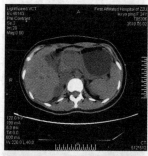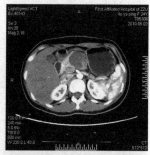

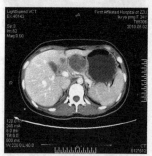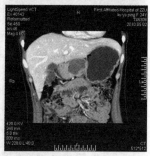

图 5 – 87　胰腺实性假乳头状瘤

异性，黄疸罕见。最常发生于胰头部，其次为胰尾、胰体。肿瘤体积大，实性，有包膜，常见广泛坏死和囊变，间质少，故质地较软，免疫组化证实有胰蛋白酶、脂肪酶、糜蛋白酶的分泌。

【CT 表现】　肿瘤边界清，有包膜，常外生性生长，实质内部密度不均（出血、坏死），有 1/3～1/2 病例见点块状钙化。增强：较明显强化，较小肿瘤强化均匀，较大肿瘤强化不均，实性部分强化，坏死区无强化。强化程度：胰岛素瘤 > 腺泡癌 > 胰腺导管细胞癌（图 5 – 88）。

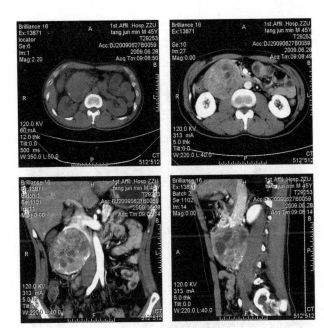

图 5-88 胰腺腺泡细胞癌

七、胰岛细胞瘤

【概述】 胰岛细胞瘤比较少见，多数为良性，少数恶性。分为功能性与非功能性两大类，其中以胰岛素瘤（insulinoma）最常见，占60%~90%，肿瘤好发部位为胰体、尾部，通常较小，大多小于2.0 cm。其次是胃泌素瘤（gastrinoma），占20%，常常多发，可发生于胰外，以十二指肠和胃壁多见。其他少见的胰岛细胞瘤是增血糖素瘤（glucagonoma）、血管活性肠肽瘤（vipoma）和生长激素释放抑制素瘤（somatostatinoma）等。无功能性胰岛细胞瘤肿瘤通常很大，甚至可超过10 cm。胰岛素瘤临床主要表现为低血糖综合征，血清胰岛素升高。胃泌素瘤可引起 Zollinger-Ellison 综合征，临床表现为难以治愈的消化道溃疡。而非功能性胰岛细胞瘤一般无临床症状，后期可因肿瘤生长和周围浸润及远处转移引起腹痛、消瘦、黄疸等症状。

【CT表现】 ①平扫胰腺内等密度肿块，多较小，可包括埋在胰腺内或局部突出于胰腺表面。②由于功能性胰岛细胞瘤无论良、恶性均为多血管性、富血供肿瘤，所以增强扫描早期（肝动脉期）肿块显著强化呈高密度结节，高于周围正常胰腺（图5-89）。③非功能性肿瘤通常较大，密度均匀或不均匀,多发于胰体、尾部,约20%出现瘤体内钙化,增强后可有强化,密度稍高于正常胰腺,中心可出现囊变(图 5 - 90)。④若合并局部淋巴结肿大或临近器官受累或转移,为恶性肿瘤征象(图 5 - 91)。

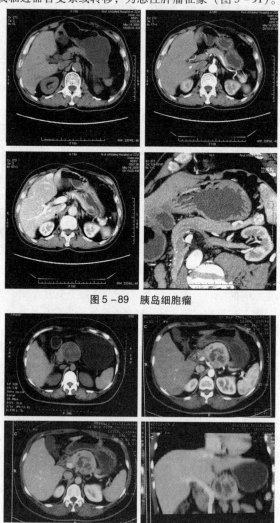

图 5 - 89　胰岛细胞瘤

图 5 - 90　无功能胰岛细胞瘤

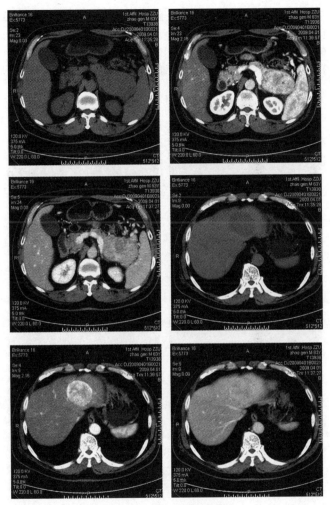

图 5 - 91　胰岛细胞瘤肝转移

八、胰母细胞瘤

【概述】　胰母细胞瘤是一种胰腺腺泡细胞起源的罕见的恶性肿瘤，占胰腺上皮性肿瘤的 0.5%。该瘤好发于 1～8 岁儿童，但亦有成人胰母细胞瘤的报道。本病好发于胰头部位，其次为胰体尾部。大体病理显示：肿瘤呈球形或卵圆形，可呈分叶状，常有纤维包膜，切面为黄色、浅褐色或灰白、暗红色，多有沙样钙化、出血坏死及囊变，亦可见不完整的纤维间隔。

【CT表现】 表现为实性巨大肿块，有完整或不完整包膜，边缘多清楚。增强扫描后肿块可明显强化，并且常伴有区域性的钙化、出血、坏死及囊变（图5-92）。

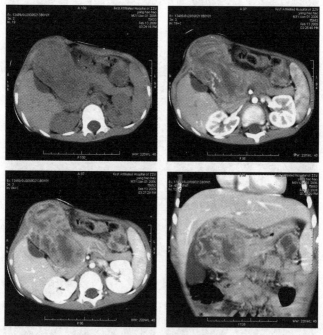

图5-92 胰母细胞瘤

第九节 脾脏疾病

一、正常解剖

正常脾前后径平均为10 cm，宽为6 cm，上下径为15 cm。在CT横断面图像上比较简便的观察方法是"肋单元"法：即以每一个与脾相邻的肋骨或肋间隙为一个肋单元，正常脾脏外侧缘累计肋单元不超过五个。平扫近似于新月形或内缘凹陷的半圆形，密度均匀，略低于肝。正常脾内侧缘常有小切迹，脾门处可见大血管出入，增强扫描动脉期脾不均匀强化，门静脉期和实质期脾的密度逐渐变均匀。

二、多脾综合征

【概述】　为先天性变异。多脾可以单独发生，亦可合并心血管及内脏多种畸形。一般无临床症状。

【CT表现】　①有一个或多个副脾。为结节状或球状的组织，密度或增强特性与正常脾脏相同（图5-93）。②脾脏异位，可位于右侧腹部。③多同时有多脏器的异位症，如右位心、异位的肝、胃肠、胆囊、胆管等，即内脏异位症。④个别病例有可能同时发生胆囊先天阙如、心脏与大血管发育不全、畸形等。

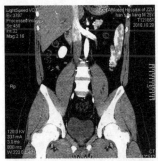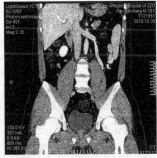

图5-93　副脾

三、脾囊性病变

【概述】　本病可分为三类。①真性脾囊肿：其内衬为内皮细胞，系先天性囊肿。②假性脾囊肿：囊壁无内皮细胞被覆，多数由于外伤脾内血肿、

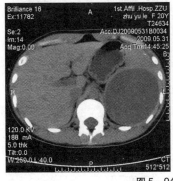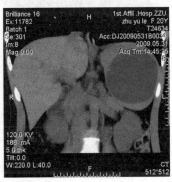

图5-94　脾囊肿

梗死或脓肿吸收所致，多见，占脾囊肿的 80% 左右。③脾包虫囊肿：常与肝或肺包虫囊肿同时存在，多见于牧区。临床多不引起症状，但囊肿较大时可表现为腹痛和腹部包块。

【CT 表现】　①平扫时可见脾内有水样密度的圆形或椭圆形的低密度区，境界清楚，有时可多发，囊壁有时有钙化（图 5-94）。②先天性囊肿壁很薄，外形规则，假性囊肿囊壁可稍厚，稍不规则。③脾包虫囊肿往往使脾增大，囊腔内容物虽也为液体，然 CT 值较前两种囊肿稍高，可能有钙化，也可见到有内囊分离脱落漂浮于囊内呈飘带状阴影，同时也可能见到子囊存在。④增强扫描后在先天性囊肿及假性囊肿本身不增强，有包虫性囊肿也不增强，但当有脱落的内囊及子囊存在时，则有囊壁增强现象。

四、脾梗死

【概述】　引起脾梗死的疾病常为二尖瓣疾病、骨髓增生性疾病、动脉炎、脾动脉瘤、动脉硬化等疾病。当有门静脉高压等导致的脾肿大时，更易出现脾梗死。脾梗死临床上可以无临床症状，亦可以引起左上腹痛。脾梗死

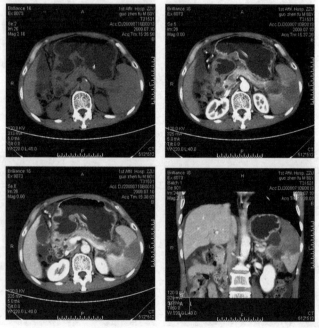

图 5-95　脾门占位及脾梗死

的病理学变化为贫血性梗死。在脾淤血时，贫血性梗死病灶周围有出血带。梗死的病灶常为多发，表现为尖端朝向脾门的楔状分布。有时脾梗死还可伴发脾内出血。

【CT表现】 ①梗死灶多发生于脾前缘处近脾门的方向，平扫时为低密度区。②梗死灶呈三角形或楔形、底近脾的外缘，尖端面向脾门。③增强扫描显示更为清楚，脾密度增高而梗死灶不增强，对比更好（图5-95）。④脾梗死灶在急性期（8 d以前）呈低密度区，不强化；在慢性期（15~28 d）则密度逐渐恢复正常，由于已出现瘢痕组织，瘢痕收缩可引起脾脏出现收缩变形情况。⑤若整个脾脏梗死，则在增强扫描时，整个脾脏呈不强化现象，只有脾包膜有增强现象。

五、脾脓肿

【概述】 脾脓肿是细菌侵入脾内形成的局限性化脓性感染。多继发于全身性感染，血行播散至脾或脾周围有感染或外伤、梗死后并发。脓肿可单

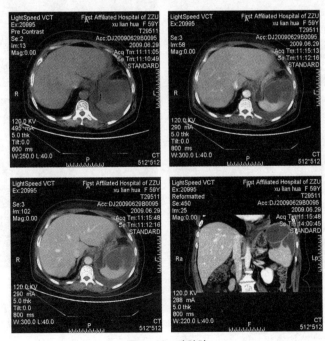

图5-96 脾脓肿

房或多房，可孤立或多发。患者临床上可表现为全身感染症状并脾区疼痛。

【CT 表现】　圆形或椭圆形低密度区，单发或多发，CT 值差别较大，一般 <30 HU，境界清楚。增强后脓肿壁发生环状增强，有时脓肿内密度不均或有气体存在（图 5-96）。

六、脾血管瘤

【概述】　原发于脾的肿瘤极为少见，有良、恶性之分，前者常见的有血管瘤、错构瘤及淋巴管瘤，以血管瘤最多见，常为海绵状血管瘤，由于肿瘤生长缓慢，多无临床症状。

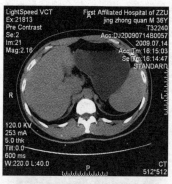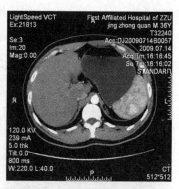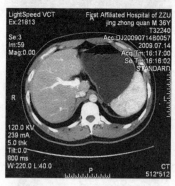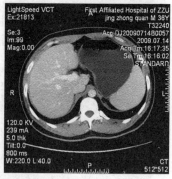

图 5-97　脾血管瘤

【CT 表现】　①海绵状血管瘤：平扫为边界清楚的低密度或等密度肿块，可能有少许钙化存在，增强扫描时与肝血管瘤可相似，早期表现为肿块边缘的结节状强化，继之向中心蔓延，最后呈等密度改变。中心有血栓形成、瘢痕存在时，因血流缓慢，上述动态变化更为缓慢，中心可有始终不强化区域。增强表现因肿瘤内血管腔大小及血流速度不同，显示不同的增强效果（图5－97，图5－98）。

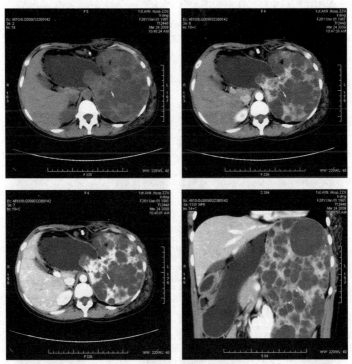

图5－98　脾不典型血管瘤

七、脾恶性淋巴瘤

【概述】　脾恶性淋巴瘤分脾原发性淋巴瘤及全身性淋巴瘤脾浸润两种，分为霍奇金淋巴瘤和非霍奇金淋巴瘤两大类。病理上分为四型：①均匀弥漫型，弥漫性脾肿大，无明显肿块形成；②粟粒样结节型；③多肿块型；④巨块型。临床上多见于40岁以上患者，可有长期发热、浅表淋巴结肿大、脾大、左上腹疼痛等症状。

【CT表现】　①脾脏增大；②平扫可见脾内单发或多发稍低密度灶，边界不清或清楚；③增强扫描病灶轻度不规则强化，与正常脾实质分界清楚；④同时可伴有腹膜后淋巴结肿大（图5－99，图5－100）。

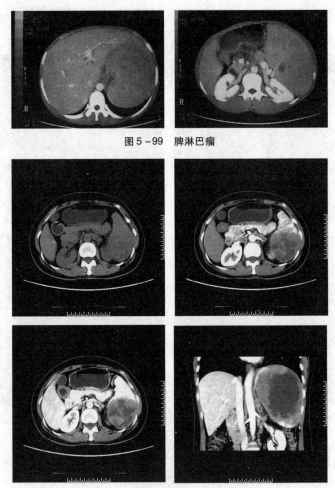

图 5-99　脾淋巴瘤

图 5-100　脾淋巴瘤及腹膜后淋巴瘤

第十节　腹膜腔和腹壁

一、腹腔解剖

腹腔由腹膜包围而成。腹膜分壁层、脏层及反褶于壁脏层之间的系膜,韧带等，由腹膜及其系膜，韧带包绕及分隔成若干间隙、隐窝、陷凹等，形成类"房中房"样模式（图 5 – 101）。

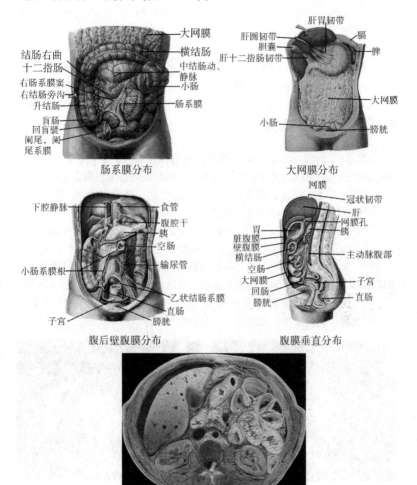

肠系膜分布

大网膜分布

腹后壁腹膜分布

腹膜垂直分布

腹膜横断面分布

图 5 – 101　腹腔正中矢状面

腹膜腔及盆腔：腹腔积液是腹腔间隙的指示剂。

1. 上腹腔

(1) 右侧：肝上间隙、肝下间隙（与肝脏前侧可相通）。

(2) 左侧：肝上前间隙、肝上后间隙、胃肝隐窝、胃脾隐窝、脾肾隐窝、网膜囊。

2. 下腹腔

(1) 右侧：结肠下间隙、结肠旁沟。

(2) 左侧：结肠下间隙、结肠旁沟。

3. 盆腔　膀胱直肠隐窝（女性为膀胱子宫隐窝及子宫直肠隐窝）、膀胱旁隐窝、直肠周围隐窝。

二、腹膜炎

【概述】　腹膜炎常分为全腹膜炎和局限性腹膜炎，全腹膜炎多继发于胃肠道穿孔、腹腔脏器炎症、腹部创伤、术后感染等，全腹膜炎与局限性腹膜炎可相互转化，也有腹膜炎开始就是局限性的。临床常表现为腹痛、发热、腹肌张力增高、压痛和反跳痛等。

【CT表现】　①腹腔积气、积液：积气继发于胃肠道穿孔或外伤、手术等，CT仰卧位表现为腹壁下弧形或新月形低密度气体影，常与积液并存，形成气–液平面，积气量大时，可推压腹腔脏器（图5–102）。②腹膜水肿增厚：腹膜密度增高，呈片状或条索状、线状渗出影，边缘毛糙。③麻痹性肠胀气：大、小肠全部或部分扩张充气，腹部圆隆，实质脏器受压移位。④肠壁增厚：肠壁增厚，密度增高，可有分层现象，边缘毛糙。

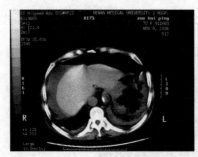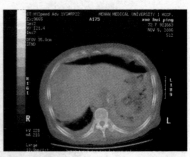

图5–102　胃肠穿孔腹腔炎

三、腹腔脓肿

【概述】　腹腔脓肿指腹腔内某一部位或间隙的局限性积脓，常继发于腹部手术、外伤、胃肠道穿孔和脏器炎症等，分为上腹腔脓肿、下腹腔脓肿和盆腔脓肿，临床表现为寒战、高热、白细胞增高等，局部体征依据脓肿部位而有所不同，如压痛、反跳痛、肠胀气、腹泻等。

【CT表现】　CT能确定脓肿的部位、范围及与毗邻脏器的关系，脓肿中央为组织坏死液化成分，密度一般较均匀，CT值呈液性，若有产气杆菌感染，脓腔内可出现气体，显示有气-液平面或气泡征，脓肿壁为富含血管的肉芽组织和纤维结缔组织，表现为较高密度，增强后呈明显强化，脓肿周围常见组织水肿，与临近脏器分界不清，临近脏器呈受推压改变（图5-103~图5-105）。

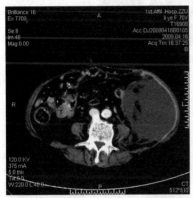
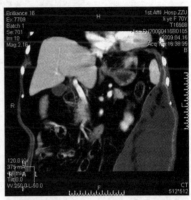

图5-103　腹腔脓肿

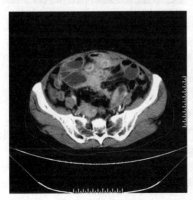
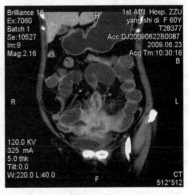

图5-104　肠穿孔术后30年肠系膜间脓肿

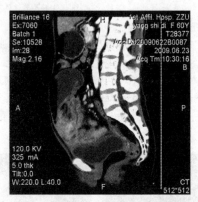

图 5－104　肠穿孔术后 30 年肠系膜间脓肿（续）

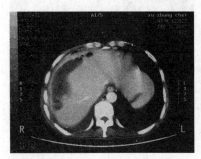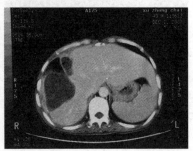

图 5－105　膈下脓肿

四、腹膜及腹膜腔肿瘤

【概述】　腹膜及腹膜腔肿瘤分为原发性和继发性，原发肿瘤包括间质瘤、假性黏液瘤、间皮瘤、脂肪瘤、纤维瘤、神经源性肿瘤等，继发肿瘤多来自肝、胆、胰、胃肠、结肠、卵巢、子宫等的转移瘤。临床表现常见腹胀、腹部包块、腹腔积液、消化道功能障碍等。

【CT表现】　原发性肿瘤一般显示结节状、扁平状软组织肿块或腹膜不规则的弥漫性增厚，强化程度依据肿瘤血供而有所不同。继发性肿瘤途径有沿腹膜表面扩散、腹腔内播散、淋巴途径播散和血行播散，腹膜和腹腔常见结节状软组织影，网膜广泛侵犯可见网膜呈饼状或污秽状改变，常合并腹水（图 5－106，图 5－107）。

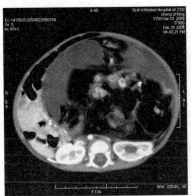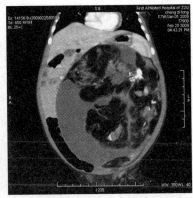

图 5 – 106　腹膜腔巨大畸胎瘤

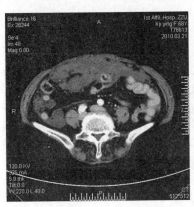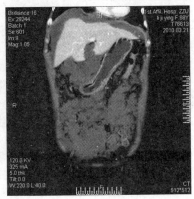

图 5 – 107　腹膜腔转移

五、腹壁疝

【概述】　疝是人体腹部肌肉薄弱或开裂的区域，导致脂肪组织或肠等人体器官透过这个薄弱或开裂区域，向外在皮下形成明显突出，产生的压力可给人体带来不适感和巨大的疼痛，常见腹股沟斜疝、腹股沟直疝、脐疝、切口疝、股疝等，疝内容物可为韧带、网膜、系膜或肠道等，CT 表现腹壁局部外凸影，内可见肠管、系膜等内容物，部分可见肠梗阻表现，多排 CT多平面重建有助于立体显示疝的形态（图 5 – 108）。

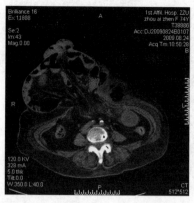 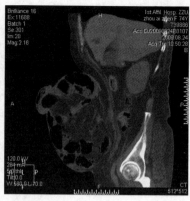

图 5-108　腹壁疝

第十一节　腹膜后

一、正常解剖

腹膜后间隙位于腹后壁前方，介于腹膜壁层与腹内筋膜间，上到膈肌，下达骶骨岬及髂嵴，向下与盆腔腹膜外间隙相通。在此间隙内含有大量疏松结缔组织，并经腰肋三角与纵隔结缔组织相连，间隙内的感染可向上蔓延至纵隔。该间隙内有肾、肾上腺、胰腺、大部分十二指肠、输尿管、腹主动脉、下腔静脉、腹腔神经丛及交感神经干、淋巴等重要结构。一般分为 3 个间隙。

1. **肾前间隙**　位于后壁层腹膜与肾前筋膜之间，含有胰腺、十二指肠 2～4 段、升降结肠、肠系膜血管、淋巴结和肝、脾、胰血管。胰尾位于腹膜腔内。该间隙内脂肪含量少。

2. **肾周间隙**　位于肾前筋膜和肾后筋膜之间，含有肾、肾上腺、近侧肾收集系统、肾血管和肾周脂肪。

3. **肾后间隙**　位于肾后筋膜和横筋膜之间，该间隙内无器官，仅含血管、脂肪和淋巴结。

二、原发性腹膜后肿瘤

原发性腹膜后肿瘤（ primary retroperitoneal tumor，PRPT）系指起源于腹膜后潜在腔隙内的肿瘤。80% 为恶性。源于脂肪、结缔组织、神经、血管、肌肉、淋巴（表 5-1）。

表5-1 原发性腹膜后肿瘤分类

起　源	良　性	恶　性
Ⅰ. 间叶组织来源肿瘤		
起源于脂肪组织	脂肪瘤	脂肪肉瘤
起源于平滑肌	平滑肌瘤	平滑肌肉瘤
起源于纤维组织	纤维瘤	纤维肉瘤
起源于横纹肌	横纹肌瘤	横纹肌肉瘤
起源于淋巴管	淋巴管瘤	淋巴管肉瘤
起源于淋巴结		淋巴瘤
起源于血管	血管瘤	血管肉瘤
	良性血管外皮细胞瘤	恶性血管外皮细胞瘤
组织细胞	黄色肉芽肿	恶性纤维组织细胞瘤
Ⅱ. 神经源性肿瘤		
神经鞘来源	神经鞘瘤	恶性神经鞘瘤
神经纤维来源	纤维瘤	神经纤维肉瘤
起源于交感神经系统	神经节细胞瘤	成交感神经细胞瘤
	神经母细胞瘤	
起源于异位肾上腺皮质	副神经节瘤	恶性副神经节瘤
及嗜铬组织副神经节	功能性嗜铬细胞瘤	恶性嗜铬细胞瘤
Ⅲ. 泌尿生殖嵴肿瘤		嵴索瘤
起源于胚胎残余的肿瘤	良性畸胎瘤	恶性畸胎瘤
Ⅳ. 来源不明	囊肿	未分化癌　未分化肉瘤

（一）脂肪肉瘤

【概述】 在腹膜后原发性恶性肿瘤中，脂肪肉瘤最常见。其平均发病年龄为50～70岁，男性较多见。临床症状主要为腹部疼痛及包块，多数脂肪肉瘤生长缓慢，发现时一般均较大。肿瘤质地柔软，境界清楚，且有囊性感。根据肿瘤内脂肪细胞分化及纤维性黏液性组织混合程度的不同，其在CT上的密度亦有不同的表现。分化好的脂肪肉瘤以脂肪密度为主，而黏液性和混合型的则以软组织密度为主，混以脂肪密度。但无论哪一型脂肪肉瘤，其密度都表现为不均匀，即使分化较好的脂肪肉瘤亦常伴有其他组织，CT值也常高于正常脂肪组织，与水密度相近的区域，甚至可显示钙化。

【CT表现】 脂肪肉瘤根据各组织成分（纤维组织、黏液组织、脂肪）含量的比例不同分为三类。①实质型：CT 值 20 HU 以上，病变表现为实体型（软组织密度为主）。②假囊肿型：密度较均匀，CT 值在 − 20 ~ 20 HU 之间。③混合型：混杂密度，具有低于 − 20 HU 的脂肪组织，同时有 CT 值高于 20 HU 的软组织密度。

①分化良好的脂肪肉瘤，表现为脂肪密度为主的不均质肿块影，其中亦含有不规则较高密度区；②黏液型的脂肪肉瘤密度均匀，呈囊性，CT 值接近水密度。肿瘤内有软组织密度，中心有坏死区；③混合型的脂肪肉瘤，以软组织为主的实体成分，夹杂着散在的脂肪灶，CT 值为 − 40 ~ − 20 HU。肿瘤表现为密度不均匀的实性肿块，肿瘤内常有坏死灶；④增强后脂肪肉瘤的实性部分明显强化（图 5 − 109）。

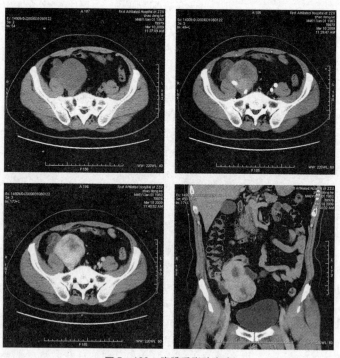

图 5 − 109　腹膜后脂肪肉瘤

（二）腹膜后平滑肌肉瘤

【概述】 平滑肌肉瘤可发生在腹、盆腔、腹膜后的任何部位的平滑肌组织。根据其病理可分为表皮样、黏液样、颗粒状细胞肉瘤。该病女性多见，发现时肿瘤常已很大，可有钙化。临床症状表现无特异性，可有腹部肿块、腹胀、腹痛、腹部不适等；发生坏死可导致消化道出血，压迫可造成肾积水、静脉血栓、胃肠动力失调等。平滑肌肉瘤诊断需影像学检查，但因其病理类型及生长方式不同，常与其他的腹膜后肉瘤难以鉴别，需结合多种影像学检查资料。

【CT表现】 ①平扫为大的边缘不规则的软组织肿块，中心常有低密度灶，钙化少见；黏液样平滑肌肉瘤表现为较低密度病变，肿块边缘多较清楚；②增强后实性肿瘤明显强化，中心坏死和囊变不强化；③大的肿瘤可对周围脏器造成明显推压移位，造成肾积水等梗阻征象（图 5 - 110）。

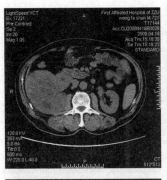
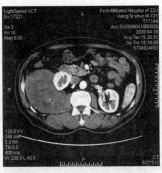
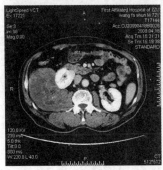
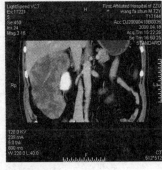

图 5 - 110 腹膜后平滑肌肉瘤

（三）侵袭性纤维瘤

【概述】 侵袭性纤维瘤又称韧带样瘤、肌腱膜纤维瘤病、硬纤维瘤等，1832 年首次报道。是一种起源于肌腱膜，具有进行性局部浸润肌肉及周围软组织的纤维组织肿瘤，组织形态良性，含有分化好的胶原和纤维组织，无变性、坏死，极少有丝分裂及异型性表现，但肿瘤没有包膜，边界不清，呈浸润性生长，极易复发，无转移。此肿瘤好发于女性，可发生在任何年龄，以 20～40 岁为高发年龄组。侵袭性纤维瘤约 2/3 发生于腹壁，其次多发于颈部及肩胛部。

【CT 表现】 肿瘤有两种生长方式：其一为浸润性生长，病变范围广泛，累及多块肌肉，境界模糊不清，无包膜，边缘常见爪状生长；其二为肿块样生长，病灶局限，形似肿块。平扫时病灶呈等或略高密度，增强后病灶强化（图 5－111）。

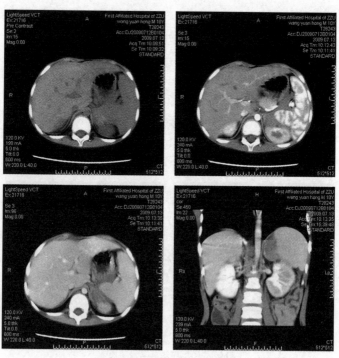

图 5－111 腹膜后侵袭性纤维瘤

（四）腹膜后纤维肉瘤

【概述】 也比较少见，坚硬、质地均匀，为圆形或梭形肿块，有包膜。切面通常为淡灰白色，局部可见出血及坏死。

【CT表现】 见图5－112。

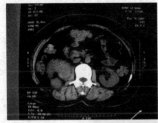
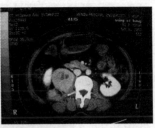
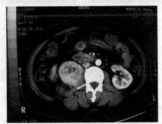

图5－112 腹膜后纤维肉瘤

（五）腹膜后横纹肌肉瘤

【概述】 横纹肌肉瘤是儿童期最常见的软组织恶性肿瘤，占15岁以下儿童恶性肿瘤的5%～8%，是一种起源于横纹肌或具横纹肌特征的恶性肿瘤。临床上有四种类型：多形型、腺泡型、胚胎型和葡萄簇型。大部分为胚胎型。该瘤可发生于人体各个部位，甚至可发生于无横纹肌处，常见部位为头颈部、泌尿生殖器，其次为四肢、躯干、腹膜后。

【CT表现】 腹膜后较大肿块，密度均匀或混杂密度，增强后有显著强化，病灶边界相对欠清晰。

（六）腹膜后淋巴管瘤

【概述】 淋巴管瘤是由增生的淋巴管所构成，多数是淋巴管的畸形或者发育障碍而不是真正的肿瘤，瘤体多由增生、扩张及结构紊乱的淋巴管组成。可分为单纯性、海绵状和囊性淋巴管瘤。淋巴管瘤多发生于小儿，成人少见，且多位于头颈部、腋部，腹膜后淋巴管瘤罕见。

【CT表现】 轮廓光滑无分叶的单房或多房囊性占位，囊壁菲薄，水样密度，不强化，单房型呈圆形或卵圆形，病变范围较小；多房型呈不规则分叶状，常沿组织间隙匍匐性生长，形态与组织间隙形态吻合，病变范围较大。大的囊肿其周围脏器常被推移，当发生出血、感染等并发症时，病灶密度可不均匀（图5-113）。

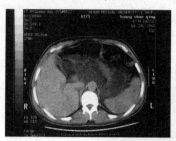
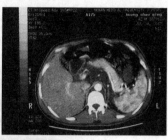
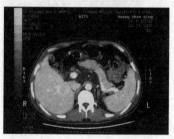

图5-113　腹膜后淋巴管瘤

（七）腹膜后淋巴瘤

【概述】　淋巴瘤是原发于淋巴结或淋巴组织的恶性肿瘤，在肿瘤上可分为霍奇金及非霍奇金两类。好发于青壮年男性，其最常发生于颈部、腋下、腹股沟等浅表淋巴结，也常发生在纵隔、肠系膜、腹腔及腹膜后深部淋巴结。临床上浅表无痛性肿大淋巴结易检出，而一些深部淋巴瘤，尤其是腹膜后淋巴瘤，虽有压迫组织器官引起的腰背痛、下肢及会阴部水肿，甚至腹水，但一般检查难以确诊。而CT不仅最容易显示体内深部淋巴结，还可以显示肝、脾受累及输尿管受压的情况，对淋巴瘤的分期有重要作用，而对HL、NHL的鉴别能力有限。

【CT表现】　①单发或多发淋巴结肿大，直径超过1.5 cm，多发淋巴结可分散亦可融合成团，融合的肿块有的尚能分辨单个淋巴结影，大部分呈均质肿块；②分散孤立的淋巴结与临近器官分界清楚，而融合成块的淋巴结可包绕腹主动脉和下腔静脉，形成"主动脉掩埋征"。较大的肿块可使周围器官移位；③病变淋巴结呈软组织密度，大块融合的淋巴结病变中可有低密度坏死区，增强扫描肿块的实质为轻度到中度强化；④肝、脾可肿大或有脾脏占位（图5－114）。

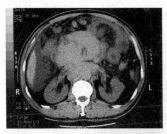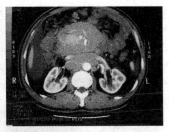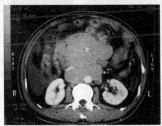

图5－114 腹膜后淋巴瘤

【鉴别诊断】 ①淋巴结结核：表现为腹主动脉周围多个分散的淋巴结肿大，边缘清晰，活动期与临近脏器分界不清；肿大的淋巴结密度不均，有时可见钙化；增强扫描特征性表现为肿大淋巴结周围环状强化。中央为无强化的低密度坏死区，较大病变，周围常较模糊。②转移性淋巴结肿大：除源于睾丸和卵巢的肿瘤外，多表现为多个孤立肿大的淋巴结，常不融合。且好发于中老年人，多有原发肿瘤病史。

（八）Castleman 病

【概述】 该病尚有巨大淋巴结增生、淋巴结错构瘤、良性巨淋巴结、血管滤泡淋巴组织增生、淋巴组织肿瘤样增生等名称。是一种良性淋巴结增生，可发生在淋巴结存在的任何部位，以胸部的纵隔最多见（60%～70%），其次为颈部（10%～14%）、腹部（5%～10%）、腋部（2%～4%）等，偶见结外组织，如喉、外阴、心包、颅内、皮下肌肉等。好发于中青年，女性多见，男女之比约为1:4。突出临床特点为无痛性的巨大淋巴结肿大。病理上分两型：浆细胞型和玻璃样血管型。临床上分：局限型和广泛型。局限型多无明显症状，可发生于身体任何部位，以胸内多见，预后较好；广泛型指多个淋巴结增生，累及多个部位，主要是外周淋巴结，症状不典型，预后差。

【CT 表现】 CT 表现与病变的细胞类型和 CT 增强的方式有关。局限型多表现为均匀或不均匀肿块，钙化少见，且多表现为粗大的中心钙化，部分病例钙化散在分布；增强扫描，多数局限型肿块动态增强或螺旋 CT 多期扫描表现为动脉期强化，门脉和平衡期持续强化，这与透明血管型有较多供养血管，加之病灶血管增生伴毛细血管异常增生和扩张有关。弥漫型者，病灶增强扫描呈中等度强化，部分也可见早期强化和延迟强化（图 5 - 115）。

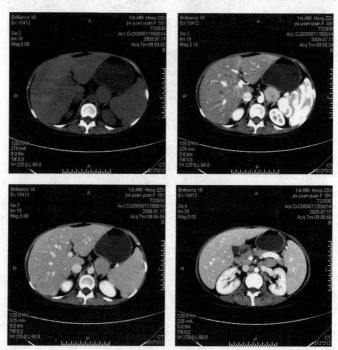

图 5 - 115　腹膜后 Castleman 病

（九）腹膜后间质瘤

【概述】 原发于胃肠道、大网膜和肠系膜的 CD117 染色阳性的梭形细胞或上皮样细胞的间质肿瘤，CD117 阳性是间质瘤特征性标志：CD117 及 CD34 阳性率很高，具有特异性和敏感性，而典型平滑肌瘤和神经鞘瘤 CD117 和 CD34 阴性。间质瘤好发于 40 岁以上的人群，一般认为男性较多，儿童少见。

GIST 可发生于胃肠道的任何部位，胃和小肠是最常见的原发部位，分别占 60% ~70% 及 20% ~30%，结肠和直肠仅占 5%，食管则小于 5%，另有 3% ~4% 发生在胃肠道外，如网膜、后腹膜和肠系膜，后者又称胃肠道外间质瘤（extra-gastroinstinal stromal tumor, EGIST）。临床症状不特异。

【CT 表现】 肿瘤多呈圆形或类圆形，少数呈不规则形，伴有分叶，钙化不常见，表面可见溃疡。低度恶性间质瘤：直径多小于 5 cm，形态规则、密度均匀、分界清；高度恶性间质瘤：直径多大于 5 cm，形态不规则，密度不均，增强扫描肿瘤实体部分强化明显，境界欠清，极易出现坏死、囊变及出血。与周围器官或组织分界欠清晰，侵犯、转移（图 5 - 116）。

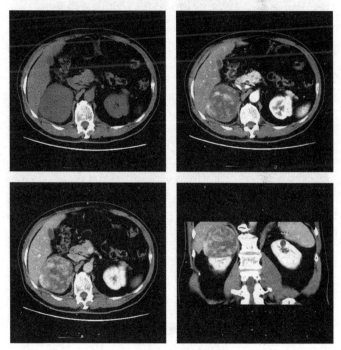

图 5 - 116　腹膜后间质癌

（十）腹膜后神经鞘瘤

【概述】 腹膜后神经源性肿瘤发生率仅次于原发腹膜后间叶组织的肿瘤，以神经鞘瘤最为常见。其主要发生于脊柱旁周围神经的神经鞘，外观多为圆形或卵圆形，界限非常清楚，瘤内血管较丰富，并有完整的包膜。肿瘤大小不一，小的如豆子，大的如小儿头。肿瘤多为软组织，有囊变倾向，绝大多数肿瘤内均可见大小不等的囊变区存在，甚至全部肿瘤均为囊性，类似于单纯性囊肿。任何年龄均可发病，30～50 岁较多，男女差异不大。与其他腹膜后良性肿瘤一样，多无症状，较大的肿瘤可引起腰背部疼痛等。

【CT 表现】 ①多位于脊柱侧前方，呈圆形或卵圆形的肿块，境界清楚，直径多在 5 cm 以内，大的可达 12 cm。位于腰大肌正侧方者少见。②肿块密度不均匀，易囊变，可有斑点状钙化。CT 值可从近水样密度到肌肉组织密度。③增强后肿块呈均匀或不均匀中等强化（图 5－117）。

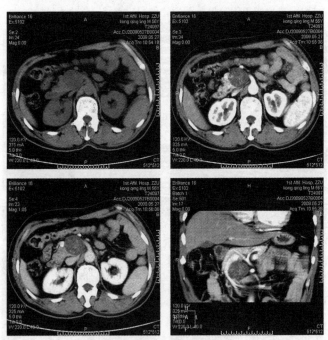

图 5－117　腹膜后神经鞘瘤

（十一）腹膜后节细胞瘤

【概述】　起源于交感神经节细胞的良性肿瘤。主要发生于椎旁交感神经链。后腹膜（32%～52%）和纵隔（39%～43%）多发，颈部和盆腔（8%～9%）较少见，41% 发生于肾上腺，59% 发生于肾上腺外。所有年龄均可发病，以儿童和青壮年为主，占 42%～60%。一般无明显症状。病理示肿瘤为质软肿块，大多有完整的包膜，镜下由成熟神经节细胞、雪旺细胞、神经纤维及黏液基质构成，诊断主要依靠肿瘤内有神经节细胞，肿瘤细胞多数分化好，但有时含有分化较差的成分，如神经母细胞瘤样组织。免疫组化：神经丝、S-100、波形蛋白、突触素和神经特异性酶染色表现阳性。

【CT表现】 边缘清楚的卵圆形、新月形、不规则形软组织肿块，平扫大部分为低密度，囊变坏死少见，可见散在的点状钙化（20%），瘤内可有细线样分隔，并可轻度强化。动态增强扫描：早期无强化或轻度强化，随时间延长，逐渐出现强化。典型特征：质地软，沿周围器官间隙呈嵌入式生长，肿瘤常具有围绕临近大血管生长的倾向；肿瘤较大时，临近大血管可被包绕，但其管腔未见明确变窄或闭塞，肿瘤有向椎管内延伸的特点，使肿瘤呈哑铃状（图5-118）。

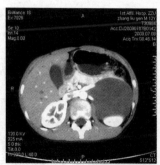
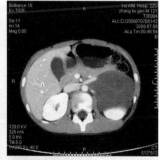
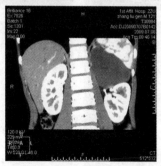

图5-118 腹膜后节细胞瘤

（十二）腹膜后神经母细胞瘤

【概述】 腹膜后神经母细胞瘤是一种儿童常见的实质性肿瘤，主要起源于肾上腺，但也可起源于肾上腺外的交感神经的其他部分，包括腹膜后或胸部。神经母细胞瘤是源于神经嵴的胚胎瘤，属交感神经系统肿瘤，通过分化差的多能性交感神经元母细胞和交感神经母细胞的恶性增殖，演变为神经母细胞瘤，80%病例见于5岁以下小儿，部分病例有家族史。许多神经母细胞瘤产生儿茶酚胺，可测得患儿尿中儿茶酚胺分解产物浓度升高。

【CT表现】 CT平扫多呈较大不规则形实性肿块，为软组织密度，瘤内有坏死、出血和/或钙化。钙化常呈斑点状，亦可为环形或融合成片，化疗后变得更加致密。神经母细胞瘤亦可无钙化，或为脂肪密度，有或无囊变。增强扫描肿块呈不均一强化，实性部分呈轻度至中度强化，可见大片坏死性低密度无强化区，病变边界显示更为清晰，并能确定肿瘤对血管的包绕程度（图5－119）。

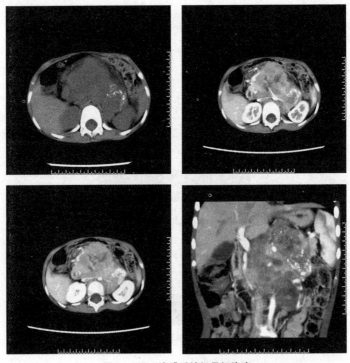

图5－119　腹膜后神经母细胞瘤

（十三）嗜铬细胞瘤

【概述】 嗜铬细胞瘤（pheochromocytoma）起源于肾上腺髓质，交感神经节或其他部位的嗜铬组织（如主动脉旁的嗜铬体），20～50岁最多见，男性较女性略多，80%～90%位于肾上腺，又称为10%肿瘤，即10%位于肾上腺之外，10%为双侧，10%为恶性肿瘤。肾上腺外的嗜铬细胞瘤可位于从大脑底部到副睾之间的任何部位，但常在腹膜后沿交感神经链分布。嗜铬细胞瘤可分泌大量儿茶酚胺，主要为去甲肾上腺素，少数可分泌肾上腺素，故其典型临床表现为阵发性高血压、头痛、心悸、多汗，发作数分钟后症状缓解。实验室检查，24 h尿香草基扁桃酸即儿茶酚胺代谢物显著高于正常值。病理上，肿瘤一般较大，易发生出血、坏死和囊变。

【CT表现】 较小时边界清晰，密度均匀，呈圆形或椭圆形，类似肾脏密度；较大时常因内有陈旧性出血、坏死而密度不均，内有单发或多发低密度区，甚至呈囊性表现；少数肿瘤的中心或边缘可见点状或弧线状钙化。增强扫描：肿块呈明显不均匀强化，可见坏死性低密度无强化区（图5－120）。恶性嗜铬细胞瘤瘤体大，呈不规则分叶状，密度不均匀。如发现肿瘤侵及临近器官或包埋于附近腹主动脉、下腔静脉、肾静脉等，以及肝转移、附近淋巴结转移等时，就可确定为恶性；虽然巨大者倾向于恶性，但仅靠大小并不能鉴别良、恶性。

（十四）腹膜后神经内分泌瘤

【概述】 神经内分泌瘤属APUD细胞瘤，源于神经嵴的弥散分布在全身各器官的神经内分泌细胞具有摄取胺的前身物质经脱羧而形成多肽激素的功能，因而称为APUD细胞（Pearse，1968），由APUD细胞发生的肿瘤称为APUD瘤（amine precursor uptake and decarboxylation，APUD）。一般起源于神经嵴Kulchisky细胞（嗜银细胞），具有分泌多肽类激素和神经介质的功能，组织学特点为神经内分泌和上皮细胞双重分化。在全部恶性肿瘤中的比例不足1%，多发生于肺、胰腺、胃、肠等，原发于腹膜后者十分罕见。本病临床一般不出现类癌综合征表现，血中也少有激素类物质增高。神经内分泌癌比分化程度类似的其他肿瘤恶性程度更高、预后更差。

【CT表现】 不均匀低密度肿块，内常有小坏死液化区，肿瘤广泛出血坏死时则形成巨大囊实性肿块，类癌血供丰富，增强扫描有明显的均匀强化，少数病灶主要是不典型类癌可能有不均匀强化或不强化，增强扫描肿瘤实性部分动脉期开始强化，至静脉期持续增强，肿瘤边缘较模糊（图5－121）。

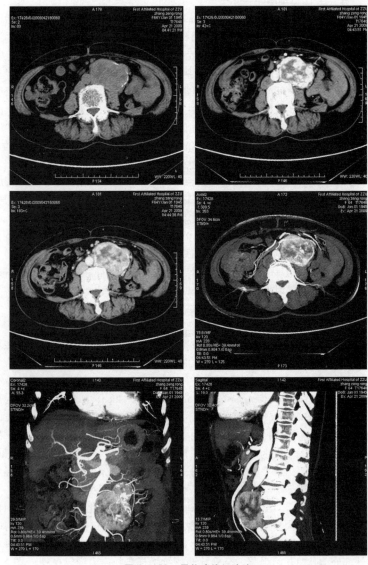

图 5 - 120　异位嗜铬细胞瘤

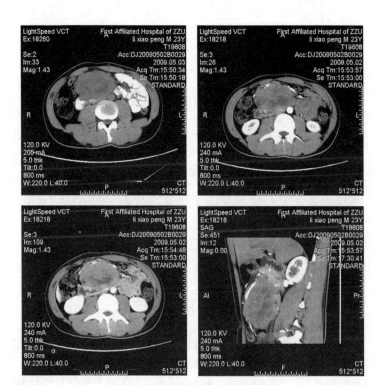

图 5 - 121　腹膜后神经内分泌瘤

（十五）腹膜后畸胎瘤

【概述】　畸胎瘤是源于胚胎残留的肿瘤，多含有两个或三个胚层的成熟组织，易发生在女性卵巢，较少发生在腹膜后。腹膜后畸胎瘤大多数为良性，少数为恶性。它有囊性、实性两部分，实性部分 X 线平片上常可见钙化、牙齿、骨骼等结构。良性畸胎瘤生长缓慢，多无明显症状，肿瘤增大致使相邻器官受压，可引起腰背部疼痛。

【CT 表现】　①畸胎瘤分囊性畸胎瘤和实性畸胎瘤两型：囊性畸胎瘤多为低密度肿块影，常为水样密度或脂肪密度，两者可单独出现或混合存在；后者可表现脂 - 液界面，其囊壁较薄，壁上可有斑点状钙化。实性畸胎瘤少见，表现为软组织密度肿块，可有脂肪和钙化、骨骼及牙齿。②畸胎瘤一般发现时即较大，直径为 5 ~ 10 cm，边缘清楚，相邻器官多有明显受压移位（图 5 - 122）。

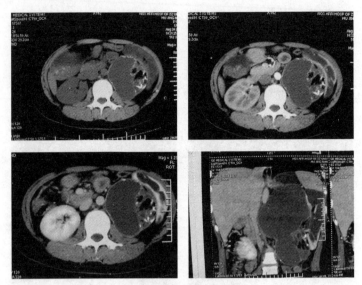

图 5 - 122　腹膜后畸胎瘤

三、腹膜后淋巴结转移

【概述】　腹膜后间隙有丰富的淋巴引流系统，它们围绕着大血管，正常情况下淋巴结直径不超过 1 cm，由于大血管周围有脂肪组织，与淋巴结形成较好的对比，故在 CT 断面上能显示。超过 1.5 cm 的可作为淋巴结肿大的指标，94% 为恶性肿大，并多为转移的。胰腺、肝脏、肾脏和胃肠道的癌肿易转移到上腹部淋巴结。输精管和卵巢癌可有早期主动脉旁淋巴结受累。尿道、前列腺、膀胱肿瘤常累及髂部淋巴结，并常有早期骶周淋巴结肿大。

【CT 表现】　①腹膜后主动脉、下腔静脉旁有单、多个大小不等的淋巴结，界面清楚。来自睾丸肿瘤的淋巴结常融合成团，包绕或明显挤压大血管。②肿大淋巴结的 CT 值与肌肉相同，单个或分散时常明显均匀强化，而融合成块的淋巴结因有坏死而表现为水样密度，增强后仅实质部分强化。③淋巴结大而多则可造成器官的推移征象。④CT 扫描时常可见到原发肿瘤。诊断转移瘤的关键是要找到原发肿瘤（图 5 - 123，图 5 - 124）。

四、腹膜后纤维化

【概述】　腹膜后纤维化（RPF）是以腹膜后纤维组织增生为特征的疾病，以腹膜后脏器受压为主要表现，分为原发性和继发性两种。继发性占总

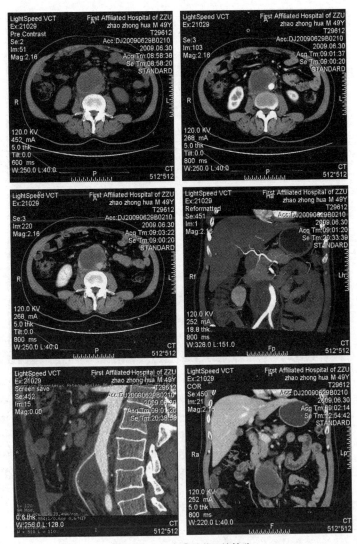

图 5 – 123　腹膜后淋巴结转移

数的 1/3，多因药物、肿瘤、外伤等引起。原发性占总数的 2/3，病因不明，多认为是全身免疫系统疾病的一种局部表现。腹膜后纤维化好发于中年，男

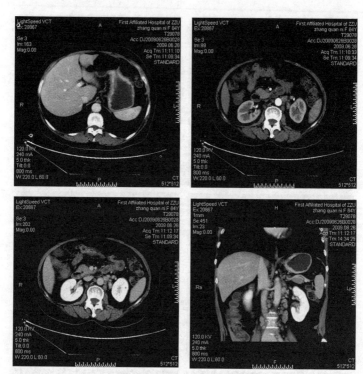

图 5-124　胃癌腹膜后淋巴结转移

性患者为女性的 2 倍，主要表现为非特异性的背痛、腹痛及胁腹痛，呈持续性钝痛或隐痛，病理特征是以腹主动脉下部为中心，有一细密的纤维组织条带，可延伸到髂总血管周围，也可延伸到下腔静脉。其上缘通常在肾动脉以下，但纤维化偶可发生在胸主动脉周围。病理表现为一种扁平的、坚实的灰白色纤维性斑块。分界线通常清楚无包膜，当病变扩展时，使腹膜后间隙器官结构受到包绕，但不侵犯这些结构的壁。典型者最终双侧输尿管被包围。腹膜后纤维化是有一定自限性而进展较缓慢的疾病，偶可遇到炎性过程自发消退。若系药物（如羟甲丙基甲基麦角酰胺）引起者，停药后有可能逐渐恢复，时间需数月到数年不等。

　　【CT 表现】　CT 是腹膜后纤维化诊断及随访的主要手段。表现为主动脉周围厚度不一的软组织影，增强扫描呈较浓的纤维组织征象。包绕主动脉及下腔静脉，输尿管周围被肿块包裹，并有不同程度的肾积水。CT 可显示病变的活跃或退化期（图 5 - 125）。

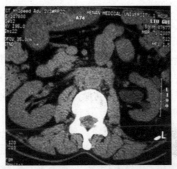

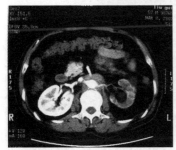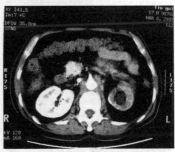

图 5 - 125 腹膜后纤维化合并左肾积水

第十二节　外伤急腹症

一、肠梗阻

【概述】　肠梗阻是肠内容物的运行发生障碍的常见外科急腹症。肠梗阻一般分为机械性、动力性和血运性三类。机械性肠梗阻分单纯性与绞窄性两类。前者只有肠管通畅障碍，无血循环障碍，后者同时伴有通道及血循环障碍。动力性肠梗阻分为麻痹性肠梗阻与痉挛性肠梗阻，肠管本身并无器质性病变导致通道障碍。血运性肠梗阻见于肠系膜血栓形成或栓塞，有血循环障碍和肠肌运动功能失调。

（一）基本 CT 征象

肠管扩张，管径显著增大（>3 cm），其内可见气 - 液平面，也可完全为液体所充盈，肠壁变薄。梗阻远端肠管明显塌陷，梗阻远近端肠管直径的明显差异,是诊断肠梗阻非常有价值的征象。

(二)闭襻型肠梗阻

闭襻型肠梗阻多由肠襻沿肠系膜长轴旋转引起的肠扭转所致,也可由纤维束带的粘连将一段肠管的两端收缩聚拢而形成闭襻。

【CT表现】 当扫描层面通过闭襻时可表现为两个扩张的肠环,随层面逐渐靠近闭襻根部,可见两个相邻肠环的距离逐渐接近。当闭襻与扫描层面平行时,可表现为一扩张的U形肠襻。当扫描层面通过闭襻的根部时,可见肠管的变形,肠扭转时则表现为一个三角形的软组织密度影。扫描层面通过闭襻的输入与输出端时,则表现为相邻的两个萎陷的肠环。当肠扭转闭襻的输入或输出段肠管的长轴与CT扫描层面平行时,由于扭转使输入端逐渐变细,输出段由细变粗,在CT图像上表现为"鸟喙征"(beaksign)(图5-126a)。

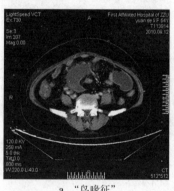 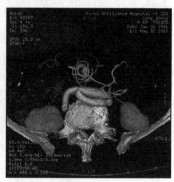

a. "鸟喙征"　　　　　　　　　　　b. "漩涡征"

图5-126　闭襻性肠梗阻

扩张肠襻的肠系膜血管呈放射状向闭襻的根部聚拢,在肠扭转时聚拢的肠系膜血管可形成"漩涡征"(图5-126b),中心的软组织密度影为上一级的肠系膜动脉,周围为伸展扩张的小血管。

(三)绞窄性肠梗阻

【CT表现】 当肠梗阻造成肠壁血运障碍时,CT除肠梗阻的基本征象外,还可伴有以下的CT表现。①肠壁呈环形对称性增厚,厚度为0.5~1.0 cm,可呈节段性分布。肠壁出现分层改变,表现为"靶形征"或称为"双晕征",为黏膜下层水肿增厚的征象。在空肠可见扩张的肠管环状皱襞的消失。②增强扫描时,病变处肠壁不强化或强化明显减弱。当延迟扫时，正常肠壁强化现象已消失，而病变处肠壁出现强化，随时间延长可达正常肠壁的强化程度。③肠扭转时光滑的"鸟喙征"，因梗阻处肠壁的水肿增厚和肠系膜的充血、水肿，变为锯齿状的"鸟喙征"。④肠系膜密度增高、模糊，呈云雾状，CT值上升可达 – 60 ~ – 40 HU。肠系膜血管失去正常结构，逐渐变粗并呈放射状，由梗阻处向外放散。⑤腹水的出现：开始时为少量，聚集在腹膜间隙内，逐渐变为大量，弥漫分布，使腹腔及肠系膜密度升高。⑥肠壁出现梗死时，可见肠壁内出现积气。肠系膜静脉与门静脉内亦可见气体影，增强扫描时可发现肠系膜动、静脉血栓形成。

（四）定位诊断

【CT表现】　根据扩张肠襻的形态特征及扩张和萎陷肠管的移行区可以进行梗阻部位的判定。如果扩张肠襻的数量少，且多位于上腹部，梗阻部位则位于空肠，可见到扩张肠管的空肠环形皱襞。如果多数扩张的回肠肠襻布满全腹，伴有较多的气 – 液平面，结肠内无气体或仅有少量气体，但无扩张及液平，则梗阻部位在回肠远端。结肠梗阻表现为梗阻近端扩张，并伴有气 – 液平面，扩张的结肠可见结肠袋及半月襞。小肠多无扩张，或扩张的程度较轻。动力性肠梗阻CT多表现为小肠和大肠的弥漫性充气扩张，以结肠较为明显，其内多见气 – 液平面，胃内也可见大量气体。

（五）病因诊断

肠梗阻的病因复杂多样，如肠粘连、原发性或继发性肿瘤、克罗恩病、血管性病变、寄生虫、大胆石、粪块、腹部疝、慢性结肠憩室炎、肠套叠（图5 – 127 ~ 图5 – 129）、肠扭转等。

肠粘连约占肠梗阻病例的1/3。利用窗宽窗位技术可很好地显示粘连的索条、部位及与周围肠管和腹壁的关系。

肿瘤引起的肠梗阻，CT一般可以准确地显示肿瘤的发生部位及其对周围组织器官的侵袭范围。增强扫描对于诊断是非常重要的，同时应注意寻找肿瘤的其他征象，如肝转移、淋巴结肿大、周围肠管和器官的浸润等。

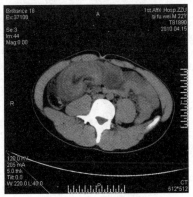

图5 – 127　回肠套叠

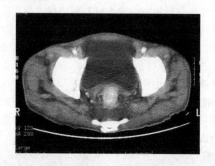

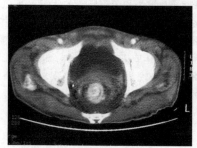

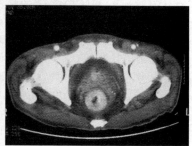

图 5 - 128　直肠套叠

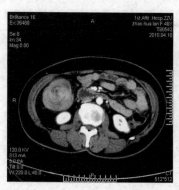

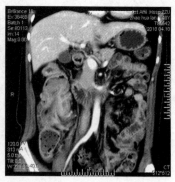

图 5 - 129　回盲部肠套叠

二、胃肠道穿孔

胃肠道穿孔常继发于溃疡、创伤破裂、炎症及肿瘤，其中胃、十二指肠溃疡为穿孔最常见的原因。肿瘤穿孔是因肿瘤坏死引起。局限性肠炎、坏死性肠炎及溃疡性结肠炎也可造成肠穿孔。

【概述】　胃、十二指肠溃疡穿孔多发生在前壁，穿孔直径一般为0.5 cm。穿孔的同时胃、十二指肠内的气体和内容物流入腹腔，引起气腹和急性腹膜炎。慢性穿孔多发生在后壁，穿透前浆膜与附近组织器官粘连，有时溃疡虽很深，但内容物不流入腹腔。由于小肠肠曲彼此紧靠，穿孔后纤维蛋白沉着，相互粘连而穿孔很快被封闭，且小肠气体少，故小肠内容物流出少，也较少造成气腹。临床特点是起病骤然，有腹膜刺激症状。

【CT 表现】　胃肠道穿孔以胃、十二指肠溃疡穿孔最常见。穿孔穿入腹膜腔内时，主要出现气腹、腹液、腹脂线异常及麻痹性肠胀气等影像征象。一般不难诊断（图 5 - 130）。

三、腹部外伤

腹部外伤主要是指腹部受到外力的撞击而产生的闭合性损伤。可累及实质性脏器如肝、脾、肾及空腔脏器，可发生在腹膜腔或腹膜后。实质脏器闭合性外伤可在实质内或包膜下形成血肿，可合并临近腹腔间隙、陷窝内积血。空腔脏器外伤性破裂依受累脏器位于腹膜内或腹膜外而有不同改变。例如，胃、空肠、回肠、横结肠等，发生破裂，其胃肠内容物及出血进入腹膜腔可导致急性腹膜炎。而十二指肠降、升段，或升、降结肠向后方破裂，肠内容物及出血则进入到腹膜后间隙。

（一）肝挫裂伤

【CT 表现】　①肝包膜下血肿会形成新月形或半月形的低密度或等密度区。②肝撕裂会见到单一或多发的线样低密度，边缘模糊。③在肝脏损伤时行肝脏的增强扫描亦很重要，一方面可以区别在平扫时与肝实质等密度的血肿，从而做出更准确的定性诊断；另一方面亦可根据肝实质强化程度是否均匀，为临床治疗提供参考（图 5 - 131）。

（二）胰腺外伤

【CT 表现】　位于脊柱正前方的胰颈及胰体是胰腺损伤的好发部位，胰腺断裂均易发生于此处。①胰腺挫伤：早期 CT 表现常不明显，数小时后表现为胰腺实质内灶性的低密度区、混杂斑片样高或稍高密度出血灶，胰腺完整性存在。②胰腺撕裂伤：表现为胰腺完整性中断，常在胰颈、体部出现与胰腺长轴相垂直的低密度线或带，导致胰腺分隔为两部分或以上。胰管的中断不易直接显示，但胰腺实质的断裂、断裂区及附近出现的局限性积液及腹膜后间隙内胰腺炎的存在均提示有胰管断裂的可能（图 5 - 132）。

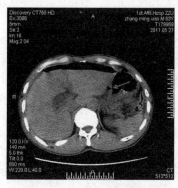

图 5 - 130 胃穿孔并腹膜炎

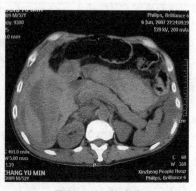

图 5 - 131 肝破裂

（三）脾挫裂伤

【CT 表现】 CT 检查对脾挫裂伤的存在及损伤的范围的诊断更为准确。脾挫裂出血导致包膜下血肿，形似新月状或半月状的高密度影，相应的脾实质受压变平或呈锯齿状，早期血肿的 CT 值会近似脾实质的 CT 值，此时增强 CT 扫描则脾实质强化而血肿没有强化，从而形成明显的密度差异。如脾挫裂伤包膜下血肿超过 10 h 则 CT 值逐渐降低，变为低于脾实质。若脾挫裂伤仅脾的撕裂，此时在脾实质内会见到单一或多发的线状低密度，边缘模糊。脾实质的血肿则会显示圆形或卵圆形的等密度或低密度，当血肿与脾实质等密度时，增强扫描是非常必要的。脾周血肿及见到腹腔积血亦是脾损伤的常见征象（图 5 - 133）。

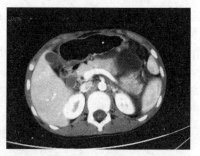

图 5 - 132 胰腺破裂

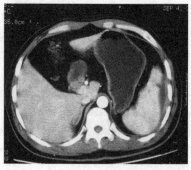

图 5 - 133 脾挫裂伤

第六章　泌尿系统

第一节　泌尿系统先天性畸形

一、肾先天性畸形

肾先天性畸形包括肾脏位置、大小、形态和数目的异常。

（一）异位肾

【概述】　肾脏位置异常，多出现在下腹部、盆腔，极少数位于胸腔。主要是胚胎发育过程中，肾胚芽上升时发生障碍或过度上升所致。异位肾常伴有肾发育不全或旋转不良。单纯异位肾常无临床症状，也可因结石、感染而出现相应症状，偶可在盆腔和下腹部触及异位肾，易被误认为肿块性病变（图6-1）。

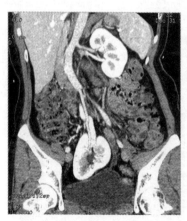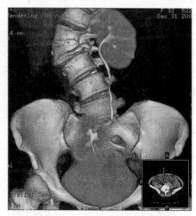

图6-1　异位肾示意

【CT表现】　平扫显示肾窝内无肾影，而为临近其他组织和器官占据，肾上腺位置正常。扩大扫描范围，可在盆腔、下腹部、膈上或胸腔内发现肿块影，其密度类似正常肾脏。增强扫描，其强化节律和程度与正常肾脏相同，可显示肾皮质、髓质、肾盂、肾盏及输尿管。MSCT的CTU检查可整体显示移位肾脏和输尿管，结合多角度旋转观察，对异位肾诊断有加大价值（图 6-2）。

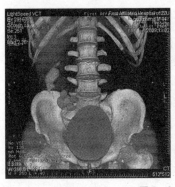
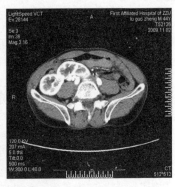

图 6-2　异位肾

（二）马蹄肾

【概述】　马蹄肾是融合肾中最常见的一种，多见于男性，大多在双肾下极融合，位置较低，多位于第 5 腰椎或盆腔平面。融合部位称峡部，为肾组织或结缔组织。临床一般无症状，腹部可触及包块，部分病例可有尿路梗阻、感染表现。

【CT 表现】　两肾位置较正常低，肾上极距离正常或稍增宽，越往下两肾越靠拢，至肾下极可见融合的峡部，肾有明显的旋转不良，肾盂向前或向前外侧。增强扫描双肾增强的肾实质相连，强化表现同正常肾实质，双肾盂位置接近（图 6-3）。

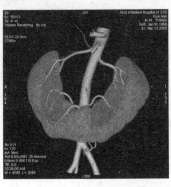
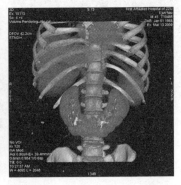

图 6-3　马蹄肾

（三）孤立肾

【概述】　发病率为 0.1% 左右，男性略多见，临床上无明显症状。肾阙如多发生在左侧，阙如侧的输尿管未发育或下端呈盲端，膀胱三角区亦未发育或伴对侧输尿管开口异位。10% 伴同侧肾上腺阙如，有些可合并生殖器的异常。

【CT 表现】　CT 表现为一侧无肾或有很小残迹，肾窝内被周围组织充填，对侧肾大小可正常或代偿性肥大。增强扫描代偿肾增强正常而对侧无增强肾影（图 6－4）。

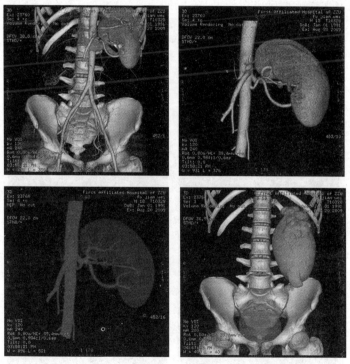

图 6－4　孤立肾

（四）双肾盂和双输尿管畸形

【概述】　双肾盂和双输尿管畸形又称肾盂输尿管重复畸形，即一侧肾组织分裂成上下两个，并有两个输尿管分别与两个肾的肾盂相连，每个肾外有完全分离的肾包膜包绕，两肾间表面有一浅沟。上、下两肾体常不等大，上位肾体多较小，而下位者一般较大。重复的输尿管可相互会合，也可分别汇入膀胱，其中与下肾盂相连者在膀胱开口位置正常，而上肾盂之输尿管为移位开口。移位输尿管开口处可发生狭窄，导致上肾盂、输尿管积水。以往尿路造影是诊断肾盂输尿管重复畸形的首选方法，征象明确，但当上肾盂输尿管积水时，IVP 难以显示其畸形，而 CT 检查，特别是 CTU 则可明确诊断，目前已逐步取代 IVP，被临床广泛应用。

【CT 表现】 CT 表现为一侧有两个肾，增强扫描一侧可见到两个圆形输尿管，二者可并行，最后各自开口于膀胱，也可中途会合成一个输尿管。如一个输尿管有梗阻，相应肾可见肾盂肾盏扩张。MSCT 的多平面重建像及尿路成像（CTU）可全面直观地显示肾脏的重复畸形，重复的两肾体上下排列，紧密相连，同侧肾整体往往较对侧狭长（图 6-5）。

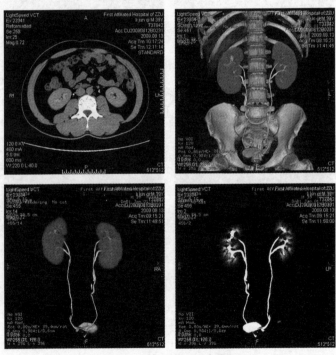

图 6-5 双肾盂和双输尿管畸形

（五）肾发育不全

【概述】　肾发育不全又称侏儒肾，较为少见，多由胚胎发育过程中肾发育障碍或血供异常引起，肾实质总量减少，肾体积缩小，而组织结构正常。本病一般为单侧性，女性多于男性。临床上可无症状，或有高血压、结石或感染症状。

【CT表现】　CT表现为一侧肾体积变小，形态不规则。增强扫描该侧肾皮质变薄，肾盂小，肾动脉细小，输尿管亦细小（图6－6）。

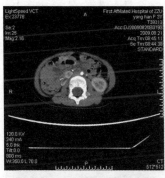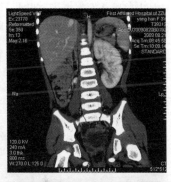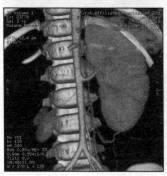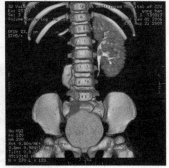

图6－6　右肾发育不良

二、输尿管先天畸形

（一）腔静脉后输尿管

【概述】　正常输尿管位于腰大肌前方，沿下腔静脉外后走行。胚胎时期由于血管发育异常，输尿管向正中走行至腔静脉内侧，然后在下腔静脉和主动脉之间穿出，再下行入膀胱。因输尿管位于腔静脉和脊柱之间易受挤压，发生梗阻引起输尿管积水，结石。腔静脉后输尿管发生率约为 0.1%，男性为女性的 2 ~ 3 倍。

【CT 表现】 CT 增强扫描显示含造影剂的输尿管位于腔静脉后或腔静脉与脊柱之间，其上方输尿管扩张。

（二）输尿管囊肿

【概述】 输尿管囊肿为输尿管末端在膀胱内形成的囊状膨出，原因不明，多认为输尿管口先天性狭窄致膀胱壁内段扩张并突入膀胱所致，约 50% 病例上段尿路发生扩张、积水。本病多见于成年女性。临床上可无症状，或有梗阻、结石、感染等表现（图 6 - 7）。

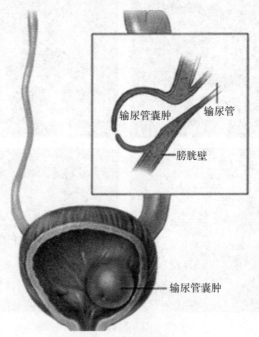

图 6 - 7　输尿管囊肿

【CT 表现】 在膀胱三角区可发现薄壁圆形结构，其内为尿液密度，而壁的密度类似于膀胱壁。CTU 表现与 IVP 所见类似。

第二节　泌尿系统结石

泌尿系统结石可位于肾盂、肾盏直至尿道的任何部位。本病多见于青壮年，其中 20~50 岁发病率最高，约占 90%，男性多于女性。

泌尿系统结石往往由多种成分组成，包括草酸钙、磷酸钙、胱氨酸盐、尿酸钙和碳酸钙等，但多以某一成分为主，在我国以草酸钙、磷酸钙或其混合物为主的结石最为常见。

一、肾结石

【概述】　肾结石在泌尿系统结石中居首位，20~50 岁为多发年龄，男性多于女性。通常为单侧，约 10% 为双侧性。结石可为单发或多发。肾结石引起的病理性改变为梗阻、积水、感染和黏膜损伤。临床上，肾结石的典型症状为疼痛，血尿。其疼痛可表现为绞痛和钝痛，常向下腹部和会阴部放射。血尿多为镜下血尿，少数可见肉眼血尿。如并发感染，则出现尿频、尿急、尿痛和脓尿。

【CT 表现】　平扫即能发现肾盂、肾盏内的高密度结石影，而某些平片难以发现的阴性结石也可在 CT 片上得以显示。值得注意的是，肾盂、肾盏内较小的结石不易与肾窦区肾动脉壁的钙化影鉴别，特别是老年人的动脉壁有多处钙化时，增强检查早期扫描有助于鉴别，若高密度影位于动脉壁则应为钙化（图 6-8，图 6-9）。

【鉴别诊断】　肾结石主要应与髓质海绵肾（双侧集合系统扩张并细小钙化）和肾钙质沉着症（双侧性，见于高血钙症和肾血管酸中毒）相鉴别，后两者钙化均位于肾锥体处，且为双侧多发性。

二、输尿管结石

【概述】　输尿管结石也是泌尿系统常见结石，多为小的肾结石下移所致，易停留在三个生理性狭窄处。输尿管结石易发年龄为 20~50 岁，男性多见。临床上，输尿管结石除可造成黏膜刺激和引起出血外，还使其上方尿路不同程度扩张积水。主要症状为突发性肋腹部绞痛并向会阴部放射，同时伴有血尿。继发感染时，出现尿频、尿急和尿痛等膀胱刺激症状。当引起肾明显积水时，腹部可触及包块。

【CT 表现】　平扫即可发现输尿管走行区的高密度影，通常较小，横断面呈点状或结节状，其上下径一般大于左右径和前后径。上方的输尿管有不同程度扩张，并于高密度影处突然截断。当输尿管走行区仅发现高密度影，

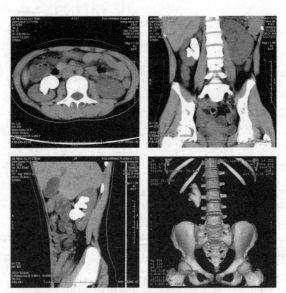

图 6-8　肾铸型结石

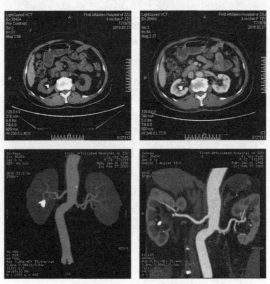

图 6-9　右肾结石合并左肾动脉近段钙化

而其上方尿路无明显扩张积水时，需行增强 CT 延迟扫描，可见平扫的高密度影与强化的输尿管重叠，从而确认其在输尿管内（图 6 – 10，图 6 – 11）。

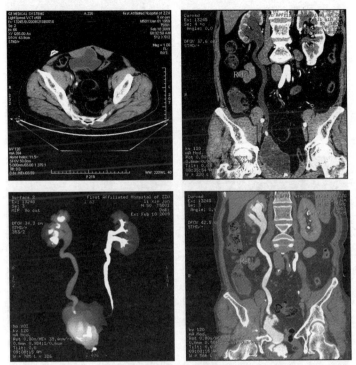

图 6 – 10 右输尿管末端结石

三、膀胱结石

【概述】 膀胱结石主要见于男性，多为老年人和 10 岁以下儿童。结石分原发和继发两种，前者形成于膀胱，后者由肾结石或输尿管结石下降而成。临床上主要表现为排尿疼痛、尿流中断、尿频、尿急和血尿等。当结石阻塞膀胱出口时，可致上方尿路扩张积水，膀胱壁增厚，也可发生假性憩室。

【CT 表现】 CT 虽能准确显示膀胱结石，但不作为常规检查方法，表现为膀胱内致密影，即使阴性结石，密度也显著高于其他病变（图 6 – 12）。

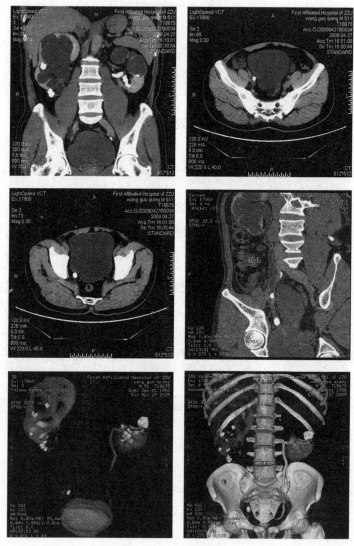

图 6 - 11　肾输尿管结石

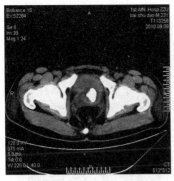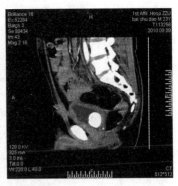

图6-12　膀胱结石

第三节　泌尿系统感染性疾病

一、泌尿系统结核

泌尿系统结核多为继发性,来源于身体其他部位结核灶。泌尿系统结核中最重要的是肾结核,而输尿管和膀胱结核多继发于肾结核。

(一)肾结核

【概述】　肾结核常继发于身体其他部位的结核,肺结核是主要的原发灶,其次是骨关节结核。发病年龄多在中、青年,以往有结核病史。临床上,早期多无明显症状,当感染波及肾盂、肾盏或输尿管、膀胱后,则出现尿频、尿痛、脓尿或血尿,并有消瘦、乏力和低热等全身症状及血沉加快、肾功能受损等实验室改变。肾结核初期为皮质感染,进展后蔓延至髓质,并形成干酪性坏死灶。肾乳头受累则发生溃疡,继而造成肾盏和肾盂破坏。病变向下蔓延则引起输尿管结核,致管壁增厚、僵直和管腔狭窄、闭塞。肾结核灶可发生钙化,甚至全肾钙化,称为肾自截。

【CT表现】　随病变发展阶段不同而表现各异。早期结核菌经血流播散至双肾,引起双肾皮质肾小球血管丛病变,此时CT检查肾无阳性发现;当病变发展,干酪化而形成寒性脓肿,破坏肾乳头,侵犯肾盂肾盏时,CT可见单侧或双侧肾脏增大,肾实质内有单发或多发的大小不等、形态不一之略低密度灶,囊腔内或周边可有钙化斑。部分肾盏乃至全部肾盏、肾盂扩张,呈多囊状低密度影,密度高于尿液,常并有肾盂和输尿管壁的增厚。增强扫描寒性脓肿腔内不增强,周边可见环形增强。病变局部肾盏可有不规则破坏或造影剂充盈不佳。脓肿大则可压迫肾皮质，使肾皮质变薄，肾形态不规则。脓肿如溃破到肾包膜外，CT 可见肾周间隙弥漫性软组织增厚影，常可形成寒性脓肿。肾结核晚期肾功丧失，肾萎缩变小，全肾弥漫性钙化，即肾自截。（图6－13，图6－14）。

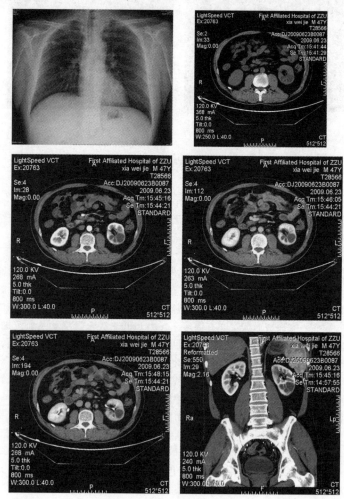

图6－13　肾结核合并肺结核

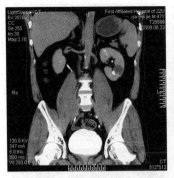
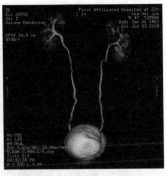

图6-13 肾结核合并肺结核（续）

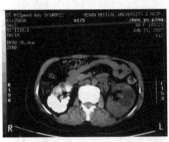
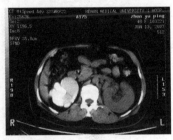

图6-14 肾结核钙化

（二）输尿管结核

【概述】 输尿管结核多由同侧肾结核向下蔓延所致，也可为膀胱结核随尿液反流而发生的逆行感染。病变早期，输尿管黏膜破坏，溃疡形成，管径扩大；后期因结核性肉芽肿形成，管壁增厚、僵直，管腔狭窄甚至闭塞。病变的输尿管也可发生部分乃至全部钙化。临床表现上，输尿管结核同肾结核。

【CT表现】 早期输尿管结核常无异常发现或轻度扩张，后期则显示输尿管管壁增厚，管腔呈多发不规则狭窄与扩张，可累及输尿管全程。CTU能多角度显示输尿管形态改变，对诊断有较大帮助（图6-15，图6-16）。

（三）膀胱结核

【概述】 膀胱结核多由肾、输尿管结核蔓延而致。初期膀胱黏膜充血、水肿，形成不规则溃疡和/或肉芽肿，始于患侧输尿管入口处，其后蔓延至三角区乃至全部膀胱。病变晚期，肌层广泛受累，膀胱壁增厚并发生挛缩。

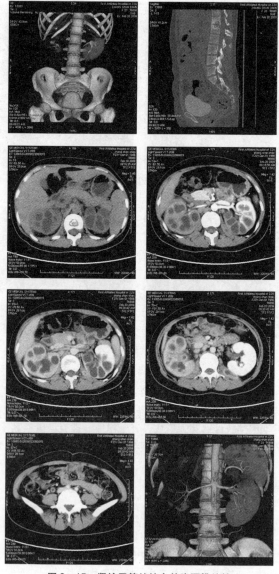

图6-15　肾输尿管结核合并胸腰椎结核

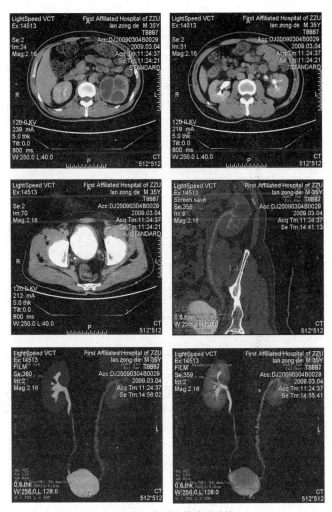

图6-16 肾输尿管膀胱结核

临床上，膀胱结核的典型表现为尿频、尿急、脓尿和血尿。

【CT表现】 表现为膀胱壁内缘不规则，并可见水肿或纤维化造成的膀胱壁增厚和膀胱腔变小（图6-17）。

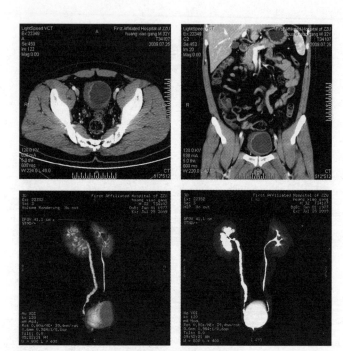

图6-17　膀胱结核

二、肾脓肿

【概述】　肾脓肿多由血源性感染所致，也可由尿路逆行性感染引起。肾皮质内形成数个小脓肿，也可侵入肾髓质，小脓肿逐渐融合为较大肾脓肿。约50%肾脓肿的感染蔓延至肾被膜并侵入肾周间隙，而形成肾周脓肿。临床上，表现为突然起病，发热、肾区叩痛和肌紧张，尿中白细胞增多，尿培养可有致病菌生长。

【CT表现】　肾脓肿表现因病期不同而有所差异。在早期炎症期，脓肿尚未局限化，表现为肾实质内略低密度肿块，增强检查可有轻度不规则强化；在脓肿成熟期，表现为类圆形均一低密度灶，边缘清晰或模糊，周边有厚度不一的略高密度环围绕，增强检查呈明显环状强化，代表脓肿壁，而中心低密度区无强化，为脓腔，部分脓腔内还可见低密度气体影。肾脓肿感染蔓延至肾周间隙时可见肾周脂肪密度增高。当合并有肾周和肾旁脓肿时，表现肾周和肾旁脂肪间隙消失，代之以混杂密度肿块，内可有小气泡影，增强检查呈规则或不规则单发或多发环状强化（图6－18，图6－19）。

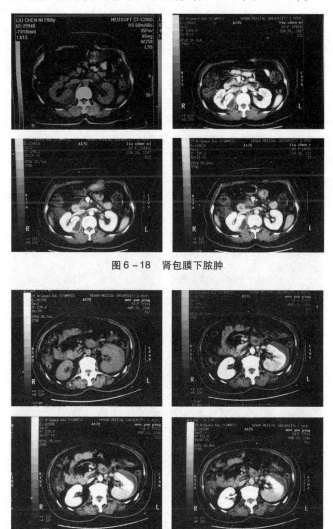

图6－18　肾包膜下脓肿

图6－19　肾实质感染合并包膜下脓肿

三、膀胱炎

【概述】 膀胱炎可为结核性和细菌性,前者已讲述。细菌性膀胱炎好发于女性,常见诱因为异物、结石、肿瘤和尿路梗阻,按病程分为急性期和慢性期。临床上,急性期表现为尿频、尿急、尿痛等膀胱刺激症状,慢性期症状较轻,但可反复急性发作。病理上,急性期膀胱黏膜有浅表溃疡形成,易出血,肌层因水肿而增厚,慢性期发生纤维化并可形成假性憩室。

【CT表现】 急性膀胱炎常无异常所见或显示膀胱壁轻度弥漫性增厚;慢性期可见膀胱变小,壁增厚,壁的内缘呈锯齿状改变。有时可见与膀胱腔相连的水样低密度囊腔,即膀胱憩室(图6-20)。

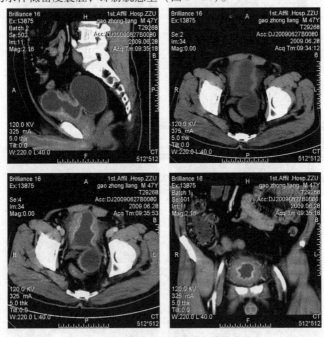

图6-20 慢性滤泡性膀胱炎合并膀胱憩室

第四节 泌尿系统肿瘤与囊肿

一、肾囊肿

肾囊性病变有多种类型,包括单纯性肾囊肿、肾盂旁囊肿、多囊肾、髓质海绵肾、多房囊性肾瘤等，本节仅介绍较常见的单纯性肾囊肿、肾盂旁囊肿和多囊肾。

（一）单纯性肾囊肿

【概述】　单纯性肾囊肿是肾脏极常见的病变。50 岁以上的人约 50% 有肾囊肿，无性别差异。本病可能与肾小管梗阻或血管损害有关。肾囊肿数量、大小和部位各不相同。病理上囊肿可单发或多发，多发于皮质，常向肾外突出。大小可自数毫米至数厘米。囊内为浆液，囊壁薄而呈半透明状，内衬不连续上皮，囊内偶有分隔而呈多房状。囊壁偶可发生钙化。单纯性肾囊肿临床多无症状，常属意外发现。较大的肾囊肿可有季肋部不适或可触及的包块。

【CT 表现】　平扫表现为肾内或周边部边缘锐利的圆形水样低密度影，壁薄而难以显示，与正常肾实质分界一般较清；可单发或多发，累及一侧或双侧肾脏。增强扫描，病变无强化，境界更清，单纯性肾囊肿偶可发生出血、感染和钙化而转变为复杂性囊肿，表现为囊壁增厚、钙化，囊内密度增高，并偶可见气泡影（图 6-21）。

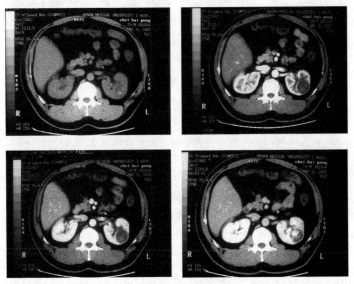

图 6-21　肾出血性囊肿

（二）肾盂旁囊肿

肾盂旁囊肿具有单纯性肾囊肿的全部特征，只是位置在肾盂旁，临近肾窦。

【CT 表现】 圆形或卵圆形肿块，位于肾盂附近，CT 值接近于水。CT 平扫很难与肾盂扩张和肾外肾盂相鉴别。增强扫描临近肾门的收集系统充满造影剂时，可清楚地勾画出不增强的肾盂旁囊肿。囊肿大小平均为 3～4 cm，囊肿压迫肾盂使之变窄或移位。肾盂纤维脂肪变时，CT 可在肾盂内见一肿块，但密度低于肾盂旁囊肿，CT 值在 -5～-100 HU 易于鉴别（图 6-22）。

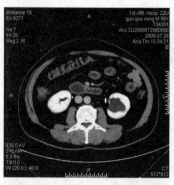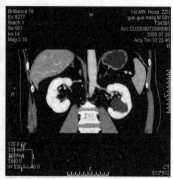

图 6-22 肾盂旁囊肿

（三）多囊肾

【概述】 多囊肾是一种遗传性疾病，分成人型和婴儿型两种。成人型是常染色体显性遗传病，常合并多囊肝，少数还伴有多囊性的胰、脾和肺病变。在此仅介绍成人型多囊肾。病理上，成人型多囊肾表现为双肾有多发大小不等的囊肿，早期囊肿之间尚有正常肾组织，晚期全部肾实质几乎完全为大小不等的囊肿所取代，囊内容物为尿液及浆液，可伴有出血。本病虽为遗传性疾病，但通常在 30～50 岁出现症状，表现为高血压、血尿和腹部包块等，晚期可死于肾衰。

【CT 表现】 肾皮质、髓质内多发大小不等圆形或类圆形囊性低密度影，排列杂乱不规则，局部可呈融合状，致双肾呈蜂窝状或多孔状；囊壁可有钙化。肾盂肾盏拉长、变形。肾的形态早期可正常，随病情进展，囊肿增大且数目增多，致肾的体积增大，呈分叶状或不规则形；增强扫描囊肿间肾组织增强，囊肿本身不增强，二者形成鲜明对比。部分囊肿内可有出血而呈高密度。常有多囊肝表现，少数还可合并胰腺多囊性改变（图6-23，图6-24）。

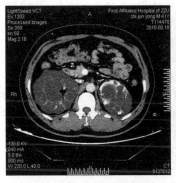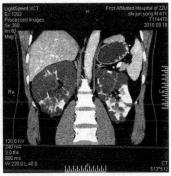

图6-23　多囊肾

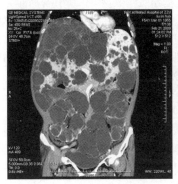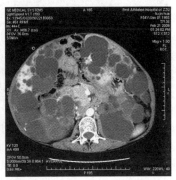

图6-24　多囊肝多囊肾

二、肾细胞癌

肾细胞癌（RCC）即通常所说的肾癌，为肾最常见的原发恶性肿瘤，占肾恶性肿瘤的80%~83%。常见于40~60岁，男性为女性的3倍。最常见的临床症状为无痛性血尿、腰痛和包块。偶尔引起高血压或甲状旁腺功能亢进。少数患者可无明显症状，或有发热、乏力、贫血等。也有些患者首先出现的临床症状就是肾癌转移产生的症状，如咯血、骨痛、黄疸、头痛、恶心、呕吐等。病理上，肾细胞癌来源于肾小管上皮细胞，易发生在肾的上极或下极，上极略多于肾下极。肿块大小不一，小者直径可在

1~2 cm，大者可达 20~30 cm。肿块外有假包膜，因而与正常肾实质分界清楚。肿瘤形态可为圆形、卵圆形，轻度分叶状。实性肿块内可有出血、液化坏死、囊变和斑片状钙化。肾实质肿瘤突向肾盏、肾盂，可使部分肾盏破坏，肾盏、肾盂变形和闭塞，肿瘤压迫肾盂、肾盏及上段输尿管时可产生肾盂积水。肿块增大可穿破肾包膜，侵及临近组织。肾癌组织侵及肾静脉和下腔静脉造成癌栓。肾癌除直接蔓延侵蚀外，常通过淋巴路转移至肾门、下腔静脉和主动脉旁淋巴结。肾癌血行转移最常见部位为肺、骨、肝、脑组织等。2004 年世界卫生组织的肾脏肿瘤分类确认了 RCC 的几种不同的组织学亚型。这些亚型包括透明细胞 RCC、乳头状 RCC、嫌色细胞 RCC、癌遗传综合征、多房囊性 RCC、集合管癌、髓样癌、黏蛋白管样梭形细胞癌、伴发神经母细胞瘤的 RCC、Xp11.2 染色体易位 - TFE3 癌、其他未分类病变。

（一）透明细胞癌 RCC

【概述】 透明细胞 RCC 是最常见的组织学亚型，占所有肾癌的 70%。透明细胞 RCC 主要来源于近曲小管上皮。胞浆内糖原和脂质在组织学处理过程中被溶解，使细胞显示为"透明"。病理呈单个实性肿物，边界清楚，有假包膜，富血供。少数双侧、多灶性。肿瘤质软，切面淡黄色或灰白色，常有灶状出血、坏死、囊变或钙化等改变。

【CT 表现】 表现为肾实质内实性肿块，典型地表现为膨胀性生长，较大者突向肾外。透明细胞 RCC 在对比增强检查中典型表现为富血供和不均匀性，强化程度明显高于其他亚型，皮髓交界期显著强化，实质期为相对低密度，常因为存在出血、坏死、囊变而表现为图像的不均匀性。少部分透明细胞 RCC 多期增强扫描仅出现轻度强化或无明显强化。肿瘤可向肾外侵犯，致肾周脂肪密度增高、消失和肾筋膜增厚；肾静脉和下腔静脉发生瘤栓时，管径增粗，增强检查其内有低密度充盈缺损；淋巴结转移表现为肾血管和/或腹主动脉周围单个或多个类圆形软组织密度结节。MSCTRA 的 VR 和 MIP 像可清晰显示肾癌的供血动脉及其内部的肿瘤血管团，对肿块的定性诊断具有一定价值，同时也可为介入治疗提供必要的参考依据（图 6 - 25，图 6 - 26，图 6 - 27）。

（二）乳头状 RCC

【概述】 乳头状 RCC 占所有肾癌的 10%~15%，乳头状 RCC 常好发于终末期肾，长期血液透析者发生概率较高，预后明显好于透明细胞 RCC。

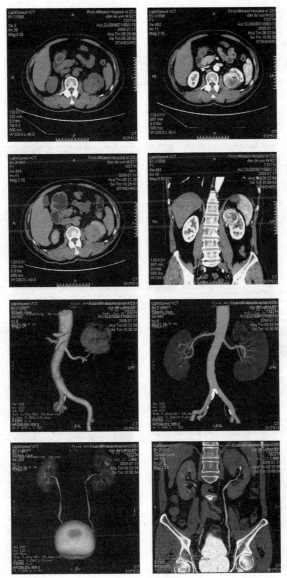

图 6 -25　肾透明细胞 RCC

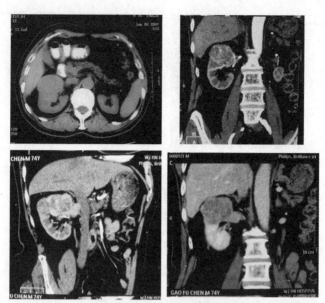

图 6 - 26　肾透明细胞 RCC 侵及肾静脉

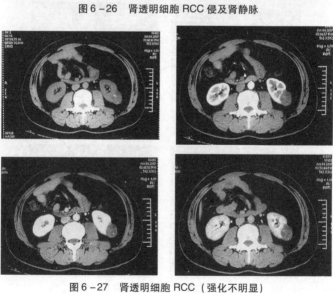

图 6 - 27　肾透明细胞 RCC（强化不明显）

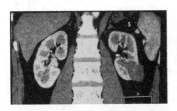
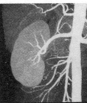
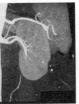

图 6-27　肾透明细胞 RCC（强化不明显）（续）

【CT 表现】　乳头状 RCC 典型地表现为乏血供和均匀性。在对比增强
CT 上乳头状肾癌强化程度比透明细胞 RCC 的要低。乳头状 RCC 的另一个重
要特征是双侧和多中心发生肿瘤比其他 RCC 亚型更常见（特别是伴有遗传
综合征时）。较大的肿瘤由于存在坏死、出血和钙化而呈现出不均匀性（图
6-28）。

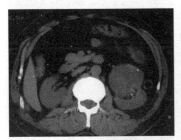
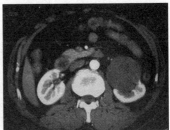
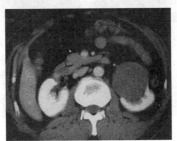

图 6-28　乳头状 RCC

（三）嫌色细胞 RCC

【概述】　嫌色细胞 RCC 占所有肾癌的不到 5%，起源于肾集合管上皮
的插入细胞，多位于肾髓质。瘤体多呈球形，瘤体较大，为均匀一致的深棕

色，界清。少出血和坏死灶。少血供。TNM 分期多为早期。预后良好。

【CT 表现】 平扫肿瘤密度多均匀一致，肿瘤边界清晰。增强后多轻中度、均匀强化，动态增强常见放射状瘢痕或轮辐状强化（图 6-29）。

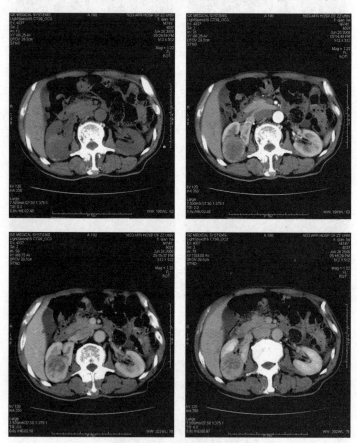

图 6-29 嫌色细胞 RCC

（四）集合管癌

【概述】 集合管癌是一个高度侵袭性的 RCC 亚型，占不到所有恶性肾肿瘤的 1%。起源于髓质集合管。肿瘤恶性程度较高，侵袭强，有向肾内、外浸润以及局部淋巴结转移和远处血行转移的特点。

【CT 表现】 以一个浸润性生长模式为特征。肿瘤较小时，肿瘤中心明显位于髓质，较大的肿瘤不能与更常见的 RCC 亚型相区分。肿瘤形态多不规则，境界模糊不清，常累及肾皮质和肾盂，转移常见（图 6-30）。

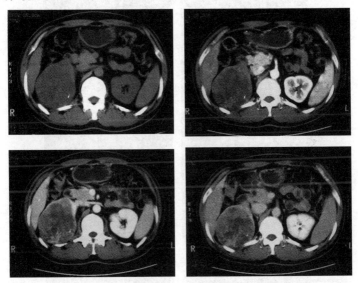

图 6-30　集合管癌

三、肾盂癌

【概述】　肾盂癌占肾恶性肿瘤的 8%～12%，好发于 40 岁以上男性。典型临床表现为无痛性全程血尿，瘤体较大或并肾积水时可触及肿物。病理上，80%～90% 为移行细胞癌，常呈乳头状生长，又称乳头状癌。肿瘤可顺行种植在输尿管和膀胱壁上。

【CT 表现】　肾窦区肿块，其密度一般低于肾实质，而高于尿液，易于辨认。肿块周围肾窦脂肪可不同程度受压甚至完全消失；肿块较大时可侵犯肾实质；增强检查，肿块有轻度强化，延迟扫描当肾盂肾盏明显强化时，可清楚显示肿块的轮廓（图 6-31，图 6-32）。

四、肾血管平滑肌脂肪瘤

【概述】　肾血管平滑肌脂肪瘤又称肾错构瘤，是肾脏较为常见的良性肿瘤。临床上，多无症状，也可因并发出血而产生腰腹部痛，较大者可触及肿块。肿瘤一般为孤立性，常见于中年女性；20% 肿瘤并有结节性硬化，常为双侧多发，见于任何年龄。瘤体大小不等，可自数毫米直至 20 cm 以上，由平滑肌、血管和脂肪组织构成，但比例上有很大差异。

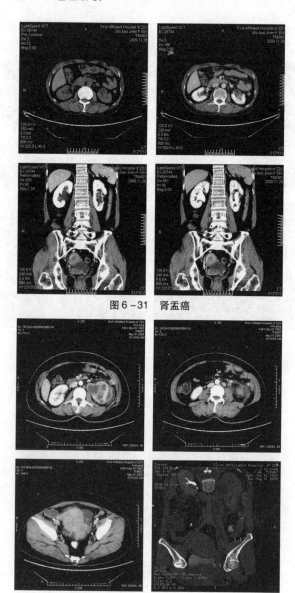

图 6-31　肾盂癌

图 6-32　肾盂输尿管膀胱移行细胞癌

【CT 表现】　典型者表现为肾实质内边界清楚的混杂密度肿块，多呈类圆形，大小不一，可从数毫米至数厘米，甚至完全取代正常肾实质并明显突向肾外；肿块内有脂肪密度区和软组织密度影，前者代表脂肪成分，后者则代表血管和平滑肌组织。一部分肿块可无明显脂肪密度灶而只表现为软组织密度影。增强扫描，脂肪性低密度区无强化，而血管性结构发生明显强化。较大肿块可并发急性出血，表现为内部或周边高密度出血灶（图 6 – 33，图 6 – 34）。

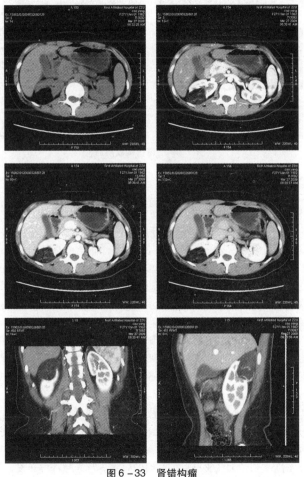

图 6 – 33　肾错构瘤

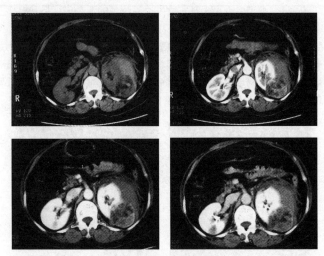

图6-34 肾错构瘤出血

五、肾母细胞瘤

【概述】 肾母细胞瘤又称Wilm瘤，是儿童最常见的恶性肿瘤之一，发病率占儿童肿瘤的20%，常见于1~5岁儿童，大约25%发生在1岁以内，4岁以下儿童约占90%，6岁以上不到5%，偶见于成人。大多为单侧，偶尔在双侧。肾母细胞瘤来源于肾的胚胎性细胞，内含有多种未分化组织，但主要是上皮性和间叶性混合组织，肿瘤内常有坏死、出血、囊性变和钙化。肿瘤往往位于肾的一极，生长迅速，直径为20~30 cm，甚至更大，一般有完整的假包膜，可与正常肾实质形成清晰的分界。肿瘤大者可直接侵犯肾实质、肾盂和肾盏，致其受压破坏，并可突破肾包膜侵犯肾周组织，常侵犯肾静脉，容易发生血行转移，最多见为肺转移，较少向骨、肝转移，淋巴途径转移不多见。临床上，早期无症状，90%患儿因腹部肿瘤而就诊。触诊肿块表面光滑、质硬，可占据半个腹腔或超过腹中线。患儿有贫血、低热，晚期有消瘦、恶心、呕吐及恶病质，少数可出现血尿。

【CT表现】 患侧肾轮廓不清，往往被巨大球形或不规则形肿块占据，有轻度分叶，肿块内密度不均，可见范围不等的低密度坏死区，偶有钙化灶。因肿瘤血供不丰富，增强扫描其实性部分呈轻至中度强化，与相邻的正常肾实质密度差别较大，常可见较明确的分界。肾静脉常可受侵，肺内常可见转移性结节（图6-35）。

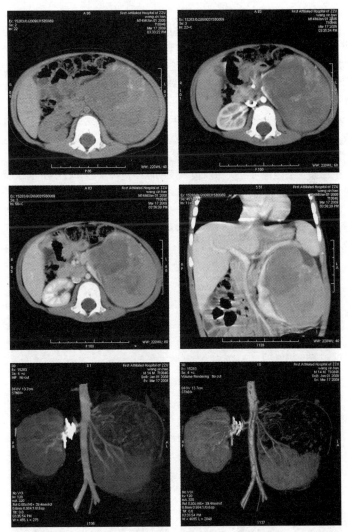

图 6 - 35 肾母细胞瘤

【鉴别诊断】 肾母细胞瘤常需和起源于腹膜后的神经母细胞瘤相鉴别，后者发生在交感神经节或肾上腺，相邻的肾脏呈受压改变，向后外方移位，且钙化更为常见。

六、输尿管移行细胞癌

【概述】 输尿管移行细胞癌是输尿管最常见的一种恶性肿瘤，具有不同的生长方式，其中 80% 左右肿瘤呈乳头状生长，突入腔内，即乳头状癌，1/3 为多发性；其余肿瘤呈浸润性生长，造成输尿管管壁增厚，为非乳头状瘤。输尿管癌晚期可侵犯周围组织，转移至周围淋巴结，也可通过血行或淋巴发生远隔性转移。

输尿管癌多见于男性，平均发病年龄为 60 岁，常见症状是血尿和肋腹部疼痛。肿瘤多引起输尿管梗阻，常可造成肾重度积水，此时腹部可触及包块。

【CT 表现】 平扫显示肾盂、肾盏及范围不等的输尿管不同程度扩张积水，于输尿管梗阻端可见类似肌肉密度的软组织肿块影，较小者呈圆形，边缘光滑或有脊状突起，较大者形态常不规则，并可累及周围组织。增强扫描，肿块呈轻度强化，并可显示病变区输尿管狭窄或闭塞，管壁不规则增厚或腔内充盈缺损。CT 可清晰显示肿瘤的淋巴结转移（图 6 - 36，图 6 - 37）。

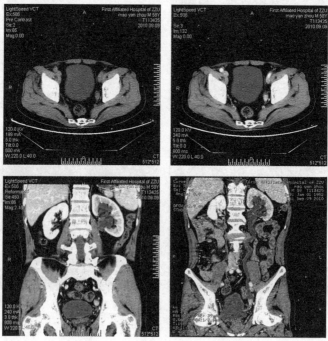

图 6 - 36　输尿管末端移行细胞癌

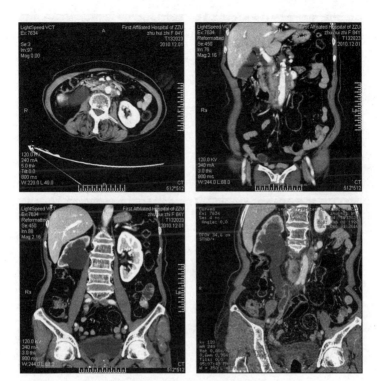

图6-37　输尿管癌并淋巴结转移

七、膀胱癌

【概述】　膀胱癌是膀胱肿瘤中最常见的类型，主要为移行细胞癌，少数为鳞癌和腺癌。移行细胞癌多呈乳头状向腔内生长，故称乳头状癌，其还可向外侵犯肌层，进而延伸至周围组织和器官。部分移行细胞癌及鳞癌和腺癌呈浸润性生长，造成膀胱壁局限性增厚。膀胱癌易发生在膀胱三角区和两侧壁，表面常凹凸不平，可有溃疡，晚期形成较大肿块，内可有坏死，并可突破膀胱壁侵犯周围组织，常发生局域淋巴结转移和远隔性转移。膀胱癌常见于40岁以上男性，临床主要表现为无痛性肉眼血尿，可伴有尿频、尿急和尿痛等膀胱刺激症状。

【CT表现】　由于肿瘤的密度既不同于膀胱腔内尿液，也不同于膀胱周围脂肪组织，因而易于发现膀胱癌向腔内生长所形成的肿块，常位于膀胱三角区和两侧壁，大小不等，呈结节、分叶、菜花状或不规则形，基底部多较

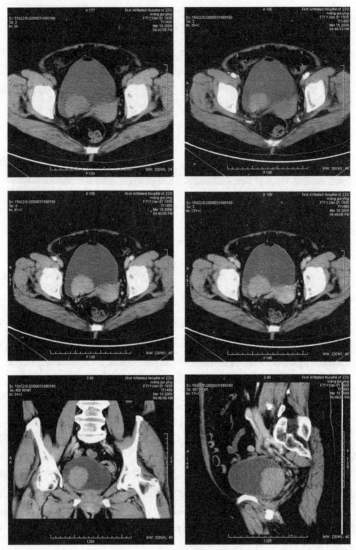

图 6 – 38 膀胱移行细胞癌

宽，肿块密度常较均匀，少数可见钙化。部分膀胱癌无明显肿块，仅表现为膀胱壁不规则增厚，表面常凸凹不平。增强扫描，早期肿块多呈中度或明显均匀强化，偶见无强化低密度坏死区；延迟扫描，膀胱腔内充盈高密度对比剂，肿块则表现为低密度充盈缺损区。膀胱癌晚期可发生壁外侵犯，表现为膀胱壁外缘不清，周围脂肪密度增高，可出现条索状软组织密度影匿或肿块影；肿块可进一步侵犯周围器官，如精囊腺、前列腺、子宫、直肠等，表现为精囊腺、前列腺增大变形，与肿块分界不清，膀胱精囊角消失，子宫和直肠被不同程度包绕。此外，CT常可发现盆腔、髂血管走行区及腹主动脉周围的淋巴结肿大，提示易发生淋巴结转移（图6-38，图6-39）。

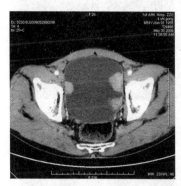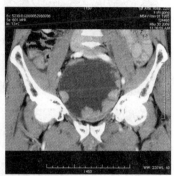

图6-39　膀胱多发移行细胞癌

八、肾淋巴瘤

【概述】　肾淋巴瘤是淋巴网状系统的系统性恶性增殖性疾病，分为霍奇金淋巴瘤（HD）和非霍奇金淋巴瘤（NHL），我国以NHL发病率较高。肾淋巴瘤分为原发性和继发性，原发性肾淋巴瘤非常罕见。肾淋巴瘤多见于中老年患者，常发生广泛播散的非霍奇金淋巴瘤，B细胞性比T细胞性多见，其中弥漫性大B细胞性淋巴瘤类型最多见。临床症状无特异性，首发症状包括腰痛、腹痛、血尿、脓尿、蛋白尿、高血压和氮质血症等所有肾脏病变都可发生的症状。

【CT表现】　肾淋巴瘤分为四种类型：①单发结节型；②多发结节型；③弥漫浸润型；④后腹膜肿块浸润型。单发结节型或多发结节型可见肾脏单发或多发低密度肿块，密度亦可稍高于肾实质，由于淋巴瘤血供不丰富，增强扫描强化不明显，强化程度低于肾实质，密度较均匀，中央无坏死，常伴其他部位淋巴瘤或后腹膜淋巴结肿大。弥散浸润型可发现肾增大，累及的主要是髓质，较少在实质。后腹膜肿块浸润型：CT表现为肾周间隙内紧密包绕肾脏的肿块。由于淋巴瘤比较柔软，肾血管的包绕和推移虽然常见，但肾血管的狭窄、闭塞和血栓形成相对少见，肾盂积水往往也比较轻，主要见于腹膜后淋巴肿较广泛累及输尿管和肾窦受累较重的患者（图 6 - 40，图 6 - 41，图 6 - 42）。

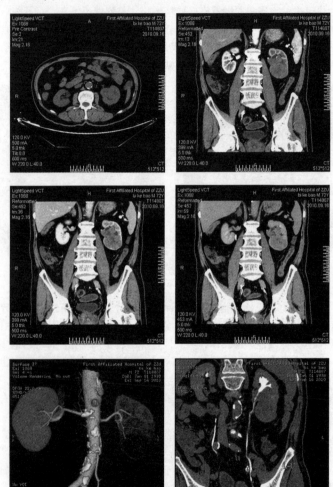

图 6 - 40 肾淋巴瘤

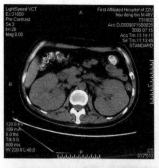
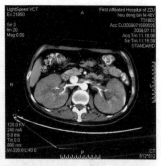
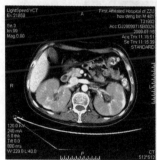
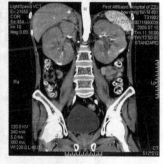
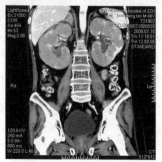

图6-41 双肾弥漫性肾淋巴瘤

【鉴别诊断】 单发结节型肾淋巴瘤常需与肾细胞癌多发病灶、腹膜后淋巴肿直接蔓延和肾周淋巴瘤相鉴别：①肾细胞癌呈持续性早期强化和周边分布。弥漫性淋巴瘤累及的主要是髓质，较少在实质，强化不明显。②肾淋巴瘤往往是全身广泛播散淋巴瘤的组成部分，经常有其他脏器受累和淋巴结

247

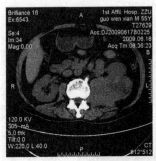
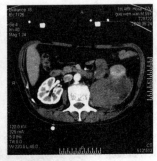

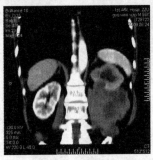

图 6-42 肾周淋巴瘤浸润

肿大，肾癌则很少有这一点。③肾淋巴瘤一般无肿瘤血栓形成，而肾癌反之。④肾淋巴瘤呈弥漫持续性强化，中央无坏死，而肾癌一般中央易出现坏死。⑤双肾同时发生的肾癌较少见，CT 提示双侧肾周间隙内紧密包绕肾脏的肿块应高度怀疑淋巴瘤。

九、膀胱淋巴瘤

【概述】 膀胱淋巴瘤分为原发性和继发性，原发性罕见。多发生于老年人，女性多见。临床表现缺乏特异性，与膀胱癌的症状相似。

【CT 表现】 膀胱壁弥漫性增厚，膀胱外生型或内生型肿块。密度较均匀，边界较清（图 6-43）。

【鉴别诊断】 原发性膀胱淋巴瘤需与膀胱癌相鉴别：膀胱癌基底宽窄不一，多呈菜花状突入腔内，内回声较强，以全程无痛性肉眼血尿居多。而淋巴瘤基底宽，以膀胱壁局部增厚为主，内部回声较低，多为有痛性镜下血尿。

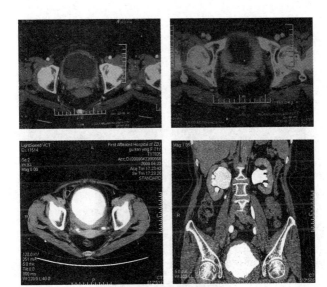

图6-43　膀胱淋巴瘤

第五节　肾外伤

肾外伤是由于受到直接或间接暴力所致，按损伤程度和范围大致可分为以下四种类型：肾包膜下血肿，肾周血肿，肾挫裂伤和肾内血肿，肾撕裂伤。肾外伤的临床表现视损伤程度而异，主要表现为疼痛、血尿、腰部肿胀和腹壁紧张强直，严重者可出现休克。

CT是肾外伤的首选检查方法，鉴于上述影像学表现，再结合外伤史，一般可做出明确诊断，同时还要注意有无并存的其他脏器的损伤，如肝、脾、胰等，以便为临床治疗提供全面信息。

一、肾包膜下血肿

肾包膜下血肿为肾钝器伤和穿入伤最常见征象。

【CT表现】　紧贴肾实质表面的菜豆形、新月形高密度阴影，其外有肾脂肪囊包绕。肾脏可受压移位变形。肾穿刺检约28%患者可发生包膜下血肿，体外碎石术后也常发生。肾包膜下血肿可液化，CT追踪观察密度逐渐减低。CT增强扫描包膜下血肿密度低于有功能的肾实质增强的密度（图6-44，图6-45）。

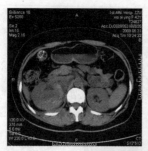
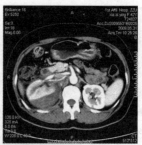
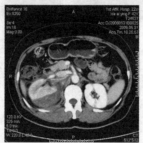

图6-44　肾包膜下血肿

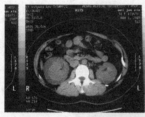
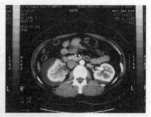
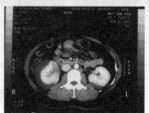

图6-45　双肾包膜下积液

二、肾周血肿

【CT表现】　大量血性液体蔓延在肾周，被吉氏筋膜限制在肾前间隙或肾后间隙，常同时伴有肾包膜下血肿（图6-46）。

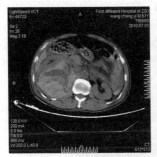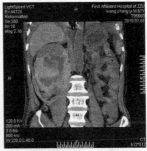

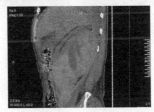

图6-46 肾周血肿

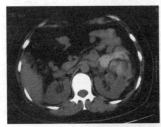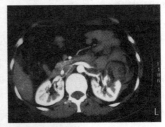

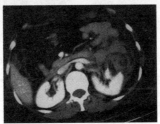

图6-47 肾撕裂伤

三、肾挫伤及肾内血肿

【CT 表现】 此为局部肾实质损害。CT 平扫表现视出血量多少、肾组织水肿及尿液外溢情况而异，可为肾实质内的高密度、低密度或混杂密度影。增强扫描肾内出血密度低于增强的肾实质密度，病变临近肾盏可充盈不佳，但无肾破裂征象，偶可见对比剂血管外溢或随尿液由破裂的集合系统进入病灶。

四、肾撕裂伤

【CT 表现】 肾实质不连续，期间有血液和/或外溢的尿液而呈不规则带状高密度或低密度影。增强扫描，撕裂的肾组织发生强化，但若撕裂的肾组织完全离断则无强化。肾撕裂伤常合并有肾周血肿（图 6 - 47）。

第六节 肾上腺疾病

肾上腺具有分泌多种激素的功能，按照病变激素分泌水平分为三种类型，即肾上腺功能亢进性疾病、功能低下性疾病和非功能性疾病。当病变造成分泌功能改变时，临床和实验室检查常有典型表现，影像学检查的目的是确定病变的侧别、大小和性质；若病变为非功能性，则影像学检查的目的是发现病变和确定性质。

一、肾上腺增生

【概述】 肾上腺增生绝大多数发生在皮质，属于功能亢进性病变。增生的组织结构不同而致临床表现各异：①库欣综合征(Cushing sydrome)，增生所致者占库欣综合征 70% ~85%，系垂体肿瘤、增生或其他部位肿瘤过度分泌促肾上腺皮质激素(ACTH)而致肾上腺皮质增生和皮质醇过多分泌，临床常见于中年女性，表现为向心性肥胖、满月脸、皮肤紫纹和血、尿皮质醇增高；②原发醛固酮增多症即 Conn 综合征，增生所致者占其中 5% ~35%，易发生在中年女性，主要表现为高血压、肌无力、低血钾，血、尿醛固酮水平增高；③先天性肾上腺皮质增生，是由于合成皮质醇的酶先天性缺陷，致肾上腺皮质增生并产生过量性激素，从而导致男性假性性早熟和女性假两性畸形。

【CT 表现】 肾上腺皮质不同组织结构的增生具有相似的影像学表现。CT 检查：常可发现双侧肾上腺弥漫性增大，侧支厚度大于 10 mm 和/或面积大于 150 mm^2，或大于同侧膈肌角厚度，但密度和形态仍维持正常。有时于增大肾上腺边缘可见一个或多个小结节影，且与肾上腺等密度，称为结节性增生。增强扫描肾上腺强化一般仍较均匀（图 6 - 48，图 6 - 49，图 6 - 50）。

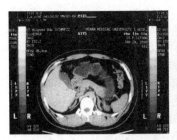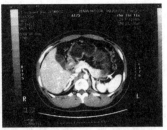

图 6-48 双肾上腺增生假两性畸形

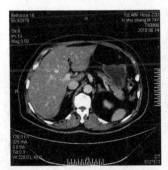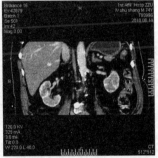

图 6-49 左肾上腺结节增生

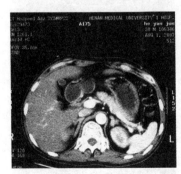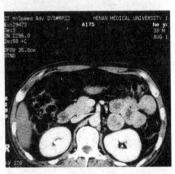

图 6-50 双肾上腺增生（异位 ACTH 综合征）

二、肾上腺腺瘤

（一）Cushing 腺瘤

【概述】 Cushing 腺瘤为 Cushing 综合征的一种病因，约占 Cushing 综合征的 15% ~20%，多见于成人，男性相对较多见；能自主分泌过量的糖皮质激素（主要为皮质醇），从而引起一系列皮质醇增多的临床症状，且反馈性抑制垂体 ACTH 分泌，造成非肿瘤部位肾上腺萎缩。临床典型症状为向心性肥胖、满月脸、皮肤紫纹、痤疮、毛发多、高血压、月经不规则等。实验室检查血、尿皮质醇增高，ACTH 降低，尿 – 17 羟皮质类固醇（简称 17 – 羟）中度增多，超过 55 μmol/24 h。

【CT 表现】 CT 平扫表现为单侧肾上腺类圆形或椭圆形肿块，边界清，与肾上腺侧支相连，大小多为 2~3 cm，密度类似或低于肾实质；同侧肾上腺残部和对侧肾上腺萎缩变小。增强扫描：肿块呈轻至中度强化，强化较均匀或不均匀（图 6 – 51，图 6 – 52）。

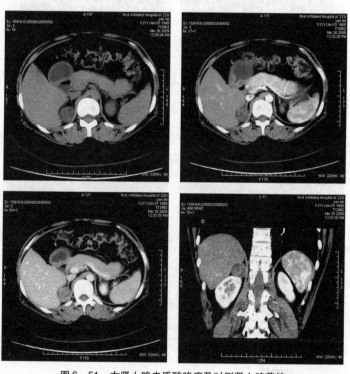

图 6 –51　右肾上腺皮质醇腺瘤及对侧肾上腺萎缩

（二）Conn 腺瘤

【概述】 Conn 腺瘤即原发醛固酮增多症腺瘤，是原发醛固酮增多症的

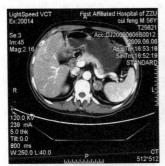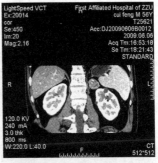

图 6-52　左肾上腺腺瘤及右肾上腺萎缩

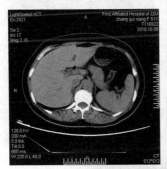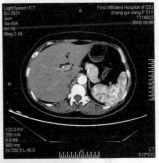

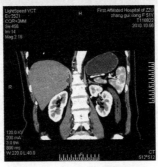

图 6-53　右肾上腺原醛腺瘤

最常见病因，占 65%～95%，能分泌过量醛固酮，从而引起一系列醛固酮增多的临床症状。发病峰值年龄为 20～40 岁，女性多于男性。临床主要表现为高血压，肌无力和夜尿增多。实验室检查血和尿中醛固酮水平增高，血钾减低，尿钾增高，肾素水平下降；患者血浆醛固酮浓度与血浆 ACTH 的昼夜节律呈平行，而对血浆肾素的变化无明显反应。

【CT 表现】 CT 平扫通常表现为单侧肾上腺孤立性小肿块，偶为双侧性或单侧多发性。肿块呈类圆形或椭圆形，与肾上腺侧支相连或位于两侧支之间，边界清晰。病变较小，直径多在 2 cm 以下，偶可达 3 cm。密度均一，由于富含脂质，常常近于水样密度。病侧肾上腺多能清楚显示，可受压变形，但无萎缩性改变。增强扫描：肿块强化不明显或轻度强化，一般较均匀（图 6-53，图 6-54）。

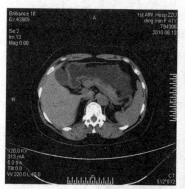
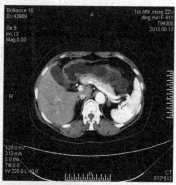
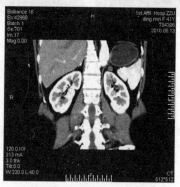

图 6-54　左肾上腺原醛腺瘤

【鉴别诊断】 ①肾上腺囊肿：少见，无症状，CT 表现为单侧均匀的低密度占位，CT 值为 -15～15 HU，增强扫描病变不强化；囊肿小时，与低密度腺瘤有时难以鉴别。

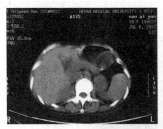
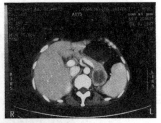
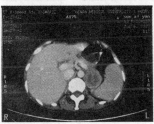

图6－55　左肾上腺皮质腺癌

三、肾上腺皮质癌

【概述】　肾上腺皮质癌是指原发于肾上腺皮质的恶性肿瘤，少见。其中，大部分肿瘤不具分泌功能，小部分肿瘤有分泌激素功能而于临床上产生相应症状，以库欣综合征多见，偶为 Conn 综合征或肾上腺性性征异常综合征。病理上，肿瘤较大，内有出血和坏死灶，常有钙化。

【CT表现】　影像学检查时，功能性和非功能性皮质癌具有相似的表现。CT 平扫：肿瘤表现为较大的肾上腺肿块，直径常超过 7 cm，呈类圆形、分叶状或不规则形，边界大多清晰，常可见包膜形成，较大者可推压周围组织器官，但很少侵犯。由于瘤内易发生坏死、出血和钙化，而致肿块呈混杂密度。增强扫描：肿块呈中度至明显不均匀强化，内有不规则低密度无强化区。此外，常可发现肿瘤侵犯下腔静脉所致的瘤栓及淋巴结、肝、肺等部位转移灶（图6－55，图6－56）。

四、肾上腺嗜铬细胞瘤

【概述】　嗜铬细胞瘤（pheochromocytoma）起源于肾上腺髓质，交感神经节或其他部位的嗜铬组织（如主动脉旁的嗜铬体），20～50岁最多见，男性较女性略多，80%～90%位于肾上腺，又称为 10% 肿瘤，即 10% 位于肾上腺之外，10% 为双侧，10% 为恶性肿瘤。肾上腺外的嗜铬细胞瘤可位于从大脑底部到副睾之间的任何部位，但常在腹膜后沿交感神经链分布。发生于

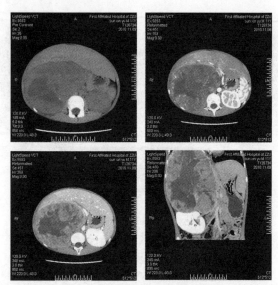

图 6 – 56　右肾上腺皮质腺癌

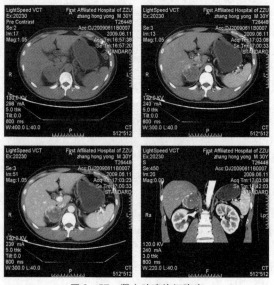

图 6 – 57　肾上腺嗜铬细胞瘤

肾上腺者大多为单侧，少数为双侧或一侧肾上腺瘤与另一侧肾上腺外瘤并存。嗜铬细胞瘤可分泌大量儿茶酚胺，主要为去甲肾上腺素，少数可分泌肾上腺素，故其典型临床表现为阵发性高血压、头痛、心悸、多汗，发作数分钟后症状缓解。实验室检查，24 h尿香草基扁桃酸即儿茶酚胺代谢物显著高于正常值。病理上，肿瘤一般较大，易发生出血、坏死和囊变。

【CT表现】　CT平扫：多为一侧单发，偶为双侧，直径常为3～5 cm，也可较大，甚至达10 cm以上。较小时边界清晰，密度均匀，呈圆形或椭圆形，类似肾脏密度；较大时常因内有陈旧性出血、坏死而密度不均，内有单发或多发低密度区，甚至呈囊性表现；少数肿瘤的中心或边缘可见点状或弧线状钙化。增强扫描：肿块呈明显不均匀强化，可见坏死性低密度无强化区（图6-57，图6-58）。恶性嗜铬细胞瘤瘤体大，呈不规则分叶状，密度不均匀。如发现肿瘤侵及临近器官或包埋附近腹主动脉、下腔静脉、肾静脉等，以及肝转移、附近淋巴结转移等，就可确定为恶性；虽然巨大者倾向于恶性，但仅靠大小并不能鉴别良恶性。

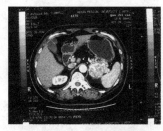
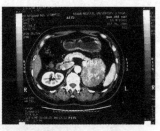

图6-58　低度恶性嗜铬细胞瘤

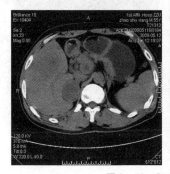
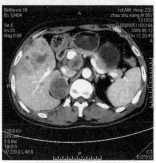

图6-59　肝癌肾上腺转移

五、肾上腺转移瘤

【概述】 肾上腺转移瘤较为常见，其中多为肺癌转移，也可为乳腺癌、甲状腺癌或肾癌转移。肾上腺转移瘤开始发生的部位是髓质，其后累及皮质。临床上，肾上腺转移瘤极少影响肾上腺皮质功能。转移瘤常为双侧性，但也可为单侧性，肿瘤内常有坏死和出血。

【CT表现】 平扫常表现为双侧肾上腺肿块，偶为单侧性，呈圆形、椭圆形或分叶状，大小不等，直径常为 2~5 cm，也可更大。较小的肿块密度多较均匀，较大肿块密度不均，可见囊性坏死区。增强扫描，肿块为均一或不均一强化，实性部分强化明显（图6-59，图6-60）。

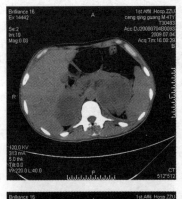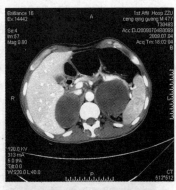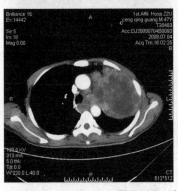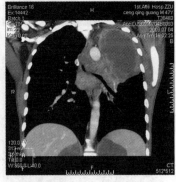

图6-60 肺癌肾上腺转移

六、肾上腺神经母细胞瘤

【概述】 神经母细胞瘤是小儿最常见的颅外实性恶性肿瘤，占全部小

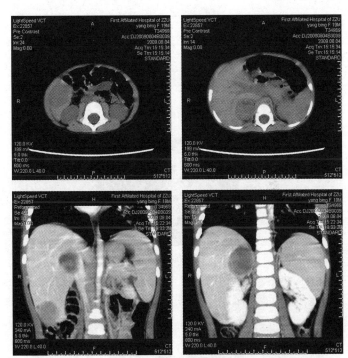

图 6-61　神经母细胞瘤肝转移

儿新生物的 10%，约有 50% 发生于 3 岁以下。肿瘤来源于交感神经细胞或主动脉旁嗜铬体。2/3 发生于肾上腺髓质，亦可发生于腹部，胸部极少见。其组织学表现包括从高度恶性的交感神经胚细胞瘤到恶性较低的神经母细胞瘤和良性神经节瘤。神经母细胞瘤偶尔可自行从恶性变为良性。神经母细胞瘤好发生于左侧，最常见的转移部位是骨骼、淋巴结和肝脏，仅 11% 转移至肺。主要临床表现为无痛性腹部包块，发生转移时则出现肝大、骨痛等症状。因大部分肿瘤可分泌儿茶酚胺，故约有 2/3 的患儿尿 VMA 增高。

【CT 表现】　CT 平扫多呈较大不规则形实性肿块，为软组织密度，瘤内有坏死、出血和/或钙化。钙化常呈斑点状，亦可为环形或融合成片，化疗后变得更加致密。神经母细胞瘤亦可无钙化，或为脂肪密度，有或无囊变。增强扫描肿块呈不均一强化，实性部分呈轻度至中度强化，可见大片坏死性低密度无强化区，病变边界显示更为清晰，并能确定肿瘤对血管的包绕程度（图 6-61，图 6-62）。

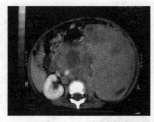
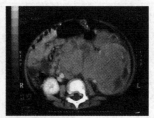

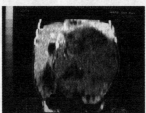

图 6-62 神经母细胞瘤

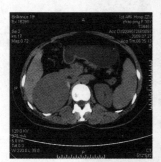
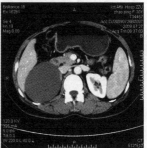

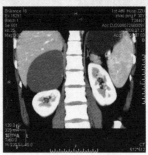

图 6-63 肾上腺囊肿

七、肾上腺囊肿

【概述】　肾上腺囊肿较少见，多为单侧性，可分为寄生虫性、上皮样、内皮样（淋巴管性、血管性、错构瘤性）和假性囊肿，后者是由于坏死或出血所致。假性囊肿和内皮性囊肿最常见。临床多无症状，较大者可触及腹部包块或因压迫肾动脉而产生高血压。

【CT 表现】　CT 平扫表现为境界清楚，边缘光滑锐利的圆形或椭圆形肿物，壁薄，其内密度均匀，CT 值与水相近，85% 为单侧性，大小不等，15% 囊壁有弧线状钙化，特别是出血所致囊肿。增强扫描，病变无强化（图6 - 63）。

八、肾上腺结核

【概述】　肾上腺结核是肾上腺慢性皮质功能低下性疾病即 Addision 病的一种，占 10% ~ 30%。病变为结核菌的血行播散所致。病理上，多累及双侧肾上腺，肾上腺的皮质、髓质均遭破坏，表现为结核结节、肉芽组织和干酪样坏死灶，并可发生钙化。临床上出现衰弱无力、消瘦、色素沉着、血压下降、胃肠及神经系统症状。一般多合并肺结核或腹腔结核，但肾上腺结核患者不一定同时有肺结核。

【CT 表现】　干酪化期表现为双侧肾上腺增大，可见外形不规则、密度不均匀的肿物，低密度干酪坏死区壁较厚，病变中心或边缘可有小的点状钙化灶。增强扫描见肿块周边部及内隔强化，低密度区无强化。结核晚期肾上腺萎缩，并有钙质沉着，CT 上示有广泛钙化斑点及与周围粘连，其形态多与肾上腺一致（图 6 - 64，图 6 - 65）。

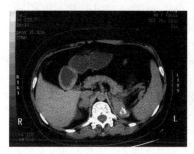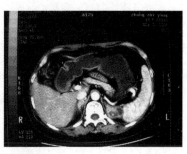

图 6 - 64　肾上腺结核

九、肾上腺髓质瘤

【概述】　肾上腺髓质瘤是一种少见的良性肿瘤，瘤内含不同量的骨髓成分和脂肪，约有 20% 有钙化。肿瘤细胞被认为起源于肾上腺内干细胞前

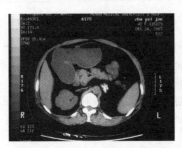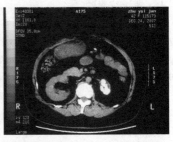

图 6 -65　肾上腺结核及左肾自截

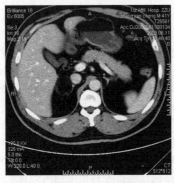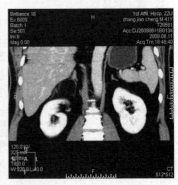

图 6 -66　肾上腺髓质瘤

身。大部分髓质瘤均无症状,瘤内可有出血、坏死,压迫周围结构可引起腰部或上腹部疼痛。偶尔可并发于内分泌异常,如 Conn 综合征患者。此瘤多见于 40 ~ 60 岁,最常为单侧,通常小于 3 cm,但亦有大到 12 cm 者。

【CT 表现】　肿块表现为境界清楚的低密度肿物,多为单侧,偶为双侧,呈类圆形或椭圆形,直径多在 10 cm 以下,少数可较大;CT 值为 -30 ~ -140 HU,瘤内密度不均匀,可见比例不等的低密度脂肪影和软组织密度影。增强扫描,肿块的软组织部分发生强化(图 6 -66)。

十、肾上腺节细胞瘤

【概述】　肾上腺节细胞瘤是发生于肾上腺的节细胞神经瘤。所有年龄均可发病,以儿童和青壮年为主,占 42% ~ 60%。病理:肿瘤为质软肿块,大多有完整的包膜,一般无明显症状,肿瘤巨大造成对临近结构压迫时,可出现相应的临床症状,偶尔有腹泻、多汗、高血压、女性男性化、肌无力等症状,与肿瘤中神经节细胞可分泌少量儿茶酚胺、血管活性肠肽等激素有关。

【CT 表现】　边缘清楚的卵圆形、新月形、不规则形软组织肿块,平扫大部分为低密度,囊变坏死少见,可见散在的点状钙化（20%）,瘤内可有细线样分隔,并可轻度强化。动态增强扫描：早期无强化或轻度强化,随时间延长,逐渐出现强化。典型表现：质地软,沿周围器官间隙呈嵌入式生长,肿瘤常具有围绕临近大血管生长的倾向;肿瘤较大时,临近大血管可被包绕,但其管腔未见明确变窄或闭塞,有向椎管内延伸的特点,使肿瘤呈哑铃状（图 6 –67）。

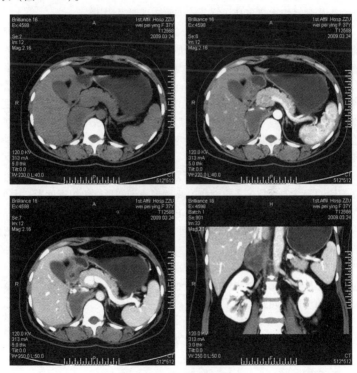

图 6 –67　肾上腺节细胞瘤

第七章　生殖系统

第一节　女性生殖系统正常解剖

女性生殖系统主要包括子宫、输卵管、卵巢及阴道。

1. 子宫　子宫位于盆腔中央，分为宫底、宫体和宫颈三部分，大部分为前屈前倾位，前方为膀胱，后靠直肠，成人子宫长径（宫颈至宫底）为 7~8 cm，左右径为 4~5 cm，前后径为 2~3 cm，产后子宫可略大，绝经后子宫萎缩变小，子宫内膜厚为 1~8 mm，随月经周期变化。CT 横断位图像宫颈略呈圆形，子宫体呈纺锤形或三角形，CT 值为 40~80 HU，正中见略低密度区为子宫内膜及宫腔分泌液，宫体前为子宫膀胱陷窝，后方为子宫直肠陷窝，两隐窝内为脂肪结构，常可见肠襻，CT 矢状位可清晰显示子宫全貌及前后结构关系。

2. 输卵管及卵巢　输卵管开口于宫底两角，多数情况下，CT 图像上不易显示输卵管，卵巢位于子宫两侧，呈圆形或椭圆形软组织密度影，大小可不对称，一般在 (2×3) cm² 以内，正常大小卵巢在 CT 上亦不易显示，卵巢内有较大卵泡时可显示，CT 示附件区类圆形囊性低密度影，边缘光整，最长径一般小于 3 cm。

3. 阴道　阴道上端包绕宫颈，前后为膀胱及直肠，长 7~9 cm，CT 横断位为圆形软组织影，如果阴道填塞纱布，表现为圆形空气低密度影，阴道壁变薄，阴道两侧可见脂肪层。

第二节　妇科疾病

一、子宫脓肿

子宫脓肿（uterus abscess）多由于子宫术后或其他原因所引起的子宫积脓，CT 表现为子宫壁增厚，密度增高，边缘不规则，内见低密度区为脓腔，有时子宫壁内见积气影（图 7-1）。

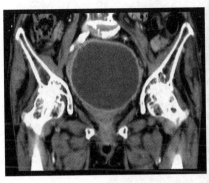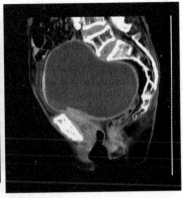

图 7-1　子宫脓肿

二、子宫肌瘤

【概述】　子宫肌瘤（myoma of uterus）是常见的子宫良性肿瘤，30 岁以上女性约 20% 可患此病，发病与雌激素刺激有关，可单发或多发，多为圆形，由不成熟的子宫平滑肌细胞构成。大体分三种类型：①黏膜下肌瘤，突向子宫腔内，可有蒂。②间壁肌瘤，生长于肌层内，使宫腔变形或增大，子宫局部隆突。③浆膜下肌瘤，肌瘤向浆膜面生长，突出于子宫表面。临床症状与肌瘤位置有关，常见有子宫出血、经期延长、月经量多、尿频或便秘等。

【CT 表现】　黏膜下肌瘤见宫腔内类圆形肿块，浆膜下肌瘤见子宫外形呈分叶状或向外凸出的肿块影，间壁肌瘤见肌壁内肿块影，子宫腔闭塞或消失，肌瘤本身一般为较低密度，若肌瘤内有坏死液化，则为更低密度区，肌瘤常见蛋壳样、不规则斑点状或成团的钙化影，则诊断较为容易；增强后肌瘤呈较明显强化，强化程度同肌层，若坏死，则强化不均匀（图7-2）。

三、子宫内膜癌

【概述】　子宫内膜癌（carcinoma of endometrium）又称子宫体癌，是常见的妇科恶性肿瘤，位居第四，90% 为浸润性腺癌，绝经后妇女好发，早期诊断主要依靠刮宫和细胞学检查，临床症状为白带增多，阴道出血，分泌物有恶臭，腹痛及腹部包块等。子宫内膜癌发展缓慢，晚期可直接侵及子宫肌层并向宫旁蔓延，进一步发展为淋巴结转移或血行转移。子宫内膜癌的临床分期常采用 FIGO 法（表 7-1）。

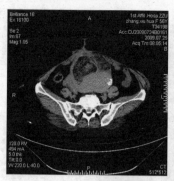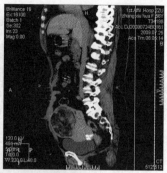

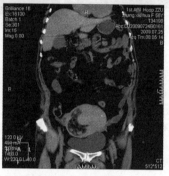

图 7 - 2　子宫肌瘤

表 7 - 1　子宫内膜癌的临床分期（FIGO 法）

分　期	标　准
0 期	肿瘤限于黏膜内（原位癌）
Ⅰ期	肿瘤限于宫体内
Ⅱ期	除宫体外并侵及宫颈
Ⅲ期	累及宫体以外，但未超出小骨盆
Ⅳ期	扩散到小骨盆外，或明显侵及膀胱、直肠

【CT 表现】　CT 的诊断价值在于判断癌肿有无外侵及帮助临床分期，也用于判断治疗效果及有无复发。早期子宫内膜癌不引起子宫增大时，由于肿瘤组织和子宫肌层具有相似的密度，CT 平扫难以发现。如肿瘤侵及子宫壁

的厚度 1/3 以上，增强扫描示肿瘤组织不均匀强化，其内有不规则低密度坏死区，周围正常的子宫组织均匀强化。晚期子宫内膜癌常使子宫体不对称或局部分叶状增大。肿瘤侵及宫颈时致宫颈增大。当发生广泛盆腔播散时可致盆腔所有脂肪间隙消失，此时的盆腔称为"冰冻盆腔"。子宫内膜癌堵塞宫颈口时可产生子宫积水、积血或积脓。

四、宫颈癌

【概述】 宫颈癌（carcinoma of cervix）为妇科常见恶性肿瘤，居首位，好发于 35～55 岁，早期无症状，或有类似于宫颈炎的表现，常见临床症状为阴道分泌物增多及接触性阴道出血，若有癌肿坏死则有恶臭性白带，若侵犯膀胱及直肠则有膀胱阴道瘘、直肠阴道瘘。宫颈癌组织学上起源于鳞状上皮和柱状上皮交界区，以鳞癌多见，约占 95%，腺癌少见。宫颈癌的临床分期见表 7－2。

表7－2　宫颈癌的临床分期

分　期	标　准
0 期	肿瘤限于黏膜内（原位癌）
Ⅰ期	肿瘤限于宫颈
Ⅰa 期	肿瘤侵犯深度在基膜下 5 mm，癌灶未融合
Ⅰb 期	肿瘤侵犯深度 >5 mm，或 <5 mm，但癌灶融合
Ⅱ期	肿瘤侵犯宫颈外，未扩展至盆壁及阴道下 1/3
Ⅱa 期	肿瘤侵犯阴道上 2/3，但无宫旁浸润
Ⅱb 期	侵及宫旁
Ⅲ期	肿瘤扩展到盆壁及阴道下 1/3
Ⅲa 期	阴道下 1/3 受侵，盆壁未浸润
Ⅲb 期	侵犯盆壁且有肾积水及肾功能减退
Ⅳ期	肿瘤已超出骨盆或侵犯膀胱及直肠
Ⅳa 期	侵犯膀胱及直肠
Ⅳb 期	远处转移

【CT 表现】 正常宫颈直径一般不超过 30 mm，与周围脂肪分界清楚，宫颈原位癌 CT 不能诊断，宫颈浸润癌表现为宫颈增大，并出现软组织肿块，呈中等密度。肿块增大时，其中心可发生坏死，表现为不规则低密度影。肿瘤向外蔓延可表现为向子宫外伸出的不规则形、三角形或分叶状软组织影。晚期可侵犯子宫及宫旁组织，并可累及膀胱和直肠，当临近器官出现壁增厚并脂肪界线消失时，提示临近器官受累，增强扫描肿块多呈不规则强化。盆腔

内可出现淋巴结转移，血行转移较少。CT诊断宫颈癌淋巴结转移的敏感性为70%～80%，因此CT扫描阴性者不能除外淋巴结转移（图7-3）。

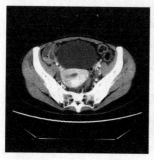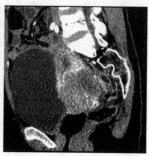

图7-3 宫颈癌

五、滋养细胞肿瘤

滋养细胞肿瘤（trophoblastic tumor）病理上分为葡萄胎、侵蚀性葡萄胎（恶性葡萄胎）及绒毛膜上皮癌。

（一）葡萄胎

【概述】 好发于生育期女性，病理表现为绒毛间质水肿变性形成许多大小不等的葡萄样水泡，水泡聚集成串，水泡间充满血液或凝血块及胎盘绒毛。临床症状为闭经2～3个月后反复阴道出血，子宫增大超过妊娠月份，血绒毛膜促性腺激素（HCG）明显升高。

【CT表现】 平扫见子宫明显增大，宫腔内见大小不等的囊样改变，CT值为水样密度，如有出血则为高密度，增强后囊壁可强化，呈蜂窝状，囊内容物不强化。

（二）侵蚀性葡萄胎

【概述】 侵蚀性葡萄胎多继发于良性葡萄胎，病理表现为大小不等的葡萄状结构侵入宫壁肌层内，可单个或多个，临床症状为清宫后仍出血或正常数月后再出血，血HCG持续阳性或转阴后再次阳性。

【CT表现】 子宫增大，外形不规则，有结节状突起，宫腔内见多发大小不等囊状低密度区并高密度出血灶，子宫壁厚薄不均，可见片状低密度区。增强呈不规则强化，可侵及宫旁组织并形成软组织块，亦可远处转移，如肝、肺、脑等。

（三）绒毛膜上皮癌

【概述】 绒毛膜上皮癌是一种高度恶性的滋养叶细胞肿瘤，病理为滋养叶细胞失去了原来的绒毛结构，散在地侵入宫颈、阴道、输卵管内，肿瘤无固定形态，生长迅速，质似海绵，脆易出血。好发于育龄女性，症状类似侵蚀性葡萄胎。

【CT表现】 子宫增大，宫壁不规则增厚，有结节状突起，平扫为不规则中低混合密度，出血常见，增强后实质部分强化，密度不均匀，形态不规则。

六、卵巢囊肿

【概述】 卵巢囊肿（ovarian cyst）包括单纯囊肿、滤泡囊肿、黄体囊肿和巧克力囊肿，单纯囊肿最常见，临床多无症状，滤泡囊肿是卵泡在生长发育过程中，垂体分泌促卵泡激素过多，致卵泡内液体潴留，黄体囊肿是由于绒毛膜促性腺激素刺激卵泡引起，巧克力囊肿是由于子宫内膜异位症引起卵巢出血而形成的慢性血肿。

【CT表现】 卵巢囊肿可单发或多发，可单侧或双侧，可大小不等，一般为单房状，常表现为均匀一致的囊性低密度区，呈水样密度，CT值为0~15 HU，囊壁薄而均匀一致，边缘光滑，与临近组织分界清楚。巧克力囊肿内为出血成分，出血时间不同，密度会增高并有所差异（图7-4）。

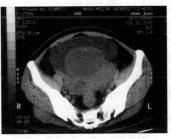

图7-4 右卵巢黄体囊肿

七、卵巢畸胎瘤

【概述】 卵巢畸胎瘤（teratoma of ovary）好发于育龄期女性，多为良性，占卵巢肿瘤的10%~20%。畸胎瘤分为实质性畸胎瘤和囊性畸胎瘤。实质性畸胎瘤组织学上包括三个胚层的各种组织，肿瘤内常见囊性成分、牙齿、脂性成分、毛发等，有重要诊断意义；囊性畸胎瘤即皮样囊肿，一般来源于外胚层，可单房或多房，囊壁为纤维组织，可钙化，房内为皮脂样液体。一般无临床症状，部分患者感下腹不适或腹部胀满。

【CT表现】 因实质性畸胎瘤内一般含有脂肪、牙齿骨骼、毛发等，故CT诊断并不困难，CT可见密度不均匀的肿块，肿块内见高密度牙齿或骨骼及明显低密度脂肪影、囊性低密度影、囊壁厚薄不均，有时可见斑片状或条状弧形钙化，恶性畸胎瘤侵及临近组织在CT上表现为肿瘤与周围器官间的脂肪间隙消失和肿块侵入膀胱、骨盆肌肉或肠管。囊性畸胎瘤则表现为囊性低密度影，囊壁较薄，与卵巢囊肿不易区别（图7-5）。

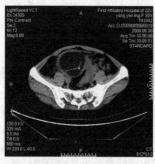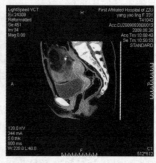

图 7 - 5　卵巢畸胎瘤

八、卵巢囊腺瘤

【概述】　卵巢囊腺瘤（cystic adenoma of ovary）是卵巢最常见的良性肿瘤，约占卵巢原发肿瘤的 25%，主要见于育龄女性，多为单侧，双侧约 15%，按其囊内成分可分为浆液性和黏液性两种。浆液性囊腺瘤又可分为单纯性浆液性囊腺瘤及浆液性乳头状囊腺瘤两种。前者多见，表面光滑、单房、壁薄，多房少见，囊腔内充满清亮液体。后者表面呈结节状，包膜稍厚，呈灰白色；切面呈多房状，房内充满清亮液体。房壁有乳头生长，可外生、内生或内、外都有，乳头可伴有颗粒状钙化。黏液性囊腺瘤体积较大，直径一般为 15～20 cm，常单侧发生，多房样，表面光滑，切面多房，房隔较厚，囊壁较厚且光滑，内含黏稠的液体。临床上常无症状。

【CT 表现】　CT 见附件区单房或多房性囊性肿块，肿块边界光整，外缘光滑，囊壁厚薄较均匀，浆液性囊腺瘤呈水样密度，囊壁薄，体积一般较小，囊壁上可见乳头状软组织突起。黏液性囊腺瘤囊内液体密度稍高，囊壁较厚，体积大，囊壁上很少有乳头状突起，而且多为单侧发生。增强扫描时，囊壁及乳头状突起有轻度均匀强化，囊腔不强化。

【鉴别诊断】　CT 不能区分浆液性或黏液性腺瘤，若有壁结节则浆液性囊腺瘤可能性较大。卵巢囊腺瘤还需与卵巢囊肿、卵巢囊腺癌相鉴别：卵巢囊腺瘤若为单房性，则与卵巢囊肿鉴别困难；卵巢囊腺癌囊壁及囊隔较厚，且厚薄不均，壁结节大小不均，形态不规则，增强后呈囊壁囊隔较明显强化，壁结节强化不均匀。囊腺癌还可以出现转移征象（图 7 - 6，图 7 - 7）。

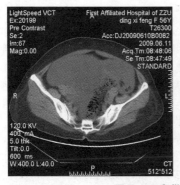
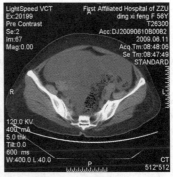

图 7-6 卵巢浆液性囊腺瘤

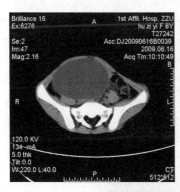
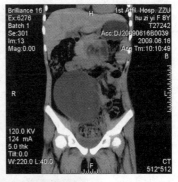

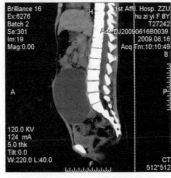

图 7-7 卵巢黏液性囊腺瘤

九、卵巢癌

【概述】 卵巢癌（carcinoma of ovary）发病率仅次于宫颈癌和子宫内膜癌，居妇科恶性肿瘤第三位，但死亡率居首位，40 岁以上女性多见，肿瘤可起源于上皮、生殖细胞或基质细胞，其中囊腺癌最多见，来源于上皮组织，包括浆液性囊腺癌、黏液性囊腺癌、未分化癌和子宫内膜样癌、透明细胞癌，占卵巢恶性肿瘤的 85% ~ 90%。来源于生殖细胞的有无性细胞瘤、内胚窦瘤和胚胎癌等，来源于基质细胞的以颗粒细胞癌多见。

肿瘤最常见的转移方式为种植播散，其次为淋巴转移和血行转移。种植转移系肿瘤生长穿透盆腔而形成，脱落的肿瘤细胞随腹水流动，腹腔的液体多引流至右侧，因此膈下种植以右侧多见。淋巴转移主要到主动脉旁及主动脉前淋巴结，其次为髂内髂外淋巴结转移。远处转移多见于肝、肺或胸膜。卵巢癌的临床分期见表 7 – 3。

表 7 – 3　卵巢癌的临床分期

分　　期	标　　准
Ⅰ 期	肿瘤限于卵巢
Ⅰa 期	肿瘤限于一侧卵巢，表面无肿瘤、无腹水
Ⅰb 期	肿瘤限于两侧卵巢，表面无肿瘤、无腹水
Ⅰc 期	肿瘤限于单侧或双侧，包膜破裂、表面有肿瘤、有腹水
Ⅱ 期	肿瘤累及单侧或双侧卵巢，伴盆腔转移
Ⅱa 期	累及子宫或输卵管
Ⅱb 期	累及盆腔其他结构
Ⅱc 期	盆腔蔓延伴腹水
Ⅲ 期	累及一或双侧卵巢，镜检证实有盆腔外腹膜转移或局部淋巴结转移
Ⅲa 期	镜检证实盆腔以外腹膜转移
Ⅲb 期	镜检证实盆腔以外腹膜转移、最大直径 < 2 cm
Ⅲc 期	镜检证实盆腔以外腹膜转移、最大直径 > 2 cm 伴淋巴结转移
Ⅳ 期	一侧或两侧卵巢癌伴远处转移

卵巢癌早期无症状或症状轻微。临床就诊时多属于晚期，主要临床症状为下腹不适或疼痛，阴道流血和盆腔发现肿块及腹水等。

【CT 表现】 由于卵巢癌脱落细胞随腹水流动而在腹膜腔内种植，而且有不少患者就诊时已发生膈下转移和肝转移，因此有人提出卵巢癌应作为盆腔和腹膜腔肿瘤对待，扫描时扫描范围应为膈顶至盆腔。多排 CT 冠状位和矢状位重建有助于显示肿瘤大小、形态及其与周围组织关系，淋巴结转移情况。CT 征象如下：①盆腔肿块：盆腔内或下腹部有软组织肿块，大小不等，形态不规则，与子宫分界不清，肿块为实性，但密度多不均匀，有些肿块可见囊性成分及钙化灶，多见于浆液性囊腺癌，囊腺癌的囊壁多厚薄不均，见不规则壁结节，累及周围器官组织时表现为周围脂肪间隙消失。②腹水：约30% 卵巢癌患者并发有腹水，因其不是漏出液，所以腹水密度较高，甚至 CT 值可 >60 HU。③腹腔及大网膜转移：轻者仅表现为肠襻边缘模糊不清，较明显的病例则表现为腹腔内不规则软组织结节或肿块。腹腔种植部位常见于腹水中，肝左叶与胃、脾之间，子宫直肠窝，右下腹部肠系膜根部的下端，左下腹部乙状结肠系膜的上缘，盲肠和升结肠外侧的结肠旁沟，并由此扩散到右侧膈下。典型的大网膜转移病变表现为横结肠与前腹壁间或前腹壁后方相当于大网膜部位见扁平如饼状软组织肿块，密度不均匀或呈蜂窝状，

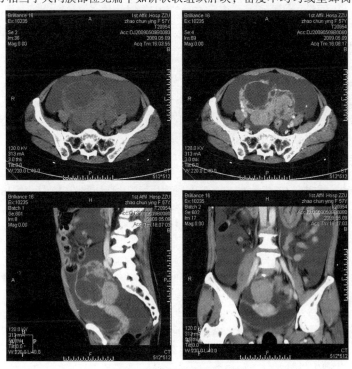

图 7-8　卵巢浆液性囊腺癌

边缘不规则，界线不清，有时形成团块状肿块。④腹膜假性黏液瘤：卵巢癌腹腔播散的一种形式，由卵巢黏液腺癌的囊性病变破入腹膜腔所致，一种表现为盆腔内有均匀的水样低密度肿块，与腹水不同在于其内有明显分隔及囊壁；另一种为肝脏外缘有分隔状的囊性病变，肝脏外缘有多个压迹。⑤转移性钙化：肝脾边缘及盆腔肿块周围、大网膜见散在点状或条状钙斑，钙化性转移的发生率约为6%。⑥淋巴结及远处转移：淋巴结转移约15%，主要在主动脉周围及髂内外淋巴结，远处转移以肝脏最多见，表现为肝内单发或多发类圆形低密度影，边界清但不锐利，个别可见钙化，增强呈环形强化。还可转移至肺、肾上腺及骨组织（图7-8）。

第三节　乳腺疾病

一、正常解剖

成年女性乳腺位于前胸锁骨中线第2～6肋间，内缘至胸骨侧缘，外缘达腋前线，覆盖胸大肌，呈左右对称的半球形。正常乳腺由乳头、皮肤、乳导管、腺体及间质（纤维、脂肪、血管、淋巴组织）组成，每侧乳腺由15～20个辐射状排列的腺叶组成，乳腺的淋巴管丰富，仅有流出道，而无流入道，乳腺淋巴常引流至腋下、锁骨上下及内乳淋巴结，CT平扫可清晰显示乳腺的皮肤、乳头、皮下脂肪、导管、腺体组织、乳腺后间隙及乳腺悬韧带，皮肤厚1～2 mm，乳头大小因人而异，可轻度突起、平坦或内凹，皮下脂肪位于腺体与皮肤之间，乳腺内脂肪呈蜂窝状分布，CT值约为-50 HU，乳腺内导管是以乳头为中心向周围发散，呈扇状，位于皮下脂肪层与乳腺后间隙之间，呈软组织密度，CT值为10～20 HU，乳腺后间隙由脂肪和疏松结缔组织构成，是浅筋膜的浅层纤维和乳腺腺体间的纤维囊带相互呈网状连接，CT上为曲线影或条索状影。注射对比剂后正常组织可不均匀轻度强化。

二、常见疾病

CT检查乳腺的原理和X线片相仿，取决于病变对X线的吸收量，但CT的密度分辨力高，可清晰显示乳腺内的解剖结构，对观察胸壁的改变、检出乳腺尾部病变以及腋窝和内乳淋巴结等乳腺X线片无法显示的病变较好。CT对鉴别囊、实性病变的准确率不如超声可靠，对良、恶性病变的鉴别诊断也无特殊价值，此外，CT检查的射线剂量比钼靶X线摄影高，检查费用高，因此，CT不宜作为乳腺疾病的主要检查手段。

（一）乳腺增生症

【概述】　乳腺增生症（hyperplasia of breast）又称乳腺纤维囊性改变、纤维囊性增生病、小叶增生和乳腺结构不良等，多数人认为是体内雌激素水平绝对或相对增高，或孕激素水平绝对或相对减少时所引起的乳腺结构增生、紊乱。此症系女性乳腺疾病中最多见的一种，发病高峰为 30～45 岁，正常与病理之间界线不清晰，有人主张诊断此症应临床体检扪及乳腺实质内多个结节且乳腺 X 线片乳腺密度增加并内有多个边界清晰的结节才可。乳腺增生症组织形态多种多样，根据形态分为小叶增生、乳头状瘤病和硬化性腺病。

【CT 表现】 CT 平扫见增生组织呈片状或结节状多发致密影，密度略高于周围腺体，在增厚的组织中可见条索状低密度影，当有囊肿形成时，可显示为椭圆形水样密度区，密度均匀，无强化。

（二）乳腺腺瘤

【概述】 乳腺纤维腺瘤（fibroadenoma）是乳腺最常见的良性肿瘤，好发于 30 岁以前青年女性，好发于乳房外上象限。患者一般无自觉症状，多为偶然发现，雌激素水平过高与纤维腺瘤的发生直接相关，瘤体呈圆形、椭圆形，直径一般小于 5 cm，边界清楚，质韧，表面似有包膜，活动度大，较易与周围组织剥离。CT 对纤维腺瘤的检出及诊断能力要优于钼靶片。CT 具有较高的密度分辨力，且系体层成像，因而能发现一些被致密腺体遮蔽的纤维腺瘤。

【CT 表现】 CT 平扫表现为类圆形或分叶状肿块，轮廓整齐，并可清晰显示肿块内的钙化，肿块密度一般为 15～20 HU。CT 增强扫描，纤维腺瘤一般仅有轻度、均匀强化，强化后 CT 值的增加不超过 25 HU。但少数血运较丰富的纤维腺瘤亦可有较明显的强化，强化后 CT 值超过 25 HU（图 7 –9）。

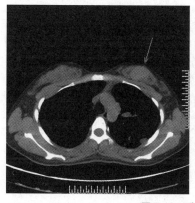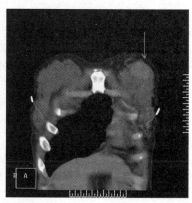

图 7 –9　乳腺纤维腺瘤

（三）乳腺癌

【概述】 乳腺癌（mammary carcinoma）是妇女最常见的恶性肿瘤之一，最近文献报道，我国也和欧美一样，乳腺癌已居妇女恶性肿瘤发病率的首位。乳腺癌好发年龄为 40 ~ 60 岁，病因不明，可能与环境、遗传、生育等有关，由于乳腺癌早期常无症状，约 90% 的患者在就诊时已属晚期。临床约 95% 的患者因偶然发现肿块而就诊，临床表现为乳房单个无痛性肿块，质硬，表面不光滑，乳腺皮肤橘皮样变、乳头内陷、乳头溢液、乳腺疼痛等。WHO 将乳腺癌组织学分为三大类：①非浸润型癌；②浸润型癌；③乳头 Paget 病。肿瘤病理形态因组织学类型不同而异，其切面多呈灰白色，可有出血点、坏死和囊腔形成，边界不规则，质地硬。

【CT 表现】 乳腺癌的 CT 表现与 X 线片上表现基本相同，但在某些征象的显示方面，各有优缺点。在脂肪型乳房中，X 线平片发现小结节的能力要优于 CT；而在致密型乳房中，因 CT 系体层扫描，较少受相邻结构的重叠干扰，故发现癌灶的能力优于钼靶 X 线片。微小钙化在乳腺癌诊断中占有重要地位，CT 虽有较高的密度分辨力，但受其部分容积效应的影响，常无法显示出微小钙化，或仅表现为一局限高密度区。对于乳腺癌的其他 X 线征象，例如毛刺征、皮肤增厚、乳头内陷、血运增加、"彗星尾征"、乳后间隙及胸大肌侵犯等，CT 比 X 线平片显示得更明确和可靠。CT 增强扫描，在定性诊断上作用较大。强化扫描时癌灶的 CT 值明显增高，病灶变得更为明显，若病灶的 CT 值较强化前增加 25 ~ 45 HU 或甚至更高，即可高度怀疑为恶性，但亦应注意到有少数良性肿瘤亦可能有较明显强化。少数癌灶，包括一些"隐性"乳腺癌，在平扫时可能不明显，而是通过增强扫描发现局限异常强化而被查出。CT 平扫多数肿块形态不规则，边缘不光滑或部分光滑，呈分叶状，周边见长短不一、分布不均的毛刺。瘤体密度一般高于腺体密度，CT 值 25 ~ 56 HU。增强扫描示肿块明显强化，可均匀或不均匀，CT 值可达 60 ~ 120 HU，平均升高 50 HU。肿块中央有液化坏死时，强化仅见于肿块边缘，且厚薄不均。肿块内出现颗粒状或丛状钙化，平扫可清楚显示肿瘤弥漫浸润时，显示为片状病灶或整个乳腺内大片状病灶，密度高于或略高于周围腺体，边界不清。累及皮肤者，可见皮肤增厚，轮廓不光整，呈橘皮样改变，皮下脂肪模糊。累及胸壁者，可见乳腺后间隙消失。乳晕后区癌肿还可见乳头回缩（图 7 - 10）。

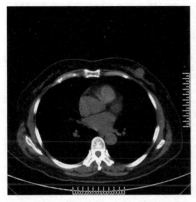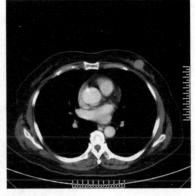

图 7－10　乳腺导管癌

第四节　男性生殖系统正常解剖

男性生殖器官由外生殖器和内生殖器组成，外生殖器有阴囊和阴茎，内生殖器有生殖腺和附属腺体、生殖管道，生殖腺为睾丸，附属腺体有精囊腺、前列腺、尿道球腺和尿道旁腺，生殖管道有附睾、输精管、射精管和尿道。CT 主要观察内生殖器官。

1. 前列腺　前列腺呈栗子形，前为耻骨，后为直肠，上方为膀胱底部，下方为盆底泌尿生殖膈，中部有尿道及输精管通过。30 岁以前，其上下径平均为 30 mm，前后径为 23 mm，左右径为 31 mm；60～70 岁时，此三径平均值分别为 50 mm、43 mm 和 48 mm。1968 年，McNeal 提出了前列腺三分区法：①前列腺前区，相当于内腺，包括尿道周围组织和移行区，前者只占少部分，两者共占前列腺腺性组织的 5%。移行区位于近段尿道周围组织两旁，呈对称性分布。前列腺前纤维肌肉基质区呈盾形薄板状，位于腺体之前，占前列腺重量的 1/3。②中央区呈锥形结构，位于前列腺基底部，约占前列腺腺性组织的 25%。③边缘区主要位于前列腺后方、左右两侧及尖部，呈蛋卷样包绕中央区、移行区和尿道前列腺部远段，占前列腺腺性组织的 70%。区域解剖与前列腺疾病起源密切相关，约 80% 的前列腺癌在前列腺的周围部，而良性前列腺肥大几乎全部发生于前列腺中心区，主要位于移行区（95%），另有 5% 发生于腺体的尿道周围部分。

CT 示前列腺在耻骨联合下缘以下的层面，呈圆形或卵圆形，为密度均匀、轮廓清楚的软组织影，CT 值为 30 ~ 75 HU，平扫或增强均不能分辨出不同的组织学区域。其两侧可见肛提肌，后方以直肠膀胱间隙与直肠相隔，内为脂肪和纤维结缔组织。

2. 精囊腺　位于前列腺上方，膀胱后方，直肠前方，呈双侧对称的椭圆形管状结构，内含精液，仰卧位时，在膀胱底部呈"八"字形向两侧分开，精囊与膀胱后壁形成约30°的夹角，称为膀胱精囊角，俯卧位膀胱精囊角消失，CT 上精囊腺表现为两侧对称的椭圆形软组织密度影，单侧长度约为30 mm，精囊大小与年龄相关，正常成人体积最大，呈囊状，老年人萎缩。

3. 睾丸及附睾　正常成人睾丸位于阴囊内，左右各一，是形成精子细胞的器官，易被 X 线辐射，故一般不主张用 CT 检查。CT 上睾丸为均匀的椭圆形中等密度影，边缘光滑整齐。附睾为卷曲的管状结构，位于两侧睾丸后方，CT 表现为条状或点状中等密度影，其间夹有低密度脂肪组织。

第五节　男性生殖系统常见疾病

一、前列腺肥大

【概述】　前列腺肥大又称良性前列腺增生症（benign prostatic hypertrophy，BPH），老年男性常见病之一，病因目前尚不清楚，有人认为本病与男性激素失调有关，组织学上主要为腺体增殖而较少间质增殖，腺体增殖可为弥漫性或局限性，尿道周围腺体弥漫性增殖最常见，增生的腺体压迫膀胱颈部，临床上表现为下尿路梗阻症状，如尿频、尿急、夜尿增多，重者可有尿潴留，因排尿不畅常可导致膀胱扩张、膀胱结石及泌尿系炎症等，直肠指检可触及增大的前列腺，诊断价值较大。

【CT 表现】　正常前列腺上界一般不会超过耻骨联合上缘 10 mm，若在耻骨联合上 20 ~ 30 mm 层面仍可见到前列腺组织即可诊断前列腺增生。其可为弥漫性或结节性增生，呈软组织密度，增生前列腺内常可见点状钙化，增大的前列腺可压迫并突入膀胱内，横断位图像易误认为膀胱肿瘤，多排 CT 冠状位或矢状位重建可清晰显示前列腺增大并突入膀胱，膀胱受压向上推移，界线较清，增强后增生结节可呈较明显强化（图 7 - 11）。

前列腺增生的诊断主要依赖临床症状和直肠指检，CT 的价值在于明确前列腺增大程度，手术前后大小对比评价及有无肾积水或输尿管积水等。

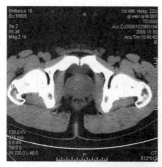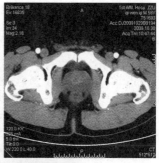

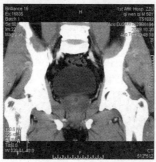

图 7 – 11　前列腺增生

二、前列腺癌

【概述】　前列腺癌（carcinoma of prostate）好发于老年人，欧美国家发病率明显高于国人，病因不清，病理约 95% 为腺癌，鳞状或移行细胞癌少见，肉瘤罕见，约 3/4 发生于前列腺后叶周边带，其次为两侧叶，前叶及中叶罕见，临床表现早期前列腺癌症状和体征多不明显，一旦出现尿频、排尿困难、尿流变细、尿程延长、尿痛及尿潴留等且进行性加剧，则病变多属晚期。如有腰背痛，则常提示骨转移。实验室检查可见酸性磷酸酶增高。直肠指检仍是安全、简易且可靠的方法，但无法判断前列腺癌的浸润程度、分期及转移。CT 除明确诊断外，更重要的是对前列腺癌进行分期。前列腺癌的临床分期标准如下：

Ⅰ期：无临床症状，癌瘤局限于前列腺体内，病检时发现。

Ⅱ期：前列腺可触及包块，癌浸润被膜，但被膜完整，而无其他转移病变。

Ⅲ期：前列腺癌已突破被膜，浸润精囊和膀胱颈，但尚无其他转移病变。

Ⅳ期：前列腺癌伴有淋巴结、骨骼或其他器官转移病变。

【CT表现】 CT对于Ⅰ、Ⅱ期癌灶的显示较差，对Ⅲ、Ⅳ期有时分期偏低，这是因为CT不易显示轻微的被膜外侵或癌肿已侵及精囊或淋巴结，而其大小及形态仍保持正常，当癌结节仅限于被膜内，CT可见前列腺周边带有边界模糊的略低密度结节或前列腺外形出现不对称性隆起，由于癌结节和正常前列腺的密度差别小，所以宜应用窄窗宽观察。当癌瘤已超出前列腺范围则容易为CT扫描所发现，见前列腺体积明显增大、密度不均匀、边缘不光滑，增强后癌结节呈轻至中度不均匀强化，一个重要的外侵征象是膀胱精囊角消失及精囊腺增大，提示肿瘤已累及膀胱及精囊腺，约80%累及精囊腺的患者有盆腔淋巴结转移。前列腺癌亦可沿尿道黏膜扩展侵及膀胱壁。由于有盆腔筋膜作为屏障，前列腺癌很少蔓延至直肠。

淋巴结转移首先发生在附近的盆腔淋巴结，继而转移到髂内、髂外、腹主动脉旁和纵隔淋巴结，甚至还可能转移到颈部和腋窝淋巴结。由于前列腺静脉与脊椎静脉系统相连接，因此常发生骨转移。骨转移以骨盆、腰椎、股骨和肋骨多见，多为成骨型转移，CT表现为高密度（图7-12）。

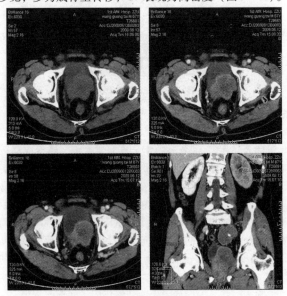

图 7-12 前列腺癌

三、睾丸疾病

由于睾丸病变症状和体征无特殊性，影像检查可补充临床检查之不足。

因 CT 对生殖腺有辐射作用，临床较少用，在影像检查中，以超声检查为首选，睾丸病变中 CT 使用较多的为检查隐睾部位以指导手术和在睾丸肿瘤中检查转移病变及范围。

1. 隐睾（cryptorchidism）　睾丸在胚胎发育过程中，停留在下降途中任何部位都称之为隐睾症，是生殖系统常见的异常，多为一侧。正常胎儿在发育过程中，睾丸要从肾下极向下穿过腹部，经腹股沟管到阴囊。一般妊娠 8 个月睾丸即降入阴囊内，隐睾分为迷走隐睾和真性睾丸下降不良，前者睾丸间歇位于阴囊内，若提睾肌收缩，睾丸回缩出阴囊，后者睾丸可位于腹内、腹股沟内或接近腹外环的高位阴囊内，因和睾丸肿瘤、不孕症和腹股沟疝有关，故临床诊断隐睾意义较大。CT 表现为卵圆形表面光整的软组织密度影，但体积小于正常睾丸，可位于肾门至阴囊的任何部位，大部分位于腹股沟附近，所以扫描重点也是在腹股沟区域（图 7 -13）。

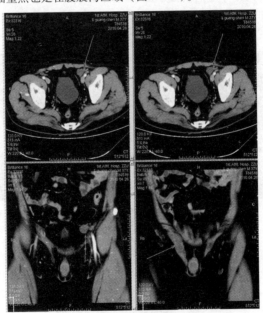

图 7 -13　双侧隐睾

2. 睾丸肿瘤（tumor of testis）　欧美发病率较我国为高，绝大多数睾丸肿瘤为恶性生殖细胞源性肿瘤，包括精原细胞瘤（seminoma）、胚胎性癌（embryonal cell carcinoma）、畸胎瘤（teratoma）和绒毛膜上皮癌（chorionepithelio-

ma)。其中以精原细胞癌最多见，好发于 30 ~ 40 岁，睾丸肿瘤早期症状不明显，典型的临床表现为睾丸沉重不适及胀痛感，体检睾丸肿大，质地坚硬，表面不平，透光试验阴性。亦可有内分泌症状如男性乳腺发育、性早熟或女性化等，睾丸肿瘤的治疗和预后取决于确诊时的病床分期。其临床分期为：

Ⅰ期：肿瘤限于一侧睾丸，临床或 CT 检查无扩散现象（Ⅰa 期）；腹膜后淋巴结转移（Ⅰb 期）。

Ⅱ期：临床或 CT 检查膈下或主动脉旁淋巴结转移，但无膈上及内脏转移。

Ⅲ期：临床或 CT 检查有膈上及内脏转移。

CT 的诊断价值在于发现淋巴结或内脏转移，确定临床分期及指导制订放化疗计划和疗效对比观察。睾丸肿瘤的淋巴转移途径的顺序为沿精索静脉上行至主动脉分叉与肾静脉间的腹膜后淋巴结，而后至肾门及肾门以上、膈上、锁骨上淋巴结，血行转移一般多转移至肺、肝、肾等。睾丸肿瘤本身的 CT 表现依肿瘤性质不同而表现不同，如肿瘤出现坏死或出血，内则密度不均；若为畸胎瘤，可见到钙化、脂肪等密度影（图 7 - 14，图 7 - 15）。

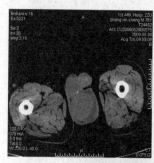
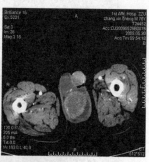
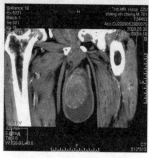

图 7 - 14　睾丸精原细胞瘤

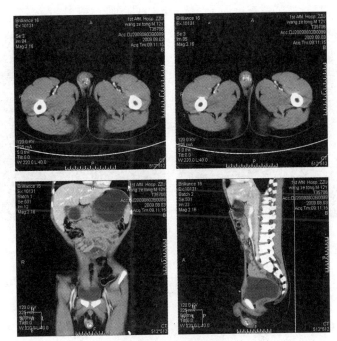

图 7 - 15 睾丸畸胎瘤

四、炎症

1. 前列腺炎 前列腺炎可分为细菌性、非细菌性和前列腺痛症，多为细菌性前列腺炎，临床症状有寒颤、发热、会阴部疼痛、排便或射精后痛，尿道有分泌物、尿流变细、尿频尿急、尿潴留。直肠指检前列腺体积增大，质软有压痛，若有脓肿，可触及波动感。

前列腺炎一般临床即可诊断，很少需进行影像学检查，超声为首选检查方法，CT 对前列腺脓肿有帮助，可显示脓肿液化部分。

2. 前列腺结石或钙化 多见于中老年人，儿童罕见，结石分原发性和继发性，继发性多与感染、阻塞和前列腺肿瘤有关，CT 发现结石或钙化为点状或颗粒状，偶尔有较大片状不规则形。

3. 精囊腺炎 少见，精囊萎缩纤维化，CT 对精囊腺脓肿显示较好。

五、附睾和输精管结核

X 线输精管造影诊断价值大，可见输精管或附睾管狭窄，边缘呈串珠状或虫蚀状，晚期可有钙化。CT 价值不大，可见钙化（图 7 – 16）。

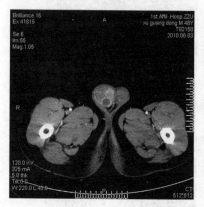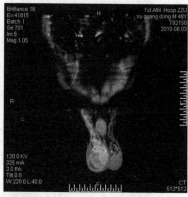

图 7 – 16　附睾结核

第八章　骨骼肌肉系统

人体骨骼因形状不同而分长骨、短骨、扁骨和不规则骨四类。骨质按其结构分为密质骨和松质骨两种。长骨的骨皮质和扁骨的内外板为密质骨，主要由多数哈氏系统组成。哈氏系统包括哈氏管和以哈氏管为中心的多层环形D小动板层骨。松质骨由多数骨小梁组成，骨小梁自骨皮质向骨髓腔延伸，互相连接形成海绵状，骨小梁间充以骨髓。

第一节　正常 CT 表现

一、躯干和四肢骨骼

在以骨窗显示的躯干四肢的 CT 图像上，骨皮质表现为致密的线状或带状影，骨小梁表现为细密的网状影。骨干内的骨髓腔因骨髓内的脂肪成分而表现为低密度。在软组织窗上，中等密度的肌肉、肌腱和骶软骨在低密度脂肪的衬托下也能清晰显示。

在脊椎 CT 的横断像上，椎体在骨窗下显示为由薄层骨皮质包绕的海绵状松质骨结构。在椎体中部层面上有时可见松质骨中的"Y"形低密度线条影，为椎体静脉管。由椎体、椎弓根和椎弓板构成椎管骨环，硬膜囊居椎管中央，呈低密度影，与周围结构有较好的对比。黄韧带为软组织密度，附着在椎弓板和关节突的内侧，正常厚 2～4 mm。腰段神经根位于硬膜囊前外侧，呈圆形中等密度影，两侧对称。侧隐窝（lateral recess）呈漏斗状，其前方是椎体后外面，后方为关节突，侧方为椎弓根内壁，其前后径不小于3mm，隐窝内有穿出的神经根。椎间盘由髓核与纤维环组成，其密度低于椎体，CT 值为 50～110 HU，表现为均匀的软组织密度影，但由于层厚和扫描位置的原因常见椎体终板影混入其中。

二、骨关节

CT 能很好地显示关节骨端和骨性关节面，后者表现为线性高密度影。关节软骨常不能显示。在适当的窗宽和窗位时，可见关节囊、周围肌肉及囊内外韧带的断面，这些结构均呈中等密度影。关节间隙为关节骨端的低密度影。

三、软组织

在软组织窗上，躯干和四肢的最外层是线样中等密度的皮肤，其内侧和骨的四周是中等密度的肌肉。关节囊可因囊壁内外层间的或囊外的脂肪而辨认其轮廓；关节附近的肌肉韧带亦可为其周围的脂肪所衬托而显示，上述结构均呈中等密度影。骨髓腔因骨髓内的脂肪成分而表现为低密度。

第二节　骨关节发育异常

一、神经纤维瘤病

【概述】　神经纤维瘤病是位于 17q11.2 和 22q12 神经纤维瘤病 1 和 2 基因突变，引起细胞无限制增生，从而导致中胚层和外胚层神经组织发育异常，而引起 1 型和 2 型神经纤维瘤病。本病累及多个器官和系统，颅神经和脊神经均可形成多发性神经纤维瘤，且部分可并发脑膜瘤。其症状与受累的神经有关，常可致听力和运动障碍。皮肤受累主要表现为咖啡色素斑。骨骼主要为瘤组织压迫侵蚀引起的形态和发育异常。

【CT 表现】　有助于发现颅内的神经纤维瘤和脑膜瘤等（图 8 - 1）。

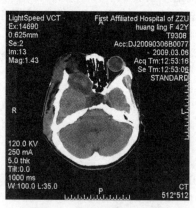

图 8 - 1　右侧眼眶神经纤维瘤

二、先天性髋关节脱位

【概述】　关节囊松弛使股骨头位于髋臼外，发生在出生前或后的很短时间内。其原因有很多因素，可能与子宫内运动受限制和母体激素作用有关。女性胎儿多见，其发生率约为男性的 5 倍。该病也有家族倾向，可能与雌激素代谢的遗传异常有关。

生后 4 个月内，可表现为大腿内侧皮纹不对称，下肢不等长。Ortolani 手法检查可感到股骨头滑进髋臼或听到弹响。Barlow 检查有半脱位和后脱位。患儿行走之后，可出现会阴部增宽、跛行和"鸭"步等表现，患肢外展受限，两下肢不等长。Galeazzi 和 Allis 征阳性，Trendelenburg 试验阳性。

【CT 表现】　髋臼浅而不规则，股骨头较对侧小，常出现骨骺的缺血坏死。CT 对确定髋关节的解剖关系非常必要。治疗性蛙形石膏固定后，可观察脱位复位情况（图 8 - 2）。

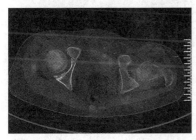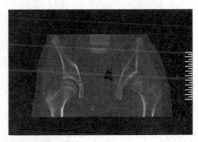

图 8 - 2　先天性髋关节脱位

第三节　骨与关节创伤

一、骨折

（一）长骨骨折

【概述】　患者一般均有明显的外伤史，并有局部持续性疼痛、肿胀、功能障碍，有些还可出现肢体局部畸形。骨折（fracture）是骨或软骨结构发生断裂，骨的连续性中断，骨骺分离也属骨折。骨折后在断端之间及其周围形成血肿，为日后形成骨痂修复骨折的基础。

【CT 表现】　CT 不作为常规的检查方法，但对骨盆、髋、肩、膝等关节以及脊柱和骨外伤的检查非常重要，可以了解这些解剖结构比较复杂的部位有无骨折和骨折碎片的数目及位置，三维重建时可以立体显示骨折的详情，有利于临床处理（图 8 - 3）。

【诊断与鉴别诊断】　影像学检查发现骨折线，结合患者的局部外伤史，骨折即可确诊。但仍需注意骨干骨折线应同骨滋养动脉管影区别，干骺端的骨折线需同骺线区别。发现骨折线还应注意临近有无骨质破坏，以除外病理性骨折的可能。

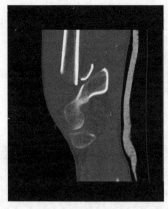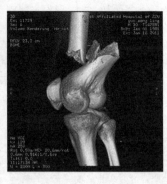

图 8-3 股骨骨折

（二）脊柱骨折

【概述】 患者多有自高处跌下，足或臀部着地，或有重物落下冲击头肩部的外伤史。由于脊柱受到突然的纵轴性暴力冲击，使脊柱骤然过度前屈，使受应力的脊椎发生骨折。常见于活动范围较大的脊椎，如颈$_{5,6}$，胸$_{11,12}$，腰$_{1,2}$等部位，以单个椎体多见。外伤患者出现局部肿胀、疼痛，活动功能障碍，甚至神经根或脊髓受压等症状。有些还可见脊柱局部轻度后突成角畸形。由于外伤机制和脊柱支重的关系，骨折断端常重叠或嵌入，椎体变扁。

【CT 表现】 X 线检查常不能完全显示脊椎外伤的范围和严重程度，而CT 可以充分显示脊椎骨折、骨折类型、骨折片移位程度、椎管变形和狭窄以及椎管内骨碎片或椎管内血肿等。CT 还可以对某些脊髓外伤情况做出判断（图 8-4）。

【诊断与鉴别诊断】 脊柱外伤性骨折应注意与脊椎病变所致的椎体压缩变形相鉴别，后者常见椎体或附件骨质破坏、波及椎间盘时可见椎间隙变窄、椎间盘破坏或消失、椎旁可见脓肿或软组织肿块形成等。结合临床

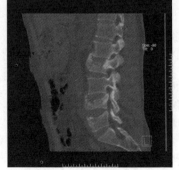

图 8-4 腰椎压缩性骨折

病史不难鉴别。脊柱结构比较复杂，又临近脊髓、神经根，外伤后诊治不当，常引起多种并发症。X 线片由于其前后结构重叠，征象观察受到较大的限制。因此，脊椎骨折，特别是爆裂骨折，在 X 线平片的基础上应进一步行 CT 检查，必要时还需行 MRI 检查。

二、关节创伤

【概述】 肌腱与韧带损伤多发生于急性创伤如切割伤和撕裂伤时，少数也可在劳损的基础上发生变性甚至断裂。韧带肌腱断裂有部分性和完全性两种类型。部分断裂时，损伤的韧带和肌腱内有出血和水肿与尚未断裂的纤维交织，临近的组织内也可出现出血和水肿。完全断裂时，可见韧带和肌腱的位置异常和断端及临近结构的出血和水肿。韧带和肌腱急性损伤后，局部肿胀、疼痛、压痛甚至出现皮下淤血，相应关节活动受限，完全断裂时施加外力可出现关节异常活动或关节间隙异常增宽，并可合并肌腱和韧带附着处的撕脱骨折。关节附近的韧带损伤常合并有关节腔内出血或积液。

【CT 表现】 ①肌腱和韧带损伤：损伤后可见其边缘模糊、肿胀，失去正常形态甚至呈碎片状。伴有出血时，可见韧带内和周围有不均匀的较高密

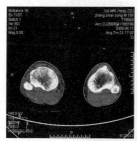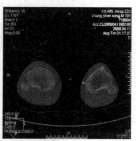

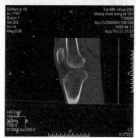

图 8-5　左侧胫骨结节撕脱骨折

度影。CT 还可以清晰地显示撕脱骨折和关节内积液（图 8-5，图 8-6）。

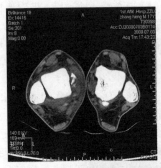
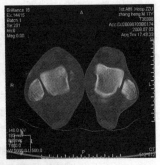
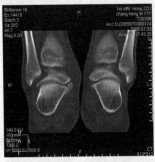

图 8-6　右侧内踝陈旧性撕脱骨折

②膝关节半月板撕裂：常规 X 线平片无助于半月板撕裂的诊断，膝关节造影（用气体或水溶性有机碘对比剂）可做出诊断，但操作较繁杂，且伪影较多。CT 可对半月板行横断扫描，仅可显示半月板纵行撕裂且敏感性较低，表现受伤的半月板内出现线状低密度影。

第四节　骨与关节感染

一、急性化脓性骨髓炎

【概述】　临床表现主要是发病急、高热和明显中毒症状，患肢活动障碍和深部疼痛，局部红肿和压痛。血行感染时，细菌栓子经滋养动脉进入骨髓，广泛地侵犯骨髓和骨皮质，常较多停留于干骺端的骨松质部分，使该处明显充血、水肿，多量中性粒细胞浸润，形成局部脓肿。脓肿虽可局限化而成为慢性骨脓肿，但病灶常蔓延发展，侵犯较广区域，甚至涉及整个骨干。蔓延可向：①髓腔方向直接延伸；②也可由病灶向外扩展，突破干骺端的骨皮质，在骨膜下形成脓肿，再经哈氏管进入骨髓腔。骺软骨对化脓性感染有一定的阻力，故在儿童，除少数病例外，感染一般不能穿过骺软骨而侵入关节。但在成年，由于已无骺软骨，所以感染可侵入关节而引起化脓性关节炎。若干骺端位于关节囊内，则感染可以侵入关节。例如股骨上端骨髓炎就常累及髋关节。有时骨膜下脓肿，也可延伸入关节。

【CT表现】　CT能很好地显示急性化脓性骨髓炎的软组织感染、骨膜下脓肿、骨髓内的炎症、骨质破坏和死骨。特别是能发现X线片不能显示的小破坏区和小的死骨。

【诊断与鉴别诊断】　急性化脓性骨髓炎的临床症状独特，影像学表现明确，诊断不难。但有时须注意与表现不典型的骨结核或一些骨肿瘤如骨肉瘤相鉴别。注意到其急性起病，患肢大范围间断性的骨质破坏和一定程度的骨膜增生，可以区别。

二、慢性化脓性骨髓炎

慢性化脓性骨髓炎是急性化脓性骨髓炎未得到及时而充分治疗的结果。

【概述】　急性期过后，有时临床仍可见排脓瘘管经久不愈或时愈时发，主要是因为脓腔或死骨的存在。因死骨内积存细菌，抗生素不易渗入其内，阻挠病变愈合，致炎症呈长期慢性病程。

【CT表现】　慢性化脓性骨髓炎的CT表现与X线表现相似，骨皮质明显增厚、髓腔变窄甚至闭塞、骨质密度增高，并易于发现X线片不能显示的死骨（图8-7，图8-8）。

【诊断与鉴别诊断】　慢性化脓性骨髓炎的特点为残存的骨破坏、大量的骨质增生和可有死骨形成，识别不难。但由于抗生素的广泛应用，细菌毒力较低或耐药菌株的增加，典型、严重、长期不愈的慢性骨髓炎已很少见。相反，却常有多种不典型的X线表现。如感染仅限于骨膜下，则表现为骨膜增生，而无明显破坏，少数病例甚至类似恶性骨肿瘤或其他骨疾病，应注意分析鉴别。

三、化脓性关节炎

【概述】　致病菌进入关节首先引起滑膜充血、水肿、白细胞浸润和关节内浆液渗出。继而，滑膜坏死，关节腔内为脓性渗液。白细胞分解释放出大量蛋白酶，它能溶解软骨和软骨下骨质。愈合期，关节腔形成肉芽组织，最后发生纤维化或骨化，使关节形成纤维化强直或骨性强直。

临床表现主要为关节肿胀，周围软组织出现红、肿、热、痛等急性炎症表现，关节活动受限，也可出现感染的全身中毒症状。

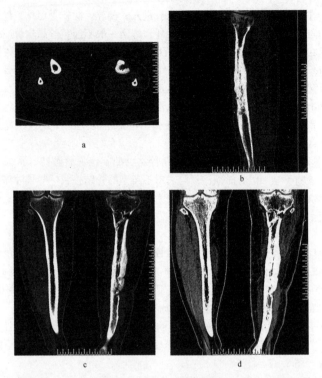

图 8 − 7 慢性化脓性骨髓炎

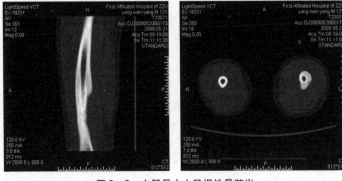

图 8 − 8 左股骨中上段慢性骨髓炎

【CT表现】 显示骨质破坏和脓肿侵犯的范围常较平片敏感（图8-9）。

【诊断和鉴别诊断】 本病主要依靠临床表现，影像学表现进行诊断。关节内抽出脓性液体经镜检及细菌培养可确立诊断。应与关节结核相鉴别；后者病程长，无急性症状及体征，关节边缘性侵蚀破坏和骨质疏松为其特征，晚期可出现纤维性强直，很少出现骨性强直。类风湿性关节炎因其多关节侵袭发病容易与本病相鉴别。

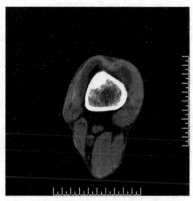

图8-9　关节腔积液

四、骨结核

【概述】 骨结核（tuberculosis of bone）是以骨质破坏和骨质疏松为主的慢性病。多发生于儿童和青年。系继发性结核病，原发病灶主要在肺部。结核杆菌经血行到骨，停留在血管丰富的骨松质内，如干骺端或关节滑膜而发病。骨结核为一种比较慢性进展的骨感染，好侵犯临近软骨（骺软骨、关节软骨）。以相对比较局限的骨质破坏，患肢持续性骨质疏松为其特征，部分病变可合并冷性脓肿形成。临床上无急性发病历史，经过缓慢。多为单发。局部可有肿、痛和功能障碍。还可有血红细胞沉降率增快等表现。病变的病理成分可分为：渗出性病变为主型，以大量巨噬细胞或中性细胞为主要表现；增殖性病变为主型，以形成多个结核结节为特征；干酪样坏死为主型，大片组织坏死，常伴有不同程度的钙化。不同的病理表现，与临床症状和影像学表现有一定的关系。

【CT表现】 ①长骨结核：CT可显示低密度的骨质破坏区。其内常见多数小斑片状高密度影为死骨。周围软组织肿胀，结核性脓肿密度低于肌肉，注射对比剂后其边缘可有强化。②脊椎结核：CT显示椎体及附件的骨质破坏、死骨和椎旁脓肿优于平片。椎体骨质破坏可引起椎体塌陷后突以致椎管狭窄，CT可以显示这一改变。结核性脓肿的位置因发病部位而异，呈液性密度，注射对比剂后缘有环形强化。CT还可发现椎管内硬膜外脓肿（图8-10，图8-11）。

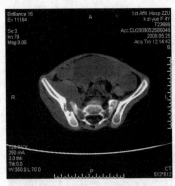

图 8 - 10　右侧骶髂关节结核

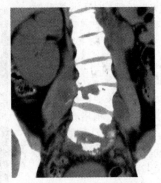

图 8 - 11　胸$_{10}$~骶$_1$椎体结核伴
椎旁脓肿形成

【诊断与鉴别诊断】　长骨干骺端结核应与慢性骨脓肿相鉴别：前者破坏区常跨越骨骺线侵犯骨髓，边界模糊，周围无骨质增生硬化，患肢有骨质疏松等，可资鉴别。脊椎结核有时须与椎体压缩性骨折相鉴别：前者的主要X线表现是椎体骨质破坏，变形，椎间隙变窄或消失和冷性脓肿的出现；后者有明确的外伤史，椎体仅表现压缩楔状变形、无骨质破坏、早期椎间隙不变窄，区别不难。

第五节　骨坏死和骨软骨病

一、股骨头骨骺缺血坏死

【概述】　儿童期股骨头骨骺血供较单一，5岁以前，股骨头骨骺的血液供应主要依靠外骺动脉和下干骺动脉，5~9岁时外骺动脉为仅有的供血血管，9岁以后由外骺动脉和内骺动脉供血。当股骨头骨骺发生创伤时，虽不足以产生骨折，却可以引起血供障碍，进而导致缺血坏死。

本病好发于3~14岁男孩，尤以5~9岁最多见。多单侧受累，亦可两侧先后发病，主要症状为髋部疼痛、乏力和跛行，可以有间歇性缓解。本病进展缓慢，从发病至完全恢复大致需要1~3年。

【CT表现】　早期：以骨质硬化及骨发育迟缓为主。股骨头骨骺骨化中心变小，密度均匀增高，骨纹消失，关节间隙增宽。股骨头骨骺外上方因承重而受压变扁，并出现骨折线和节裂。股骨头骨骺边缘部可见新月形透光区。干骺端改变包括股骨颈粗短，骨质疏松，骺线不规则增宽，邻骺线骨质内囊样缺损区。进展期：骨骺更为扁平并呈不均匀性密度增高，坏死骨质节裂成多数小致密骨，有时出现多发大小不等的囊性透光区。骺线不规则增宽，干骺部粗短，局限性骨质疏松和囊样变，关节间隙增宽或正常。晚期：若临床治疗及时，股骨头骨骺大小、密度及结构可逐渐恢复正常。如治疗延迟或不当，可遗留股骨头圆帽状畸形、股骨颈粗短、髋内翻和髋关节半脱位，最终引起继发性退行性骨关节病而出现骨质增生和关节间隙变窄（图8-12）。

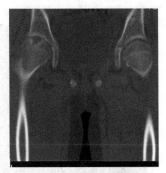

图8-12　右侧股骨头坏死

【诊断与鉴别诊断】　CT上出现骨骺密度升高或同时出现扁平、节裂或囊变，而关节间隙增宽，亦应做出诊断。本病主要应与髋关节结核相鉴别；后者骨破坏周围较少有硬化带，邻关节骨质疏松广泛，较早即有关节间隙狭窄，无明显骨板和干骺端增宽。

二、股骨头缺血坏死

【概述】　本病病因很多，可达四十余种，常见的有创伤、皮质激素治疗和酒精中毒。股骨头缺血坏死是股骨颈骨折的最常见并发症，股骨头血供主要来源于股深动脉发出的旋股内侧动脉和旋股外侧动脉，两者在股骨颈基底部形成动脉环，因此关节囊内骨折会导致股骨头血供减少，易并发股骨头缺血性坏死。此外，有相当部分股骨头缺血性坏死患者找不到明确病因，称特发性股骨头缺血性坏死。

本病好发于30~60岁男性，50%~80%的患者最终双侧受累。主要症状和体征为髋部疼痛、压痛、活动受限、跛行及"4"字试验阳性。晚期，关节活动受限加重，同时还有肢体短缩、肌肉萎缩和屈曲、内收畸形。

【CT表现】　早期表现为股骨头内簇状、条带状、斑片状高密度硬化影，边缘较模糊。斑片状高密度硬化区多呈扇形或地图形，其内正常骨小梁结构模糊或消失，可呈毛玻璃样改变，周围多有更多高密度硬化条带构成的边缘。随病程进展，股骨头前上部高密度硬化带周围和边缘部出现条带状或类圆形低密度区，内为软组织密度。少数类圆形低密度区内可含有气体。晚期，前上部病变区呈明显高低混杂密度改变，并出现髋关节退变征象。股骨头塌陷可发生于低密度区出现之前、之后或同时出现，表现为股骨头皮质成角、新月征、台阶征、双边征、裂隙征和股骨头碎裂（图8-13）。

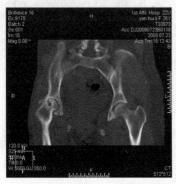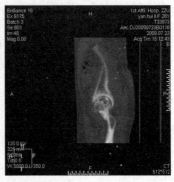

图8-13 右侧股骨头坏死

【诊断与鉴别诊断】 股骨头出现斑片状密度增高区伴周边不规则走行硬化边、新月征及股骨头塌陷而髋关节间隙正常等征象，可以做出明确诊断。但应与以下几种疾病相鉴别。①退变性囊肿：局限于骨性关节面下，形态规整，无明显股骨头塌陷。②骨纤维异常增生症：病变广泛，少有条带状低密度区及线样征。③暂时性骨质疏松：与股骨头缺血坏死周边的骨髓水肿改变相似，但本病短期随访可恢复正常。

三、骨梗死

【概述】 本病为发生于干骺端的骨缺血坏死。骨梗死易累及四肢长骨的松质部分，以股骨上部最多见。单发或数个病灶同时发生，左右对称或不对称。长期慢性缺血可导致骨内外膜增生成骨。急性骨梗死可出现患肢肌肉关节疼痛，活动障碍。慢性者患肢酸痛、软弱无力，可伴有一定程度活动受限。但也有的患者可无症状。除关节症状外，不同病因可有不同的表现。

【CT表现】 早期CT片上可以表现正常。骨骼改变主要包括囊状及分叶状透光区、硬化斑块影、条带状钙化骨化影、绒毛状骨纹和骨外膜增生（图8-14）。

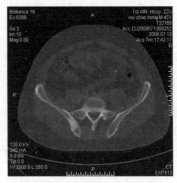

图8-14 右侧髂骨陈旧性骨梗死

【诊断与鉴别诊断】　长骨干骺端髓腔内的不规则钙化、骨化影，不伴髓腔膨胀、骨质破坏、骨膜反应和软组织肿块者，可以考虑骨梗死的诊断。骨梗死主要应与发生于骨髓腔内的早期软骨肉瘤相鉴别：后者主要表现为小环形、斑点状钙化，骨皮质内缘多有侵蚀征象，髓腔内骨肉瘤多见云絮状瘤骨，与钙化和成熟的骨化不同。

四、剥脱性骨软骨炎

【概述】　本病组织学变化为关节软骨或关节软骨连同部分关节下骨质碎裂剥脱，剥脱骨软骨片可以与骨床相连，也可以完全游离。碎裂部分软骨肥大伴或不伴有层状钙化。

青少年至中年均有发病，5～15 岁及骨骺愈合以后皆为发病的高峰期。男性居多，单发病变多见，也有多发者。大多数有受累关节疼痛，活动后加重，可出现关节活动受限、弹响、绞锁及关节肿胀。有些没有任何症状。

【CT 表现】　自关节面剥脱的小骨块，密度较高，边缘锐利，周围环绕透亮线，其下为容纳骨片的骨床，有明显的硬化环形成。完全剥脱并移位者，表现为关节面下透亮缺损区，周边有明显硬化，关节腔内可见游离体。

【诊断与鉴别诊断】　本病依据发病部位和影像学表现不难诊断，但应与关节结核相鉴别。后者骨质破坏缺损区以关节面的边缘部分为主，常同时有关节间隙变窄和关节囊肿胀。

第六节　软组织病变

一、软组织钙化与骨化性疾病

（一）局限性骨化性肌炎

【概述】　基本病变为未分化间叶细胞增生及基质变性。初期为局部组织变性、坏死、肌纤维断裂及原始间叶细胞增生，呈界线不清之肿块，无骨质形成。随病变进展，界丝变清楚，肿块呈圆形或类圆形，质地变硬。病灶中央部柔软，偶尔有囊变及陈旧性出血。镜下可见：中央带为不成熟、富血管、增生活跃的纤维组织；中间带为类骨组织，形成不规则相互吻合的小梁，间杂有成纤维细胞和骨母细胞；外带为成熟的骨组织。本病病因不明，可能与外伤有关。本病好发于青年男性，多位于易受伤处如股四头肌、股内收肌及上臂肌肉，但不限于肌肉。外伤后早期局部明显肿胀、疼痛，可扪及软组织肿块，临近关节活动受限。后期，肿块逐渐缩小、变硬，症状减轻或消失，只遗留硬实性肿块。

【CT表现】 初期多表现为边缘清楚的低密度肿块，随病变进展，病灶呈斑点状或云雾状，可部分或完全钙化（图8－15）。

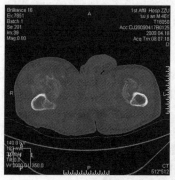
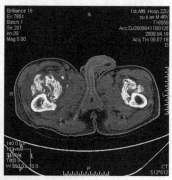
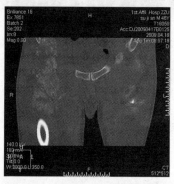

图8－15 双下肢外伤后骨化性肌炎

【诊断与鉴别诊断】 本病影像学检查以CT检查最佳，X线平片可作为补充。典型表现为沿肌束走行分布的肿块，外周部分呈不同程度环状钙化或骨化，中央部与周围肌肉相比呈等或低密度。本病需与以下疾病相鉴别。①骨外软组织骨肉瘤：斑片状瘤骨多位于肿瘤中央区，外周较淡或无瘤骨，局部伴软组织肿块并逐渐增大。②骨外软骨肉瘤：多有较大软组织肿块，与正常软组织间界线模糊。钙化多集中于肿瘤中心区，多呈斑点状、片状高密度影，外围钙化淡而分散。③皮质旁骨肉瘤：与附着骨间可有透亮间隙，但不完全分开，瘤骨呈分层状高密度影，无正常骨结构。

（二）进行性骨化性肌炎

【概述】 病因不明，可能为中胚层发生或发育异常。患者自幼儿即出现横纹肌纤维间、肌腱、腱鞘和筋膜等的进行性骨化。早期为皮下软组织及肌肉的结节状肿胀，后期有胶原纤维增生，形成纤维性结节，随后发生钙盐沉着及骨化，无炎症。本病 10 岁以下儿童多见，约 10% 有家族史，病变为进行性，缓解与进展交替出现。病变多始于上背部肌肉，逐渐蔓延到上肢、脊柱旁及下肢等，致受累部位关节活动受限。常伴有先天性指、趾畸形。本病预后较差。

【CT 表现】　钙化或骨化沿肌束、肌腱或韧带走向分布，断面上由中央部开始逐渐向外扩展。最终，全部肌肉或肌群呈板层样骨结构。

【诊断与鉴别诊断】　本病影像学检查以 CT 检查最佳，X 线平片可作为补充。典型表现为钙化或骨化沿肌束、肌腱或韧带走向分布，断面上由中央部开始逐渐向外扩展，最终，全部肌肉或肌群呈板层样骨结构。本病需要与局限性骨化性肌炎相鉴别，后者常有外伤史，局灶性发病，预后良好，无进行性发病进程。

（三）肿瘤样钙质沉着症

【概述】　病因不明，目前本病认为属常染色体显性遗传，为先天性钙磷代谢异常所致，病变位于关节附近，但病变不累及关节滑膜，可分为活动期及非活动期。活动期，病变内可见纤维组织分隔的多个囊肿，囊内含黄白色钙化物质。非活动期，病变呈硬实性肿块，为钙化性物质被周围致密结缔组织包绕所致。本病多发于青壮年，女性多于男性，可见家族性发病。临床表现为髋、肩、肘、膝等大关节附近的大而硬实性肿块，生长缓慢，约 2/3 呈多发或对称性。多数患者不出现症状，少数有溃疡及瘘管。

【CT 表现】　多囊状肿块，其间可见低密度分隔，囊壁可见薄层钙化或呈高密度线样结构。囊腔中心呈低密度，下部可见分层状强化。亦可见分叶状、大小不等的高密度结节影，边界清楚（图 8-16）。

【诊断与鉴别诊断】　本病依据发病部位和影像学表现不难诊断。CT 利于明确病变范围、内部结构及临近骨皮质变化。本病需与下列疾病相鉴别。①维生素 D 中毒：有长期服用大量维生素 D 病史，关节周围钙化常合并肾脏、四肢动脉壁的广泛钙化。②慢性肾病、继发性甲状旁腺功能亢进及尿毒症引起的软组织钙化：发病年龄较大，多合并有内脏如肾、肺、心及胃等的多发钙化灶，同时常伴有骨性营养不良表现如佝偻病、骨软化等。

二、软组织感染

【概述】　软组织感染可原发于软组织或继发于骨的感染。原发于软

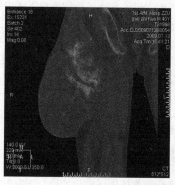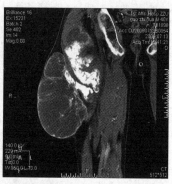

图8-16　右侧股骨上段钙质沉着症

组织的感染常有一个急性发病的过程。局部红、肿、热、痛，甚至全身发热和血白细胞计数升高。急性期的病理基础主要是充血和水肿，继而可形成脓肿；脓肿可局限，也可沿肌间隙扩散。病变进入慢性期，病灶内可出现钙化，由于慢性炎症长期刺激的结果，病灶边缘可包绕一层纤维组织。

【CT表现】　感染急性期的充血、水肿在CT上表现为皮下脂肪层密度增高，所累及的肌影增大、密度减低，肌间隙模糊。脓肿形成后，局部肿胀的软组织中可见圆形或类圆形的分叶状块影，边界比较清楚，中央部分密度较低，提示组织坏死液化。增强后坏死灶周围出现环状强化带，代表肉芽组织形成的脓肿壁。

三、软组织肿瘤

（一）脂肪瘤

【概述】　脂肪瘤呈扁平或分叶状，质软，边缘清楚，由成熟脂肪细胞构成，其间有不规则纤维组织分隔，与周围正常的脂肪组织无区别。本病好发于50～70岁，多见于肥胖人群，无明显性别差异。临床表现与发病部位、肿瘤形态有关，典型表现为缓慢生长的软组织肿块，但可产生压迫性症状。

【CT表现】　为边缘光整、清楚的脂肪密度区，CT值为-120～-80 HU，密度均匀，有包膜，内部可见分隔。周围组织受压。增强扫描无强化（图8-17）。

【诊断与鉴别诊断】　根据以上所述典型影像学表现，不难诊断，一般无需与其他疾病相鉴别，但有时需要与恶性脂肪肉瘤相鉴别。

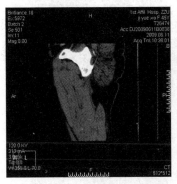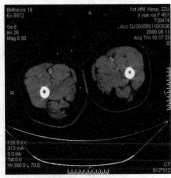

图8-17 左侧大腿上段背侧脂肪瘤

（二）脂肪肉瘤

【概述】 本病由不同分化程度和异型性的脂肪细胞构成。肿瘤呈结节状或分叶状，有假包膜，切面呈鱼肉状，可见坏死灶。按所含主要细胞成分不同，可分为黏液型、圆细胞型、高分化型、多形性型及混合型。本病多见于50~60岁，儿童极少见，男女之比为4:1，好发于躯干、下肢，其次为上肢和头颈部。多发于深部软组织，极少发于皮下。病程为几个月或几年，晚期可出现疼痛或功能障碍，发生于四肢者可呈局限性、分叶状、无痛性软组织肿块。

【CT表现】 通常呈圆形或不规则软组织肿块，呈浸润性生长，边界欠清。分化好的脂肪肉瘤以脂肪成分为主，CT值为50~120 HU。分化不良的脂肪肉瘤，其内可含有不同程度的脂肪成分，脂肪含量少，CT值大，恶性程度高；反之，CT值小，恶性程度低。增强扫描实性部分呈不均匀强化（图8-18）。

【诊断与鉴别诊断】 本病诊断较难，须与下列疾病相鉴别。①脂肪瘤：多发生于皮下软组织内，与人体脂肪密度相同。②其他类型软组织肿瘤：发现有脂肪密度时，有助于脂肪肉瘤的诊断。

（三）纤维肉瘤

【概述】 本病为原发于成纤维细胞的恶性肿瘤，肿瘤发生于皮下深层、筋膜或肌肉，与周围组织界线清楚，少数可见假包膜，可以向周围浸润。

本病好发于30~55岁，女性多于男性，常发生大腿和膝部，其次为躯干、小腿和前臂。肿瘤表现为生长缓慢、无痛性、孤立性肿块。

【CT表现】 边界清楚或模糊的软组织肿块，附近肌肉受侵犯或被推

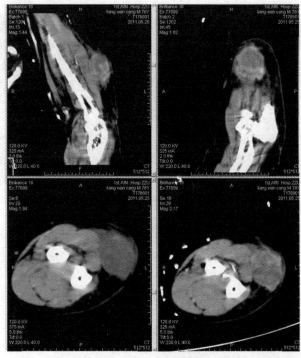

图 8-18　前壁脂肪肉瘤

移。增强扫描轻度强化（图 8-19）。

【诊断与鉴别诊断】　本病影像学表现无特殊性。CT 检查，可明确显示病变范围和周围受侵情况。定性诊断须依靠活检。

（四）血管瘤

【概述】　血管瘤由血管组织所形成，一般位于比较表浅的部位，但也可累及深部组织，深部血管瘤通常位于肌肉内。根据血管瘤口径大小、内皮细胞的形态和特征性组

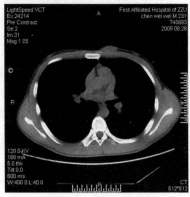

图 8-19　胸壁纤维肉瘤

织结构，血管瘤可分为毛细血管瘤、海绵状血管瘤、静脉性血管瘤、上皮样血管瘤、肉芽肿性血管瘤。本病多见于婴儿和儿童，女性多于男性。一般无明显自觉症状，可有间歇性疼痛、肿胀。也可侵犯、破坏周围组织，引起肢体功能障碍、畸形或并发感染、溃疡及出血。

【CT表现】　皮下软组织内形态不规则，软组织肿块，边界不清。海绵状血管瘤常伴有脂肪组织增生，呈不均匀低密度区。钙化及静脉石为本病的典型表现。增强扫描明显强化（图8-20）。

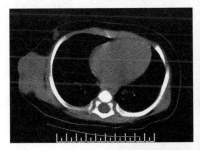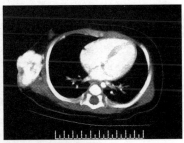

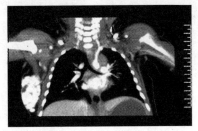

图8-20　腋下血管瘤

【诊断与鉴别诊断】　皮肤及皮下血管瘤临床表现典型，易于诊断。累及深部组织的血管瘤，须行CT检查。

参 考 文 献

[1] 陈炽贤. 实用放射学. 2版. 北京：人民卫生出版社，1999.
[2] 吴恩惠. 医学影像学. 5版. 北京：人民卫生出版社，2007.
[3] 李果珍. 临床CT诊断学. 北京：中国科学技术出版社，1994.
[4] 白人驹. 医学影像诊断学. 2版. 北京：人民卫生出版社，2008.
[5] 赵斌，祁吉，郭启勇. 医学影像基础诊断学. 山东：山东科学技术出版社，2007.
[6] 曾蒙苏. 腹部影像诊断必读. 北京：人民军医出版社，2007.
[7] 周康荣. 胸部颈面部CT. 上海：上海医科大学出版，1996.
[8] 李果珍. 临床CT诊断学. 北京：中国科学技术出版社，1994.
[9] 何望春. 五官及颈部影像诊断学. 天津：天津科学技术出版社，1998.
[10] 许达生. 甲状腺病变的CT诊断. 实验放射学杂志，2000，16（4）：195-197.
[11] 白人驹，张云亭，吴恩惠. CT和MRI对甲状旁腺腺瘤的诊断价值. 中华放射学杂志，1999，23（8）：526-529.
[12] 张志勇，汪志胜，涂备武，等. 淋巴管瘤的影像诊断. 临床放射学杂志，1999，18（2）：77-80.
[13] 陈炽贤. 实用放射学. 2版. 北京：人民卫生出版社，1999.
[14] 吴恩惠. 医学影像学. 5版. 北京：人民卫生出版社，2006.
[15] 吴恩惠，兰宝森. 中华影像医学头颈部卷. 北京：人民卫生出版社，2002.